子どもの心の診療医になるために

著者

奥山眞紀子
国立成育医療研究センターこころの診療部部長

氏家　武
北海道こども心療内科氏家医院理事長

井上登生
井上小児科医院院長

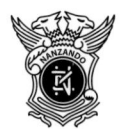

南山堂

巻頭言

　私の敬愛する井上・氏家・奥山 三人の先生によるこの本の巻頭言を書かせていただくのは，大変うれしく光栄なことです．

　子どもの心の問題が，今ほど広く関心を集めている時代はこれまでありません．これは，必ずしも子どもの心の病気が気づかれるようになったからということだけではないように思います．生活には恵まれながら空しさを感じ続けている子ども，親に「死ね」と言う子どもや子どもが「死んでもかまわない」と思っている親，満たされない不満を無関係の人への攻撃で解消しようとする子ども等々，病気の視点では理解することが難しい問題がいろいろ報道され，一般の人も含めた社会全体に漠然とした不安感が生じていることもあるのではないでしょうか．

　この本には，そうした子どもたちの心を理解する鍵がたくさん詰まっています．子どもの心がどのように育まれていくものなのか，その道筋を丁寧にたどることが，子どもの心を，そして，大人の心さえも理解する最もよい方法であることを，三人がそれぞれのことばで示しています．この本は，医師として子どもの心の診療を行う上で最も基本的なことを解説した，この道を志す若い医師の方に大いに参考になる本です．

　この三人は，今から20数年前，英国で出会い，今もお互いに高めあうよい関係の義兄弟のような友人関係を保っています．三人は，子どもの心の診療についてそれぞれのスタイルを確立し，日本のこの分野をリードしています．心の診療のあり方をいつも熱意あふれる言葉で語り，ときに周囲の人に少しの迷惑をかけながら（？），わが国に子どもの心の診療を根付かせようと一生懸命です．この本は，そうした三人の情熱を，冷静な興奮の言葉とちょっぴりの涙で綴った本といえるでしょう．

2009年4月

三人の共通の友人　宮本信也
（筑波大学大学院人間総合科学研究科教授）

序

　私たち三人は「子どもの心の診療医」になることを目指し，若い頃，それぞれの思いを実現するために海外に留学した．そしてその時，期せずして三人がロンドンで偶然出会うことになったのである．お互い初めて出会ったのに，自分たちの熱い思いをいつまでも語り合ったのだった．自分と同じ志を持って海外に渡った日本人，しかも小児科医が他にも二人もいたことを知りお互いが勇気づけられ，同時にまた，心細く辛い思いをしながら海外での研修に努力しているのが一人ではないことに心強さを感じたものだった．言葉の壁や生活習慣の違いの中で研修を続けることには大きな困難があったが，私たちはお互いを支えに海外での研修をなんとか成し遂げることができた．そのことは，私たちにとって子どもの心の診療を実践する上で専門的な知識や技術の大きな基盤となっているのはもちろんのこと，私たち自身の今の診療の中で出会う困難を抱える親子を包む眼が豊かになったことにもつながっていると感じている．その数年後，井上は九州，奥山は東京，氏家は北海道に戻ったが，三人の出身地は遠くかけ離れているにもかかわらず現在に至るまでずっと親交を深め合ってきた．そしてそれぞれの思いを込めながら日々「子どもの心の診療」を実践している．

　平成17年度から厚生労働省は「子どもの心の診療に関する専門的研修を受け，専ら子どもの心の診療に携わる医師」を養成する準備を始めた．この「子どもの心の診療に専門的に携わる医師」は小児科医の中からも精神科医の中らもアプローチが可能で，どちらかの診療科を数年間研修した後，「子どもの心の診療を専門的に実施している医療機関」において数年の研修を受けるシステムが想定されている．三人は基本的にこの考え方に賛成の立場である．なぜなら私たち自身が歩んできた道，そして私たちが若手を教える時の考えと同じだからである．

　また，私たちはこの分野の専門医あるいは認定医制度を作ることに賛成である．なぜなら，そのような制度があれば専門的な知識と技術（と気持ち）を若手に確実に公平に伝えることができるからである．そのためには公的な専門機関を設置し，卒後専門研修を最低でも数年間有料で（有給ではなく！）厳しく教えるシステムを作る必要がある．もちろん指導者も

若手の教育に十分な時間を割けるような保障が必要である．しかし，実際にこのような制度がいつどのような形でできあがるのかまったく見当がつかない．もしかすると関連学会が綱引きをしている間に雲散霧消してしまうか，形骸化したものになってしまうのではないかと心配している．

このような状況の中で一昨年の暮れに，自分たちが海外で得た貴重な経験を本という形にして，その思いを若手に伝えたいと話し合う機会を持った．実は，三人にはいくつか共通点がある．生まれ育った時代が同じなのは言うまでもないが，小児科の開業医の子どもとして育ち，小児科医・開業医とはどういうものかをよく知っていること，そして自身も小児科医になったこと，その中でも子どもの心を専門に診る分野を選んだこと，海外に留学したこと，情熱のある若手を育てたいと思っていることなどである．

この本のはじめにはまず，私たちの専門医としての道程を記述するに留まらず，その事実の背後にある私たちに共通する「子どもの心の診療医」としての構えを述べた．次いで，子どもの心の診療医を目指すために必要な基礎理論を紹介した．そして最後に，実際に私たちが日々行っている臨床経験を，実証的な理論に基づいて具体的に記載した．必ずしも誰もが海外で研修を受けられるわけではない現実を認識し，これから子どもの心の診療医を目指そうとする熱意ある若い医師にとって，この本が進むべき道を照らす明るい一筋の光となることを願うものである．

宮沢賢治は，最後まで花巻という辺地にいながら，幅広い科学知識と素晴らしい世界観を持って独自の文学世界を切り開き，日本文学界の中心となりえた．それは彼の勤勉さによってもたらされた想像力のなせる業である．詩人の高村光太郎は，このような宮沢賢治を「内にコスモスを持つ者は，世界のどこの辺遠にいても常に一地方の存在から脱する．内にコスモスを持たない者は，どんな文化の中心にいても常に一地方の存在として存在する」（高村光太郎『コスモスの所持者 宮沢賢治』）と評した．どの地にいても同じことを正しく学び，素晴らしいコスモスを持てるより多くの「子どもの心の診療医」が生まれ育つことに，少しでもこの本が役立つことを願ってやまない．

2009年4月

たけし，まきこ，なりお

目次

Chapter 1　基礎を学ぶことの重要性
―子どもの心の診療の特徴を踏まえて―
〔奥山眞紀子，氏家　武，井上登生〕　1

1. 筆者3人が子どもの心の診療を実現するまでの道のり　2
   a. 井上編　2
   b. 氏家編　7
   c. 奥山編　11
2. 基礎を学ぶことの重要性
   ―子どもの心の診療の特徴を踏まえて―　17
   a. 子どもの心の特徴―子どもは心身が未分化であり，心の失調は身体症状として現れる―　17
   b. 「定型発達」理解の重要性―子どもは常に成長し心も多様に変化するため，「発達」を考慮することが不可欠―　18
   c. 子どもの心の診療へのアプローチ―小児科の基礎と精神科の基礎，両方の視点・治療技法が必要―　19
   d. 家族へ対応することの重要性―子どもの心は家族と切り離して考えられない，家族を含めた社会的視点が必要―　23
   e. 他機関との連携―子どもの健やかな心の発達を支援するための社会資源の効果的活用―　27

Chapter 2　子どもの心の診療の過去と現在
〔井上登生〕　29

A　子どもの心の診療の発展の歴史
―海外の歴史，日本の歴史―　29

1. アメリカにおける子どもの心の診療の発展の歴史
   ―発達行動小児科学を中心に―　29
   a. 1900年代～1960年代まで　29
   b. 1960年代以降　32
   c. Task Force on Pediatric Education　33
2. イギリスにおける子どもの心の診療の発展の歴史
   ―児童・青年期精神医学を中心に―　34
3. わが国の歴史　36
   a. 1900年前後～1945年（終戦）まで　36

        b. 1945年（終戦）～1970年代半ばまで ……………………………… 36
        c. 1970年代半ば～1990年代前半まで ………………………………… 37
        d. 1990年代前半～現在まで ………………………………………… 38

Chapter 3　子どもの心の発達を的確に捉えるために
　　　　　　　―子どもの精神心理発達行動理論― 　41

A　子どもの発達とその環境（親子，家族，学校，社会）
　　―社会化理論― 〔井上登生〕41
　1. 社会化の発達理論について ……………………………………… 42
　　　a. 母子の愛着関係を中心とした家庭内の社会化論 ……………… 44
　　　b. 保育所・幼稚園における子どもの社会化論 …………………… 52

B　子どもの精神発達に関する基礎理論
　　―精神分析理論を中心に― 〔氏家　武〕62
　1. フロイト（Freud, S.）の精神病理学理論 …………………… 64
　2. マーラー（Mahler, M. S.）の分離個体化理論 ……………… 65
　　　a. 正常な自閉期（生後数週間） ……………………………… 65
　　　b. 正常な共生期（生後2～6か月） …………………………… 65
　　　c. 分離個体化期（生後5か月頃～3歳頃まで） ………………… 66
　3. ウィニコット（Winnicott, D. W.）の早期人格発達論 ……… 67
　　　a. 「依存」からみた乳幼児の精神発達理論 …………………… 68
　　　b. ウィニコットの対象関係論 ………………………………… 69
　4. スターン（Stern, D. N.）の自己感と情動調律 ……………… 69
　　　a. 4つの自己感 ………………………………………………… 70
　　　b. 他者とともにある様式 ……………………………………… 71
　5. エリクソン（Erikson, E. N.）の
　　　思春期・青年期の発達理論 …………………………………… 72
　　　a. 青年期における自我同一性の形成 …………………………… 73
　　　b. 第二の分離個体化という視点 ………………………………… 73

Chapter 4　子どもの心のあり様を的確に捉えるために 　75

A　評価・診断の考え方 〔奥山眞紀子〕75
　1. 評価・診断の原則 ………………………………………………… 75
　2. 面　接 ……………………………………………………………… 76
　　　a. 面接の場所 …………………………………………………… 76
　　　b. 面接の開始 …………………………………………………… 77

		c. 問診	78	
		d. 精神状態診察 mental status examination	79	
	3.	見立て formulation	85	
	4.	診断	86	
	5.	その後の情報収集	86	
		a. チェックリスト	87	
		b. 神経学的検査：脳波，CT，MRI	87	
		c. 血液検査	87	
		d. 心理検査	88	
		e. 面接に来なかったほかの家族からの情報	88	
		f. 学校や保育所からの情報	88	
		g. その他の機関からの情報	89	
	6.	フィードバック	89	

B 質問紙法・直接観察法・半構造化面接法，ICD/DSM の成り立ち 〔井上登生〕 89

1. 信頼性，妥当性 … 90
2. 事例紹介 … 91
3. 質問紙法 … 92
4. 直接観察法 … 108
5. 半構造化面接 … 109
6. ICD/DSM の成り立ち … 111

C 子どもの心理発達評価
―上手な発達検査，人格検査の使い方― 〔氏家　武〕 114

1. 発達検査 … 115
   a. 遠城寺式乳幼児分析的発達検査法 … 115
   b. 津守・稲毛式乳幼児精神発達診断法 … 116
   c. 新版 K 式発達検査 … 116
   d. ビネー式知能検査 … 116
   e. ウエクスラー式知能検査 … 116
2. 人格検査 … 118
   a. 質問紙法 … 118
   b. 投影法検査 … 119
3. 心理検査の上手な使い方 … 121

Chapter 5　子どもの心のより健やかな発達を促すために
　　　　　　　―治療理論―　　　　　　　　　　　　　　　123

A　子どもと家族への治療の基本的なあり方 〔奥山眞紀子〕 123
1. 子どもと家族への治療の特徴 123
2. 治療者-相談者（患者）関係 124
   a. 治療における安全感の重要性 125
   b. 養育者との関係の構築 126
   c. 親子関係に注意した関係性の構築 126
   d. 共感的理解 127
   e. 治療者の自己理解 128
   f. 自己開示 129
3. 治療構造 129
   a. 治療の場所 130
   b. 家　具 131
   c. おもちゃなどの道具 131
   d. ルール 132
   e. 治療の時間，頻度 132
   f. 治療の対象・治療者 132
4. 治療者の応答の仕方 132
5. 治療のプロセス 133
   a. 導　入 133
   b. 展　開 134
   c. 目標の達成 135
   d. 終　結 135

B　遊戯療法（プレイセラピー） 〔氏家　武〕 136
1. 遊戯療法とは 136
2. 遊戯療法の実際 137
3. 事例紹介：遊戯療法を受けて情緒行動障害が改善した被虐待児症候群の例 138

C　家族全体への包括支援―家族療法を中心に― 〔井上登生〕 141
1. 家族療法の基本事項 142
2. 家族療法の実際 144

D　子どもの心の診療―基本は外来診療で― 〔氏家　武〕 150
1. 子どもの入院治療 150

    a. 入院治療の場となる病棟の役割 ･････････････････････････ 150
    b. 入院治療の適応 ･･ 151
    c. 入院治療のマイナス面 ････････････････････････････････ 152
  2. 強化すべき外来診療体制 ･･･････････････････････････････････ 152
    a. 子どもの心の診療を専門に行う医師の養成 ･･････････ 152
    b. 多職種チーム医療 ･････････････････････････････････････ 153
    c. 福祉施設の活用 ･･ 154
    d. 精神科デイケア・児童デイサービスの活用 ･･･････････ 155
    e. 集中在宅治療と家庭訪問治療 ･････････････････････････ 156

 E 子どもの薬物療法 ･･････････････････････････････････〔氏家　武〕157
  1. 薬物療法の原則 ･･ 157
    a. インフォームドコンセント ･･･････････････････････････ 158
    b. 小児期特有の薬用量 ･･････････････････････････････････ 158
    c. コンプライアンス ･････････････････････････････････････ 158
    d. 処方する医師の態度 ･･････････････････････････････････ 158
  2. 発達障害・行動障害の薬物療法 ･･･････････････････････････ 159
    a. 事例紹介：薬物療法併用によりADHD症状と付随する
       情緒行動障害が著明改善した例 ････････････････････ 160
  3. 心身症の薬物療法 ･･ 163
    a. 事例紹介：薬物療法と支持的精神療法，親カウンセリングを
       行って治療した身体表現型心身症の例 ････････････ 164

Chapter 6　さあ，はじめよう！　心の診療の実践　167

 A 乳幼児の精神的問題とその具体的な対処方法 ･･････〔井上登生〕167
  1. 乳幼児の精神的な問題 ････････････････････････････････････ 168
  2. 具体的な対処方法 ･･ 169
    a. 0歳～2歳6か月までの子どもの問題 ･･････････････ 169
    b. 2歳6か月～5歳0か月までの子どもの問題 ････････ 174
  3. 乳幼児精神保健活動における連携 ･････････････････････････ 176
 B 関係性障害の捉え方と対処方法 ････････････････････〔井上登生〕177
  1. 事例紹介 ･･･ 177
 C 社会化を促すために ･････････････････････････････････〔井上登生〕184
  1. 1歳未満 the first year of life ･･･････････････････････････ 185
    a. 視線を合わせる，タッチ，声かけ，抱っこ ･･････････ 185
    b. 人見知り ･･･ 186

c． 家庭内での母子分離の練習と安全基地の確認行動への対応 ……… 186
　　　d． 言語発達の促進 ……… 187
　2． 1歳～2歳6か月 ……… 188
　　　a． 安全基地の確認行動ときずなの形成 ……… 188
　　　b． 近隣期 ……… 189
　3． 3歳前後 ……… 190

D　愛着，喪失，トラウマ 〔氏家　武, 奥山眞紀子〕 192

　1． 愛着 attachment ……… 192
　　　a． 愛着の概念 ……… 192
　　　b． 愛着のパターン ……… 194
　2． 愛着対象の喪失 ……… 195
　　　a． 子どもの喪失体験 ……… 195
　　　b． 子どもの喪の過程とその後に影響する要因 ……… 195
　3． トラウマ ……… 197
　　　a． 子どものトラウマ反応 ……… 197
　　　b． 虐待と愛着問題-トラウマ複合（ATC） ……… 198
　　　c． ATCを抱える子どもの治療 ……… 201
　4． 事例紹介 ……… 202

E　自閉症 〔氏家　武〕 204

　1． 自閉症に特徴的な症状 ……… 204
　　　a． 社会性の障害 ……… 204
　　　b． コミュニケーションの障害 ……… 205
　　　c． 限定的で反復的な行動や関心 ……… 205
　2． 自閉症の症候学的特徴 ……… 205
　3． 自閉症の病因 ……… 206
　4． 自閉症療育の基本的な考え方と予後 ……… 207
　5． 事例紹介：対人過敏性を背景に強迫症状の悪化と暴力的噴出をきたした自閉症児の例 ……… 207
　6． 事例紹介：社会性障害に対する早期療育によって自閉性が著明に改善した例 ……… 210
　　　a． 発達改善のメカニズムに関する考察 ……… 214

F　不登校 〔氏家　武〕 218

　1． 不登校をめぐる概念の変遷 ……… 218
　2． 医学的観点からみた不登校とその対応 ……… 219

  3. 不登校の子どもと養育者への治療アプローチ ……… 220
   a. 予　防 ……… 220
   b. 初期段階 ……… 220
   c. 長期化した段階 ……… 221
  4. 事例紹介：不登校を主訴に医療的支援を受けた例 ……… 222
  5. 児童思春期の不登校・引きこもり児童専門の精神科デイケア ……… 225
   a. 同じような悩みを抱える人たちとの出会い ……… 226
   b. 集団のなかで安心して自己を表現する ……… 227
   c. さまざまな活動を通して達成感を得る ……… 227
   d. スタッフが new object になる ……… 228
   e. 進路や将来の展望を描く ……… 228

G　子どもの摂食障害 〔氏家　武〕 229
  1. 小児期にみられやすい摂食障害 ……… 229
  2. 幼児期および小児期早期の哺育障害 ……… 230
   a. 症候学的な特徴とその基盤にある背景病理 ……… 230
   b. 哺育障害の親子への治療アプローチのポイント ……… 231
  3. 神経性無食欲症（神経性食欲不振症，拒食症，思春期やせ症） ……… 232
   a. 症候学的な特徴と精神病理 ……… 232
   b. 神経性無食欲症（制限型）の事例紹介 ……… 233
   c. 神経性無食欲症（大食・排出型）の事例紹介 ……… 235
   d. 神経性無食欲症の治療の基本 ……… 237

H　子どものうつ病 〔氏家　武〕 241
  1. 最近のうつ病の概念と診断基準 ……… 241
   a. 大うつ病性障害 ……… 241
   b. 気分変調性障害 ……… 241
   c. 抑うつ気分を伴う適応障害 ……… 242
  2. 子どものうつ病の特徴 ……… 242
   a. 症候学 ……… 243
   b. 疫　学 ……… 243
   c. 臨床経過 ……… 243
   d. 合併する精神障害 ……… 243
  3. 子どものうつ病の治療 ……… 243
  4. 事例紹介：薬物療法を行ったうつ病の例 ……… 244

I　小児期におけるコンサルテーション・リエゾン精神医学のあり方 〔奥山眞紀子〕 247

1. コンサルテーション・リエゾン精神医学（C/L）とは ········ 247
2. 小児期における C/L の特徴 ········ 248
    a. チームのなかでの役割を意識する ········ 248
    b. チーム内のコミュニケーションをはかる ········ 249
    c. 必要に応じたミーティングの設定 ········ 249
    d. 患児や家族との秘密保持に制限がかかる ········ 249
    e. 即時対応が求められる ········ 249
    f. 器質的疾患に関する知識も必要である ········ 250
    g. 家族への対応が重要である ········ 250
3. 小児期における C/L の実際 ········ 250
    a. 身体疾患担当医である相談者との話し合い ········ 250
    b. 子どもと家族の診察 ········ 251
    c. 危機介入が必要な場合 ········ 251
    d. C/L に必要な判断 ········ 252
    e. 家族の評価 ········ 253
    f. 具体的な介入 ········ 256
    g. 特殊な場合 ········ 257
4. 事例紹介 ········ 257
    a. 治療に激しく抵抗する4歳男児の例 ········ 257
    b. 手術前に強い不眠を訴えた下肢切断予定の14歳男児の例 ········ 258

J　危機介入：災害時精神保健，虐待，自殺企図，せん妄 〔奥山眞紀子〕 259

1. 災害時精神保健 ········ 260
2. 虐　待 ········ 262
3. 自殺企図 ········ 264
4. せん妄 ········ 265
    a. 事例紹介 ········ 266

K　小児科と精神科─その間に架ける橋─ 〔氏家　武〕 267

1. それぞれが異なる問題を分担して住み分けをはかる ········ 268
2. 治療中に必要に応じてその診療を引き継ぐ ········ 270
3. 双方が連携して診療にあたる ········ 271
4. 双方がチームを組み協働して診療にあたる ········ 272

索　引 ········ 274

Chapter 1
基礎を学ぶことの重要性
― 子どもの心の診療の特徴を踏まえて―

　近年，発達障害児や虐待による心の問題をもつ子どもへの対応の充実が求められ，厚生労働省を主体にしていわゆる「子どもの心の診療医」の養成が急いで行われようとしている．しかし，小児科臨床の場面では子どもの心の診療はすでに古くから実践されており，そのノウハウについては多くのことが知られている．そしてそのような経験に基づくさまざまな臨床技術と知識は伝統的に受け継がれて現在に至っている．問題は，このような貴重な技術と知識のなかには個人の経験による盲信的で非科学的なものも多く，それらを除外した科学的な根拠に基づいたことだけをどのようにして「子どもの心の診療を専門にしようと志す若い医師」に伝達するかが非常に難しいことである．また，伝統的に子どもの心の診療が実践されてきた場は特定の大学や地域に限定されており，これらをどのように統一し一般化して，誰にでも学べるものにするかも困難なことである．
　このような時代背景のなか，筆者の井上，氏家，奥山の3人は今から20年前に「子どもの心の診療医」の研修を学び系統的な研修を受けるために海外に渡った．そこでの3人の経験に共通することは，個人の価値観によらない科学的な根拠に基づいた幅広い知識と技術を身につけたことである．そこで各々が身につけた世界のスタンダードを1冊の本にまとめ，それを熱意ある若き医師たちに伝えることによってよりよい子どもの心の

診療医が育つことを願うものである．

1. 筆者3人が子どもの心の診療を実現するまでの道のり

　まず最初に，筆者の3人がどのような道のりを経てそれぞれの立場で子どもの心の診療を行うに至ったのかを赤裸々に紹介する．3人に共通していることは，当時の日本の小児科にも精神科にも系統的に子どもの心の診療を行える医師になるための卒後研修システムはどこにもなく，それを求めて海外で研修を受けてきたことである．そしてそこで学んだことを日本の伝統的な医療に取り入れ，それぞれの立場で子どもの心の診療を実践していることである．熱意ある若き医師たちに私たちの思いが伝わり，私たちが記した各章のより深い理解につながることを期待したい．

a. 井上編

　祖父，父ともに小児科医で365日休みなく働く姿を見てきた私は，医師という仕事はすばらしいものであると思いはしても，自分がなりたい仕事ではなかった．高校時代に山好きの友をもった私は，里山の維持を目的とした森林警備の仕事，あるいは獣医師になりたいと思っていた．しかし，現役受験で自分の行きたい大学に失敗した私は，現役で落ちたら医学部に行くという父との約束で，一浪して福岡大学医学部に入学した．

　そこでは一転して，学生時代より医師になるなら小児科医，小児科医でも心の医者になりたいと思っていた．途中，精神科も考えたが，在学中の夏休みなどにいくつかの施設を見て，精神科では患者との出会いが遅すぎると感じた．もっと早い段階で出会って，何かできることはないかということが小児科に入局した理由であった．

　1983（昭和58）年，福岡大学病院小児科入局当時には，小田禎一主任教授をはじめ，小児神経学の満留昭久先生，船津維一郎名誉教授がおられ，精神科には児童精神科医の村田豊久先生，小林隆児先生がおられた．

最終的に，私の思いを聞いた村田先生に，「小児科がいいんじゃないですか」と言われたことが自分のはじまりだと思っている．入局して，早速，満留先生に「子どもの心にかかわる仕事をしたい」と相談したところ，「小児神経のグループで始めましょう．ただし，自分で開拓するように．責任は自分がとるから」と言われた．はじまりの時であった．

(1) 発達行動小児科学との出会い

　私が発達行動小児科学という分野を目ざしたのは，1983年の暮れに通称「赤本」と呼ばれるレバイン（Levine, M.）らによる『Developmental-Behavioral Pediatrics』という教科書と出会ったことにある．この本との出会いは，その後の自分の方向性を決定づけるものとなった．当時，私は北九州市八幡西区黒崎の九州厚生年金病院小児科に研修医として勤務していた．この本を図書館に購入してほしいと申し出た私に，城尾邦隆小児科部長は，「欧米の正当な教科書を読みこなすこと，臨床と教科書を結びつける姿勢をもち，疑問に感じたことはよく調べること」という2つのアドバイスをくださるとともに，快く本の購入に同意してくれた．このことも私にとって重要な出会いだった．

　九州厚生年金病院では，高木俊一郎先生が育てた臨床心理士および医療ソーシャルワーカーの先生方と出会う機会にも恵まれた．半年間の勤務ではあったが，そこでは病む子どもやその家族への配慮の重要性；The Other Side of Paediatrics など，貴重な勉強ができた．

　大学に戻り，赤本を基盤に主として1960年代以降の欧米（特にアメリカ）の論文を掘り下げるとともに，わが国でも「小児科」などの雑誌に創刊当時は多くの子どもの心の問題に関する論文があったことを知った．また卒後研修を行うべき所を探すなかで，小児精神神経学研究会に出会い，小児心身医学研究会にははじまりから学会参加ができた．このとき，声をかけてくれたのが九州大学小児科の黒川徹先生であった．1986（昭和61）年，久留米大学小児科の山下文雄教授が会頭として開催した第89回日本小児科学会で「社会化不全状態としてみた登校拒否，非行の臨床像およ

びその評価について」という演題で発表した．そのまとめを進めるなかで一度は会ってみたいと思っていた南カルフォルニア大学小児科コルシュ（Korsch, B. M.）教授とコーネル大学小児科ハガティ（Haggerty, R. J.）教授が，「小児科医は，今何をすべきか」というアメリカでの外来小児科学の発展を押し進める原動力となった大変魅力ある演題でパネルディスカッションを行った．そのとき，思わず興奮して後先かえりみず質問したのが，自分のなかでの久留米大学小児科との出会いだった．それ以後，グリーン（Green, M.）教授とハガティ教授共著の『外来小児科学（第3版）』（Ambulatory Pediatrics 3rd ed., Saunders, 1984）と赤本を組み合わせながら研鑽を進めた．

(2) わが国での研修場所を求めて

満留先生から，「自分で開拓するように」と言われた私は，まず，わが国の子どもの心の診療に関する学会に参加してみることにした．私と小児精神神経学研究会の出会いは，1984（昭和59）年に荻窪の聖母の騎士クリニックの秋山泰子先生を訪問したことに始まった．日々の診療で忙しいなか，九州から何もわからないままノコノコと出かけてきた私に，1960年代からのわが国におけるこの分野の話や小児精神神経学研究会の存在と歴史を丁寧に教えてくださった．研究会への参加は伊豆通信病院の上村菊朗先生が会長をされた第54回の研究会から参加し，平井信義先生と神谷育司先生の未熟児のアタッチメントの討論の内容の高度さに驚いたことを覚えている．

また，小児心身医学研究会，児童青年精神医学会などに参加し，多くの先輩と話をした．そこで出会った先輩たちは，個人的に能力が高く，専門としている分野は外国の翻訳的研究と異なり，わが国の実情に合った深みのある仕事をされている人が多かったが，赤本などの教科書の全体を学べる所は，わが国では私の知る限り見つからなかった．

そこで，Chapter 2-A で述べるようなアメリカの状況をイメージしていた私は，結局，自分の研修の場を外国に求めることにした．その頃までの

アメリカおいては，欧州の研究者のなかではアメリカンエンタープライズなどといわれるような大規模な基金を用いたスタイルで研究が行われており，この分野の確立ができていなかった福岡大学医学部小児科の基礎づくりの参考としては，研究費も何もなかったので不適当と思われた．アメリカでの研修場所を探していた私は途方に暮れた．最後の頼みの綱で，東京のブリティッシュ・カウンシルに立ち寄り尋ねたら，ちょうど世界で初めての小児保健と児童青年精神医学の合同の研修コースがあることがわかった．早速，ロンドン大学のラター（Rutter, M.）教授に手紙を書いて了承された．そこで，問題の考え方や解決法のプロセスを歴史的に学べるイギリスを自分の留学先と定め，1986年に旅立った．

イギリスでの研修内容は，『小児の精神と神経』第28巻，第1号（1988年）で述べているので参考にしてほしい．

(3) 3人の出会い

ケンブリッジで，意図的に日本語を極力使わないように追い込む生活を3か月して，ロンドン大学での研修が始まった．初日，オリエンテーションがあり，メキシコ，スペイン，コロンビア，サウジアラビアなどさまざまな国の人々がコースに参加していた．一日中英語で過ごして，食事のとき，コースの前途を祝して乾杯を行った．スペイン代表（女性）が乾杯を自国語で言ったとき，「チンチン」と声を出した．私ともう1人が吹き出した．それが氏家先生だった．

氏家先生は北海道から，私は九州から，お互い小児科医であり，同じような思いを抱いてロンドンの地で出会った．また，オックスフォード大学には，現日本小児精神神経学会理事長の星加明徳先生がいた．彼もまた小児科医であった．さらに，アメリカから奥山先生が訪ねてきた．彼女もまた小児科医だった．この偶然の出会いに，日本で私のような考え方をしているのは1人だけなのだろうかと寂しく思っていた私は，仲間を得た喜びに心が震えたのを昨日のことのように覚えている．また，奥山先生より，長崎の川崎千里先生もいることを知り，いずれも小児科医であることに驚

きと感激を覚えたことを今も忘れられない．

　そこでの話題は，わが国で子どもの心の診療医を目ざす医師への研修システムが整っていないということが中心だった．皆，何とかしたいという思いだった．

(4) 帰　国

　イギリスにいる間，妻も長女もいたのに，自分でいうのもおかしいがとにかく勉強した．私自身，滞在中に大英博物館にも1回も行ってないほどである．欲しかったものに出会い，望めば望むだけ，ほとんどの資料が手に入り，自分なりに考えを進めていくプロセスを的確に把握しながら助言してくれるチューター tutor の存在とそのスキルはすばらしかった．私の参加したディプローマコースは外国人向けのもので，ここで学んだことを自国で生かせるように指導してくれた．自分自身の学問と同時に，この分野を目ざす人にいかに指導していくかということそのものをあらゆる機会に示してくれた．

　コースが終わりに近づいた頃，私のなかでは早くこれらの成果を日本に持ち帰り仲間に伝えたい想いでいっぱいになっていた．

　イギリスで学び，その帰りにアメリカを東海岸から西海岸まで見聞し，20以上の大学や施設をみて帰った．これもイギリスで学んだ手法を用いて，目的の大学の上級講師クラスの先生を，先に訪問した大学の先生に直接電話で紹介してもらい，自分の知りたいことを1つ2つに絞り込んで，明確に伝えておいてもらう．そうすると，不在の場合を除いて100％面接してもらえた．また，お金のない私は，アメリカ在中の奥山先生や大学の先輩に安い宿を斡旋してもらった．時に，地元の人も夕方以降は出歩かないような地域の安宿に泊まり，ある大学の有名な研究に使われた地域の道路1つ隔てた地域は，報告の内容とは別世界であるアメリカの実情を直接見て回った．さらに，アメリカでは，1つの仕事を仕上げるとキャリアが上がり，次の場所を求めて移動することが多く，ある仕事で有名になった大学を訪ねると，そこには担当者の写真とその業績しか残っていないこと

もよくあることがわかった.

　このようにして，アメリカの実情にもふれて日本に帰った．英語圏の土壌で英語で学んだことを，わが国の実情に合わせて使えるようになるまで5～6年かかった．結局，大学では形を残せず，1934（昭和9）年から続く，小児科単科標榜の診療所の3代目として大分県中津市に戻った．その後も自分なりに仕事を続けているが，ロンドンを去る前の思いの半分も形にできていない．彼の地で語り合った，子どもの心の診療医の研修システムをわが国でもつくっていきたいという思いを奮い立たせ，戦後最大と思われる子どもの心の診療医制度をめぐる今回のうねりが成就するために，少しでも役に立てることを願っている.

b. 氏家編

　私は1999（平成11）年に小児科と精神科（平成20年度より児童精神科）を標榜する「こども心療内科」という診療所を札幌市内に開設し，自閉症や多動障害，摂食障害，不登校などさまざまな困難や問題を抱えた子どもや家族の診療にあたっている．受診する子どもの年齢の幅も広く，乳幼児期から思春期の子どもたちが対象で，クリニックには医師と看護師だけではなく心理士，ST，OT，保育士，医療ソーシャルワーカーもいる．そして一緒に協働しながら子どもとその家族への医療支援を行っている．ここでの支援の形態は通常の外来診療だけではなく，児童思春期専門の不登校児に対する精神科デイケアや発達障害を抱える乳幼児の児童デイサービスも行っている．

　このような地域に根差した幅広い医療を展開するに至った道のりはどんなものであったのか，それを明確にすることが後に続く人たちにとって役立つものとなることを信じて今までの自分自身の道のりを振り返ってみたいと思う．また，それによって自分でも気がつかなかったものが見つかることもあるので，私自身にとっても意義があるものとなるかもしれない．

(1) 初　心

　私は医学生の頃から精神医学に強い興味を抱いており，文学や哲学だけではなく精神医学に関する本もたくさん漁るように読んだ．そして高学年になって自分が精神医学の道に進むことを意識するようになってからは，先輩の精神科医を頼って夏休みや冬休みを利用して精神病院に研修と称して何日も泊めてもらった．そこでは日中は入院患者さんたちと自由にさまざまな話をさせてもらったり，夜は運ばれてくる急患を当直の先生と一緒に診させてもらった．そんななかで出会う人たちの多くは統合失調症やうつ病，アルコール依存症などの精神障害を抱く大人の患者さんたちだったが，自分とは全く違う不思議な精神世界を体験している人たちの立ち居振舞になす術もなく驚き立ち竦むだけだった．

　しかし，最終的に医学部を卒業するときに，私は最初に小児科で研修を受けることを決心した．当時は子どもの精神医学についてはほとんど知られておらず，せっかく挑戦するなら誰もやっていない「子ども」を専門にしてみようと考えたのである．そして，子どもの心を診るにしても，身体と精神とをトータルに診ることができるようになる必要があり，そのためには小児科での研修が不可欠と思ったからである．そして小児科での2年間の研修は，想像以上に私にとって本当に貴重な体験となった．そこでは子どもの命の尊さを学び，わが子の健康を願う親の気持ちを知った．また，医師としての自分の未熟さを痛感し責任の重さを自覚させられた．次いでその後3年間，児童精神医学の研修を受ける目的で東海大学病院精神科のレジデントになった．そこでの3年間もまた私にとっては貴重な臨床経験を積む場となった．私はそこで不登校や自閉症などの多くの子どもたちに出会った．当時はまだ専門的卒後研修といえるような系統だったものはほとんどなく，研修医として出会う子どもたちから直接学ぶことが私にとっては宝物であった．

(2) おごりと挫折

　その後，私は再び札幌に戻り，出身大学の小児科で児童精神医学を研

修してきた専門医としての仕事を任されることになった．私は大いに張り切っていたが，そこで大きな挫折を体験することになった．恥ずかしい話だが，当時は専門的研修を受けてきた自分に自負を感じ相当高慢だったに違いない．そんな生意気な私の鼻を見事に粉砕してくれたのはまたしても子どもたちであった．特に，発達障害を抱える子どもたちは容易にはよくならず，私よりも養育者のほうがよほどしっかり子どもたちのことをわかっていた．大学で学んだ知識は何も役に立たず私は焦るばかりで自信を失い，いつしか発達障害の子どもたちの診療を無意識のうちに避けるようになっていた．当時の私は，発達障害を抱える子どもや家族に対して医師の果たすべき役割というものをよくわかっていなかったのだ．障害児療育というものを知らず，無力な自分自身に絶望した．

(3) 海外で学ぶ

私はこのままではいけないと思い，日本では受けられない本格的な児童精神医学の研修をイギリスで学ぶことを決意した．そして，自閉症の医学的研究では日本でも有名だったロンドン大学のラター教授に思い切って手紙を書いたのである．今考えてみれば無謀なことをしたと思って赤面してしまう．しかし，数か月後，幸運にもラター教授から Diploma of child & adolescent psychiatry の研修に私を受け入れるという返事を受け取ったのである．それからあわてて英会話を猛勉強し，私費留学なので当直のアルバイトを一生懸命やって留学の準備を進めることになった．また，イギリスでの2年目の研修にはラター教授の推薦によって British Counsil Fellowship を受けることができ，自閉症と摂食障害の研究を行うことができた．このようなことで，私は貴重な2年間をロンドンで過ごすことができたのである．そこでまた膨大な論文を読み，臨床経験を積み重ねることに心底努力した．しかし，それよりももっと学び甲斐があったことが2つあった．

1つはラター教授の臨床チームに参加させてもらい，障害児療育における医師の役割をしっかりと認識できたことである．イギリスでは障害児療育には看護師，OT，ST，臨床心理士，医療ソーシャルワーカー，教師，

保育士など実にさまざまな職種のスタッフがかかわっており，それぞれが互いの立場を尊重しながらうまく連携していた．各々の役割は明確でうまく分担されており，その統括をラター教授が行っていたのである．多職種と連携しあうことで，障害児とその家族をトータルにサポートできるということがわかり，その中心を担うのが専門医の役割なのである．その後，私は自閉症児療育の実際を学ぶため，3か月間ほどウィンブルドンの郊外にある自閉症専門学校に通った．そこでの子どもたちや教師たちとの出会いもまた思い出深いものだが，なかでもそのときにある教師から言われた一言が特に忘れられない．彼は子どもたちと遊んでいる私に言ったのである．「医師である君はここにいつまでもいるべきではない．君に求められているのは自閉症の原因を解明することだ．1日も早く根本的な治療方法を見つけてほしい」と．そのとき，ようやく私は自分が果たすべき役割をはっきりと自覚できたのである．

　もう1つ，私がロンドンで手にした宝物は，世界中に友達ができたことである．自国では満足な児童精神医学の研修が受けられない大勢の若いドクターと知り合うことができた．私と同じような志をもちながら苦労している仲間と出会い，私は本当にロンドンまで来た甲斐があったと思った．自分の進むべき道は人から学ぶものではなく自分で作り出す以外にないし，常に学ぶ向上心があればそれでよいし十分なのだと自分にいいきかせることができた．このときに，長い間私を苦しめていた心の空白がやっと埋まったと感じたのである．

(4) 障害児医療の原点を学ぶ

　その後，私は日本に戻り，重症心身障害児施設札幌あゆみの園に勤務した．週1度大学病院小児科で専門外来を任せられてもいたが，私はこの施設で働くことが大好きであった．そしてここで本当の意味での「障害児医療の原点」を学ぶことができた．それは，「私たちが生きていけるのは障害を抱える子どもたちのおかげである．天使のような子どもたちの存在に感謝し，子どもたちの命を守ることが私たちの使命である」ということ

である．そして，その後も肢体不自由児施設や知的障害児通園施設などに勤務し，障害児医療に従事してきた．そのなかで大勢の障害児たちと家族との出会いがあり，療育を担うさまざまな職種の方たちとの協働があった．今では，道内のさまざまな障害を抱える多くの子どもたちと家族，彼らの療育を担う多くの方たちとのネットワークができた．

(5) 地域のなかで

　そんなとき，小児科を開業していた父親が突然他界してしまった．私はずいぶん悩んだが，今まで自分が学んできたことを父の診療所を継いで実現することに決めた．最初はスタッフ4人でスタートした小さな「こども心療内科」だったが，今では総勢30人を超えるほどになった．小児科と精神科で学んだ貴重な経験を基礎に，イギリスで学んだ多職種による多面的包括医療を取り入れ，地域に根差した「こども心療内科」を実現できるまでになった．これらすべては私が出会った子どもたちや仲間のおかげであり，また，彼らのために現在の自分があると思っている．

c．奥山編

　私は医学部に入るときにすでに子どもの精神医学を希望していた．もともと心のメカニズムを知りたいという思いは強かった．特に犯罪心理学への興味があった．それを通して，幼い頃の心の発達の重要性を知り，子どもの心に対応する医学を目ざしたのである．ではなぜ心理学を専攻しなかったのか？　答は簡単である．「医者になれば心理学的なことも薬を使うこともできる」とアドバイスという名を借りた親の企みに引っかかったのである．しかし，医学部の6年間はほとんど子どもの精神医学を学ぶ機会はなかったが，モラトリアムとしては重要な時期であった．もやもやした思春期を堪能したといってもよい．しかも，この頃に考えたことが今の自分を形づくっていることはよくわかる．今の自分の指向性のキーワードはすべてその頃に書いた数少ない文章に凝縮されている．

　さて，卒業と同時に現実に引き戻された．進路を決めなければならない．

入学当時にもっていた精神科への期待は学生時代に低下させられた．患者さんを臨床講堂に呼び，2～3個の質問をする．その多くは重症うつ病か統合失調症である．臨床実習で病棟に行ってもほとんどが統合失調症であった．外来では神経症の患者さんが少なからず存在したが，薬を出して「気を楽にもってね」で終わりである．半日で50人以上の患者さんを診察しているのだから致し方ないが，割り切れない思いであった．さらに，婦人科外来で多くの精神障害と考えられる患者さんに出会った．妊娠妄想をはじめ，奇妙な症状の患者さんたちである．精神科ではない所に多くの心の問題を抱えた人たちがいることも同時に学んだ．

(1) 日本で学べない？

卒業を間近にした頃には，すぐに精神科に飛び込む意欲をなくしていた．小児科でもっと子どもの身体を勉強してから精神科を目ざそうと思ったのである．卒業式から数日たった日，当時の主任教授である国分義行教授に呼ばれ，「君は何を勉強したい？」と聞かれ，「将来は小児精神医学に進みたいが，そのために今は小児神経学を勉強したい」と答えた．そのときもそれ以後もその教授は「小児精神医学は日本では学べない．ドイツへ行け」と，私の気持ちを海外へ駆り立てていったのである．

(2) アメリカへの旅立ち

素直に教授の言葉を信じて，子どもの精神医学の勉強は先延ばしにしたものの，少しでも子どもの心の問題と接したいと思い，帆足英一先生に指導を受けながら，外来で少しずつ不登校の子どもの治療をするようになった．学位のテーマも睡眠研究を選んだ．東京都精神医学総合研究所に通い，外来でかかわった「起立性調節障害」の子どもたちを対象に睡眠研究を続けた．研修医としての月に7～8回の当直に睡眠研究での泊まりが加わり，寝不足のまま不登校の子どもとかかわって，思わず患者さんの前で眠りそうになった記憶もある．

その後，埼玉県立小児医療センター勤務中に出会った森彪先生のはからいで，卒後6年目の終わりにドイツではなくアメリカのボストンタフツ

大学附属病院児童精神科に留学できることとなった．とはいえ，アメリカを最初から目ざしていたわけではなく，アメリカの医師免許もないままの留学であり，最初は1年程度のつもりだったのである．

(3) アメリカのトレーニングシステム

平井先生や牧田先生の日本での活躍に書物や学会でふれたことはあり，AACAP（アメリカ児童青年精神医学会）のジャーナルはとっていたものの，内容を完全に理解しているとはいえない状況での留学であった．当時のアメリカの精神医学は，精神分析が非常に強い影響を与えていた．特にボストンはフロイト派が強い所であり，精神分析になじみが浅かった私にとっては毎日のカンファレンスについていくのが精一杯であった．

レジデントのプログラムすべてに参加させてもらい，レジデントについて患者さんの診察もしていた．当時は，7人のスタッフ医師に数名の非常勤医師が教育にあたっていた．レジデントは合計6人程度であった．そのほか，20人ほどの心理士やソーシャルワーカーが働いていた．すべてのスタッフ医師には秘書がおり，レジデントやコメディカルスタッフのためにも複数の秘書がいた．加えて，児童精神科図書室には司書がいて，必要な文献を大学の大きな図書館やその他から取り寄せてくれた．そこで，アメリカのトレーニングのあり方に出会うのである．

早朝から病棟でカンファレンスがある．外来も，診断外来，薬物療法外来，新生児外来，コンサルテーション・リエゾン外来，司法外来などさまざまな外来があり，そこをある一定期間回ってそれぞれの勉強をすることができる．診断外来は1時間半かけて行い，詳細なレポートを要求される．

昼は何かしらのセミナーがある．昼食を食べながらのセミナーも多い．週1回ずつの講義であるが，診断セミナー，薬物療法セミナー，精神療法セミナー，集団スーパービジョン（1人のレジデントがもっている症例を継続で集団スーパービジョンを行う），コンサルテーション・リエゾンセミナーなどがあり，それぞれで厚い文献集が配られる．それを読もうとするのであるが，ものによっては読めども読めどもわからない．基礎のなさを

痛感させられる結果となった．また，2週間に1回くらいトレーニングディレクターとの面接がある．どのくらいトレーニングが進んでいるか，困りごとはないかなどトレーニングがうまくいくように相談にのるのである．そこで，私は心理学の基礎のなさを相談した．そこで勧められたのが，ボストン精神分析協会 Psychoanalytic Institute でのコースをとることであった．ライフサイクルコースという夕方のコースをとることになった．もちろん，100％理解できたわけではないが，精神分析の流れを概観するのに非常に役立った．病院も自宅も精神分析協会も市街地にあり，歩いて行き来できたのは幸いであった．ボストンは駐車が困難な街だからである．そこでも多くの文献が配られた．まず全体像をつかみ，歴史を知り，先人たちの知見を知ることを重要視するトレーニングの態度は日本のそれと異なる．日本のトレーニングは職人の徒弟制度の影響が大きいせいか，図書室で勉強するより病棟に貼り付けになることが好まれる傾向がある．

　医師は，これまでの流れのうえに現在考えられている最先端を知り，その変化を追いかける，それが必要とされているのであると思う．海外に留学した人たちが，ある特殊な治療法だけ学んで帰ってくるのはもったいないと思う．それが治療開発の営みの流れのなかに位置づけられていなければ，次につながらずに消滅するからである．私が，海外留学で最も学んだと考えているのは，基礎を学び，そこから新しい知識や技術を開発してつなげていく態度だったと思っている．今，日本においても少しでもアメリカに近いトレーニングを行いたいと思っているものの，結局毎日の雑用に追われている．医療費の低さ，役割分担の少なさなどが影響している．しかし，子どもの心の診療に限らず，日本がトレーニングの必要性をもっと認識しなければ，臨床の発展が見込めないのではないかと心配である．

(4) イギリスでの出会い

　アメリカに着いて半年以上たった頃である．ラター教授とともにあの有名な教科書を書いたハーソフ（Hersov, L.）先生が私のいた病院で講演した．トレーニングディレクターの紹介で，ハーソフ先生の家を訪ねた．奥

さんがハーバードで勉強したいと言ってボストンに来たハーソフ先生は，「日本人にはイギリスがあっているかもしれない」と言って，イギリスを尋ねることを勧めてくれた．先生との会話のなかで，私が「日本語を話している自分と英語を話している自分が異なる．多重人格みたいだ」と話したところ，彼は「同じ英語でもイギリスにいる自分とアメリカでの自分は違う人格のようだ」と笑って答えてくれたのが印象的であった．

そして，イースター休暇を利用してイギリスを訪ねた．ニューヨークで飛行機に爆弾テロ予告があり，全員がFBIにインタビューされるというハプニングはあったが，5時間遅れくらいでロンドンに着いた．ハーソフ先生に紹介されたグラハム（Graham, P. J.）先生をグレートオーモンドストリートの小児病院に訪ねた．そこで，その年から始まった児童精神医学のディプローマコースを紹介された．9月に2年目が始まるまで，大人の精神科を学べるように考えてくれるという．そこで，アメリカとは全く異なるイギリスの教育の方向性にふれることになる．イギリスはかつて多くの植民地をもっていた．そのせいで，他国の人々を教育するのは自分たちの役目だと思っている節がある．ディプローマコースも海外からの学生向けである．自国のことで精一杯で他国に目を向けることが少ないアメリカとはかなり異なる．グラハム先生は付け加えて，「今日本から2人がコースに参加している．会って行ったらどうか？」と聞かれたのである．驚きであった．「本当に日本人？」と思ったのである．その出会いが，この本につながっている．氏家武先生と井上登生先生との出会いであった．1日ずつ，両家を訪ねて，ご馳走になりながら語り合った．もっと驚きであったのは3人とも小児科出身であったことである．子どもの全体をみる，予防を考える，それができる小児科という立場の利点を再確認したのであった．

結局，アメリカでの精神医学に興味を持ち始めていた私は，アメリカに戻って，夜の心理学の修士課程のコースをとり，昼はコンサルテーション・リエゾンを中心とした臨床を学び続けた．当時の円高が幸いし，1年のつもりだったアメリカ生活は生活費を切り詰めることで3年半まで伸ばすこ

とができた．アメリカについた頃には，妄想の子どもと話しても相手の思考がおかしいのか自分の英語の聞き取りの問題なのか自信がなかった私も，1年くらいたった頃から，1人での面接に自信が出てきた．外国人であることを逆手にとって，「あなたが言われたことを…と理解したのですが正しいですか？」と聞き直すことがいわゆる明確化 clarification となり，面接がスムーズに運ぶことも少なくなかった．修士課程のコースでは2年目の実習でボストン小児病院の School Function Evaluation Clinic で心理士として働き，個人精神療法も1人で継続して行うことができた．毎週，ハーバードのコースをとっていたもう1人の実習生とともに1時間のスーパービジョンを受けた．やはり，心理士の実習も贅沢であった．

　このように，日本との一番の違いを学んだのはトレーニングのあり方だった．トレーニングを大切にし，基礎と最先端を伝え，それを踏み台に発展できるものを与えるのである．薬物療法でも適当に使ってみることは許されない．その根拠を皆に納得させるだけの資料が必要である．さらに，トレーニングでは言葉にして伝える能力が求められていた．例えば，カンファレンスのとき，見学者がいたり別の科の医師がいたりするときには，30秒から1分ほどでその患者さんの要点を的確に伝えることができなければならない．また，複数で診断するときには，その後の話し合いで，自分が観察したことを的確に伝え，それをレポートに書く．日本のカルテは自分さえわかればよいという形の書き方が多いが，アメリカのトレーニングでは，他者にわかるレポートが求められる．そして，それがまとめて患者さんに渡る．したがって，患者さんを侮辱する言葉を書くことはできないが，逆にありきたりのことを書くわけにはいかない．的確な観察事項と診断，その根拠が求められていた．

　そして，その丁寧なトレーニングを受けたことは他者から評価され，適切な報酬がある．トレーニングを受けていてもいなくても医師免許をもっていれば同じ報酬の日本とは異なる体制なのである．しかし，アメリカの医療保険体制の問題は大きく，同じようになることは避けたい．日本のシ

ステムのなかでもトレーニングをもっと大切にする方法はあるはずである．

(5) 帰　国

　アメリカにいると誘惑が多い．帰国予定の前になって，ある有名大学の児童精神科医から誘われた．私には免許がないと話すと，その教授は，「実は僕も今年児童精神科医の専門医試験を受けたんだ．君も受ければよい．そうすれば，インターンをこの大学の小児科でやれば問題ない」と言う．しかし，私は「アメリカには 3,000 人の児童精神科医がいる．しかし，日本にはしっかりとしたトレーニングシステムすらない．それを学びにアメリカに来た．一度は日本に戻ってチャレンジしたい」と答えて断って日本に帰った．とはいえ，アメリカで学んだことをそのまま日本に移植することはできない．自分の学んだことを相対化する作業が必要であった．その曲折をすべて書くわけにはいかない．しかし現在，注意欠陥多動性障害（ADHD）一色に染まり，生物学的な治療中心となったアメリカの精神医学にふれるにつけ，少し引いた立場から，巻き込まれるのでもなく離れるのでもない立場をとることができる．違う文化にふれて相対化できたことがそれを可能にしたのであろう．

　ただ，これから日本で子どもの心の診療医を目ざす人たちが皆私たちのような道筋をたどる必要はない．日本にいて十分に学べる日が来るように，少しでも力になれればと思う．この本もその1つである．

2. 基礎を学ぶことの重要性
―子どもの心の診療の特徴を踏まえて―

　ここでは，これから「子どもの心の診療医」になるために最初に学んでもらいたい基礎的な事柄について，筆者3人の経験に基づいて簡単に解説する．

a. 子どもの心の特徴―子どもは心身が未分化であり，心の失調は身体症状として現れる―

　人の身体は心の緊張や不安の影響を受けて異常が生じることがあり，そ

れらがもとで身体そのものに病気や変化が生じることがある．このようなときに生じる身体の異常を心身症と呼ぶ．例えば喘息や胃潰瘍など身体の病気でありながら，その発症や経過に心理的ストレスが強く関与していると考えられるような場合である．

特に，発達途上にある子どもの心と身体は未分化なので，心で感じとるはずの心理的ストレスが容易に身体の異常や変化として現れやすい．子どもはある程度の年齢になるまで，自分の心のあり様や気持ちを大人のようにはっきり意識しコントロールすることができない．自分が置かれた状況に流され，周囲の変化に強く影響を受けてしまいやすいのである．

子どもはさまざまなことを経験しながら成長する．この経験には楽しいことばかりではなく，つらくて苦しいものも多い．特に子どもが初めて何かを経験することには，常になんらかの緊張感や不安感を抱くものである．このようなライフイベントに伴う大きな心理的ストレスは，子どもの精神心理的成長には必要不可欠なものである．しかし，子どもが乗り越えがたいほどのストレスを感じたり，子ども自身のストレス耐性が低かったり，ストレスを緩和してくれるはずの養育者の支えがないか弱すぎるときに，子どもの心はそのストレスに耐えられず，その痛みが身体の症状，すなわち心身症として表現されることになる．すなわち，子どもの心の失調は，身体症状として出現することが多いということを忘れてはならない．

b.「定型発達」理解の重要性―子どもは常に成長し心も多様に変化するため，「発達」を考慮することが不可欠―

子どもの心身は大人のミニチュアでなく，身体・感覚・運動・知能・社会性（愛着）・コミュニケーション・言語・感情などの諸機能の働きは未熟である．これらの諸機能は小児期に著しく発達するものであるが，各時期によりその能力は大きく異なっている．ところが，子どもに身体的な問題や精神的な問題が生じると，各時期における諸機能の発達が妨げられたり，偏りが生じることがある．このような問題は子ども自身の問題だけ

でなく，家族にも大きな変化をきたす．したがって，子どもの発達の特徴を知ることは子どもや家族の状態をよりよく理解するために不可欠である．

例えば，「かんしゃく」という問題行動について考えてみよう．激しいかんしゃくは通常，幼児期の自閉症児に頻繁に認められるものである．しかし，2〜3歳の幼児にも多く観察されるものである．これはいわゆる第一次反抗期といわれる発達上の課題と関係がある．摂食行動や自分のしたいことなどさまざまなことに自主性が芽生えてくると，子どもたちは自分の思うとおりにしようとし始める．養育者がその思いに気づかず子どもにいうことをきかせようとすると，子どもは言語発達やコミュニケーションスキルが未熟なため，自分のやりたいことをうまく養育者に伝えることができず，怒りや欲求不満をかんしゃくという行動で表現してくる．ところが4歳を超えて言語発達やコミュニケーションスキルが発達して周囲の雰囲気も理解するようになると，自分自身の欲求を徐々にコントロールできるようになってくる．そうするとかんしゃくは急激に治まってくる．このような一過性の場合は発達上の課題として理解できる．ほかにも気質の問題やネグレクトなど環境の問題などでも観察されることが知られており，同じ「かんしゃく」でもさまざまな発達上の要因があるので注意が必要である．

c．子どもの心の診療へのアプローチ―小児科の基礎と精神科の基礎，両方の視点・治療技法が必要―

小児科と精神科の臨床では患者に対する医師の立ち位置が大きく異なる．極端にいうと，小児科では養育者は子どもの病気を治してもらいたくて子どもを連れて受診し，小児科医も子どもの病気を治すのが自明のことである．そのため，予防や早期発見・早期介入という視点から治療が始まることが非常に多く，時としてそのような介入が子どもや養育者にとっては過剰なことになってしまうことがある．一方で，精神科では患者自身に病識がなく，養育者も医師が介入することに抵抗感を抱くこともある．ま

た，精神科医は患者の自発性や人権を尊重し，治療的な契約が成り立たないうちは積極的な介入を行わないことが多い．

　このような小児科と精神科の医師の立ち位置の違いをよく理解したうえで，治療を担当しようとする子どもと養育者にどのように向き合うのが最善なのか，そのつど客観的な視点で考えながら対処すべきであろう．実際，このような視点の違いを学ぶためには，小児科と精神科両科の臨床経験が必須である．もちろん，小児科の研修で身体疾患の鑑別診断力を身につけ，精神科の研修で精神病理学や薬物療法などを学ぶ重要性についてはいうまでもないことである．以下に小児科と精神科それぞれの特徴を列挙してみる．

(1) 小児科の特徴

①小児科の診療では通常，養育者も子どもも病気であることを自覚しており，それを治してもらいたい（＝苦痛を取り除いてもらいたい）と思って受診してくる．小児科医もできるだけ早くその病気を治す（患者の苦痛を和らげる）ことに全力を注ぐことに疑いをもっていない．病気を治すという点で親子と医師は利害が一致し，協力関係を容易に築くことができる．これは多くの治療場面で好都合であるが，子どもの精神身体症状の背景に家族病理の問題が潜在しているようなケースでは，医師側のよかれと思って行う不用意な治療的介入が思わぬ養育者の反発を招くことになりかねない．

②小児科では，養育者が子どもの病状やその発症経過を説明するのが当たり前で，医師も病状や経過を理解するために養育者の陳述によるところが大きい．当然であるが，養育者から得られる情報は正しいものであるということが前提になっている．ところが，子どもの精神身体症状の背景に虐待や不適切養育などの問題が潜在しているときには大きな落とし穴になりかねない（例えば，代理 Münchhausen 症候群のように）．

③小児科ではさまざまな疾病に対して予防的に関与しようとする傾向が

強い.この傾向は早期に発見して治療を開始すれば予後を大きく改善できるような疾患ではきわめて重要なことである.しかし,その考えを子どもの心の病気に対しても同じように当てはめて関与することは非常に難しい問題をはらんでいる.実際,子どもの精神発達は養育者の子育ての影響を受けるものであり,なんらかの問題が発生することを危惧して,養育者に一方的な子どものしつけの基本原則のようなものを押しつけたりすると,親子関係に不要な介入をしてしまうことにもなりかねない.もちろん,不適切な養育を見過ごして子どもが大事に至ってはならない.どの時点で親子関係に介入すべきか,客観的な指標をもつことが重要である.

④小児科では保健センターの乳幼児健診,学校健診などを通じて健常児を診察する機会が多々ある.それにより小児科医は健常な子どもの精神身体発達のイメージやスタンダードを自然に獲得することができる.そのようなイメージやスタンダードをもつことは,臨床に訪れる子どもの精神身体発達の遅延や異常の有無を判断するときに非常に有用となる.

⑤小児科の臨床では,子どもの心の問題に直面することは非常に多い.しかし,小児科医の多くはそのような心の問題を精神病理として客観的に把握することが十分できない.また,抗不安薬,抗うつ薬,抗精神病薬の投与など精神科薬物療法に関して学ぶ機会もほとんどない.さらに,心理療法,精神療法,家族療法など薬物療法によらない治療手段を学ぶ機会も乏しく,時に小児科医の独断と偏見で養育者を断罪することになりかねない.

(2) 精神科の特徴

①社会的に心の問題に対して強い偏見やスティグマがあり,精神科を受診する子どもや養育者に大きなためらいがあることが多い.また,非行や虞犯行為など,養育者がなんらかの問題を感じて子どもを連れてきても,子ども自身は何も問題を感じていないということもある.さ

らには，統合失調症などのように，子どもが抱える疾患によっては病識がない場合もある．つまり，精神科では医師と子どもと養育者の間で治療をめぐって協力関係を築くことがなかなか難しいことが少なくない．精神科で扱うべき問題は何か，そしてどの問題に対して誰と治療同盟を築けるのか・築くべきかを慎重に考慮する必要がある．このようなプロセスなしには精神科治療を開始することはできない．

②精神科医療においては子どもと養育者の意思がより尊重されている．小児科では病気＝治すという図式が必然のことのように考えられているが，精神科では子どもか養育者が，あるいはその両方が治療を望まないことがある．それは器質的基盤をもたない多くの精神科疾患が正常か異常か，どのような状態になったら治療を受けるべきかの判断が難しく，臨床場面では治療を開始するかどうかにあたっては子どもと養育者の意思を尊重することが大前提になっているからである．しかし，治療介入を逡巡しているうちに症状が悪化したり，問題がより大きく複雑になることもあるので，介入のタイミングを慎重に考える必要がある．このようなことから，精神科医療においては予防的な観点から早期に介入することが困難なことが多い．ただし，子どもの精神状態によっては，医師がその治療の必要性を決断できることが法的に保証されている．

③精神病理学を学ぶことにより，患者の精神状態を客観的に把握することができるようになり，似たような精神現象（例えば，幻聴と錯聴）を正確に区別できるようになる．患者の精神病理をしっかり把握することで，ほかの医師と情報を正確に共有できるようになる．

④精神科で成人の精神疾患の診断や治療を経験することは非常に意義深い．なぜなら，自分が診ている特定の精神疾患の子どもが大きくなったときの姿を想像しやすくなり，治療の全体像を予想しやすくなるからである．

⑤精神科の研修だけでは器質的疾患の診断と治療について学ぶ機会が

少なく，精神身体症状の背景に器質的疾患があるかどうかを疑う勘や鑑別診断能力を身につけにくい．また，健常児を診察する機会が少ないので，精神身体発達の定型発達を知ることができない．

以上のようなさまざまなことを考えると，心身の未分化な子どもの心の診療を的確に行えるようになるためには，日本の卒後研修の現状をみる限り，小児科と精神科，両科での研修が必要不可欠であると考えられる．

d. 家族へ対応することの重要性─子どもの心は家族と切り離して考えられない，家族を含めた社会的視点が必要─

(1) 子どもが育つ場の重要性

子どもは1人で発達するわけではない．10か月間胎内で守られながら発達した後も，人間の子どもは歩けるようになるまでに約1年という長い時間がかかる．つまり，非常に弱い状態で過酷な外界に放り出され，養育者や家族のケアがなければ生きていけない存在である．そして子どもは人間社会に見守られながら，安心感を抱きながら発達していき，じっくりその時間を使って創造性に富む生活を営んでいる．それを可能にしているのが群れをなすこと，つまり集団のなかで守られている安心感である．

その安心感の基礎を育むのは出生後数年間の家庭の場である．しかし，家族が子どもにもたらすのは安心感だけではない．養育者との同調を基盤にした情緒的な関係性，探索行動への見守り，規範，枠組み，家族の文化などが子どもの人格形成に大きな影響を与える．

家庭という場に生きている子どもの精神的問題を診療するとき，その養育者や家族に注目せずに診断，治療を行うことは困難である．常に家庭という場と家族関係を考えていく必要がある．家族内に重大な問題があるにもかかわらず子どもに対して投薬や心理療法を行っても，効果がないばかりかえって子どもに負担となることがある．例えば，家庭内暴力に気づかずに子どもの心理療法をしていても，効果がないばかりか，自己表現を

高めた結果，父親の暴力が子どもに向いて，取り返しのつかない事態に発展する危険すらある．この例は子どもの精神的問題の治療を行うためには治療的介入を受け止められる家庭が必要であり，その評価なしに治療を行うことはきわめて危険であることを示すものである．家庭という場や家族関係を評価するための基礎知識は欠かせない．

(2) 親子関係に関する基礎知識とその重要性

　愛着（アタッチメント）とはボウルビー（Bowlby, J.）が「親子の絆」として提唱した概念であり，将来の対人関係性を形成するための基本的な内的作業モデルである．愛着行動とは子どもに危険が近づいたとき，つまり子どもが不安になったときに，自分を守ってくれる愛着対象に近づいて自分を守ろうとする遺伝的に組み込まれた行動である．それに対し，愛着対象である養育者が乳児期から一貫して適切な物理的，情緒的養育を行うことで，子どもに安全な愛着が発達する．子どもは愛着対象を安全基地としながら探索行動を通して社会に出て行き，不安を感じたら安全基地に戻って安心感とエネルギーを取り戻して社会に出て行くことを繰り返す．

　したがって，養育者は子どもが不安になったときには安心感を与え，子どもが離れて行動しているときには見守ることが必要である．しかし，適切な愛着形成がなされずに育った養育者は，子どもとうまく同調することができない．そのため，子どもが不安なときに安心感を与えることができず，逆に，探索行動を示そうとするときに子どもを引き寄せてしまい子どものニーズに矛盾した行動をとってしまうことが多い．その結果として心身の発達に問題を抱えることになった子どもの養育者に，「スキンシップが大切」と指導しても，矛盾が解消するわけではない．

　愛着に関する基礎的な知識があれば，子どものニーズに合わせた対応が最も重要であることがわかる．しかしながら，養育者が矛盾した行動をとるにはその背景がある．養育者が無意識のうちに自分をケアしてほしいと思っているときには，子どもの不安に対処できず，逆に探索行動を示す子どもを見ると自分が捨てられる不安が生じて抱き寄せてしまうことも少

なくない．愛着形成を促進するようなケアが養育者にも必要なのである．

(3) 家族に関する基礎的知識

　家族に関する知見はさまざまある．子どもにとって家庭は生活の場のほとんどを占める．そこで，守られ，行動の枠組みを与えられ，伝統と文化を受け継ぎ，自立に向けて自信をつけていく場である．したがって，家族のなかに起きていることは子どもと無関係ではない．夫婦関係，養育者ときょうだいの関係，嫁姑関係などは子どもに無関係のようにみえるかもしれないが，家庭という場に大きな影響を与える．例えば，夫婦関係が悪く離婚の危機にある家庭で子どもが身体化症状を示すことは少なくない．このようなときに子どもだけを治療しても解決することは少ない．養育者の葛藤というストレスに加えて，自分が病気になることで養育者の関心が自分に向くことを学んだ結果であることも少なくない．その可能性を知っているかどうかは子どもの診療に重要である．

　また，GAP（Group for the Advancement of Psychiatry）が提唱した家族のライフサイクルは参考になるであろう．家族には発生して消滅するまでいくつかのライフステージがある．特に変化の時期である結婚，出産，子どもの就学，子どもの自立などは家族にとってストレスイベントとなりやすい．それに加えて，養育者との死別や離別はもとより，養育者の病気や傷害，祖父母などの同居している人の病気や死亡，養育者の失業や転職，転居などといったライフイベントは家族の形態や力動を変えたり，家族にストレスとなって子どもを守りきれなくなるなどの影響がある．そのような状況があるかどうかの質問をすることで，子どもへの影響を探ることができる．

　家族に着目して，患者である子どもに直接治療を行うのではなく，家族を変えることを治療として考えたのが家族療法である．家族療法はミニューチン（Minuchin, S.）の構造主義，ホワイト（White, M.）の叙述主義など，さまざまな考え方と技法があり，特殊なトレーニングを必要とするものも多い．したがって，基礎知識を学んだうえで，興味に応じて深

く学ぶこととなる．しかし，家族に注目し，そこに起こっている悪循環を発見して，それを変化させていくことが治療につながるという基礎知識はもっておく必要がある．

(4) 虐待に関する基礎的知識

虐待は子どもの心身の発達にきわめて深刻な影響を及ぼす．虐待とは子どもへの不適切な養育をさし，子どもにとっての重大な権利侵害である．子どもの心の診療を担おうとする者は，虐待とは何か，虐待から子どもを守るための義務，虐待を受けた子どもの特徴などの基礎知識を学んでおく必要がある．虐待を訴えてくることは養育者も子どももほとんどない．したがって，虐待を疑わなければ子どもを救うことはできない．虐待ケースの特徴を知り，虐待を疑い，早期に介入することが求められる．また，心理的虐待や家庭内暴力目撃は子どもに身体的所見がないため発見しにくい虐待の形であるが，精神的な影響は深刻である．このような虐待を見逃さないためには，虐待を受けた子どもの精神的特徴を知る必要がある．極端に自己評価が低い，他者との距離感がつかみにくい，解離症状がある，他者を信頼できない，などを基盤とした行動が出現するときには虐待を疑って対応する必要が生じる．さらに，性的虐待，医療ネグレクト，代理Münchhausen症候群などに関する知識は重要である．なぜなら，福祉や保健機関のなかでは解決が困難で，医学的知識を必要とする虐待だからである．

また，虐待への対応は制度に関する知識も必要である．虐待に関する法律の要点はもとより，児童相談所，福祉事務所，保健機関などの機関の特徴，要保護児童対策地域協議会などに関する知識がないと子どもを守ることができない．通告などに始まる介入のみならず，在宅支援の方法，予防に関する知識なども必要となる．そのためには，虐待をする養育者の特徴に関する知識も欠かせない．

(5) 知識の限界と今後の課題

親子関係，家族関係，子どもが育つ場としての家庭などに関する基礎的

知識が必要であることを述べてきた．しかし，家族の形態が多様化している現在，あくまでも子どもの目線に立って，家庭のなかに子どもの発達に重大な悪影響を与える状況があればなんらかの介入が必要である．介入の目的は「理想的家族」をつくるのではなく，子どもの目線からかかわりを支援することが目的である．また，関係性に関する基礎知識は確立されたものではない．今後の知識の集積が望まれる．

e. 他機関との連携 ─ 子どもの健やかな心の発達を支援するための社会資源の効果的活用 ─

　筆者の1人，井上は大分県中津市という合併して人口8万6,000人，出生数760人前後の小規模市町村で15年ほど前から小児科診療所を継承している．同時に，乳幼児健診（集団），幼児精密健診，今でいう要保護児童対策地域協議会や特別支援教育委員会の仕事を続けてきた．このような行政の仕事に積極的に参加していると，一般診療所の外来だけでは把握できない地域の住民の生活に，市町村保健師，保育士，学校関係者，民生児童委員，保健所保育士，さまざまな専門をもつ医師など多くの人々がかかわっていることがわかる．これらの社会資源と連携をとることにより，個人の医師ではとてもできない包括的で，効果的なケアが提供できることがわかってきた．そこで，中津市で実際に行っている家族の発達の観点からの流れの一部を紹介する．

　2008（平成20）年4月から始まった「こんにちは赤ちゃん訪問事業」に関係して，妊婦が妊娠届けと母子手帳の交付を求めて市役所に来る．このとき，出産に向けた心配事などを市町村保健師が尋ね，経済的状況の確認や出産に向けての支援の有無，母親の健康状態などを確認する．必要に応じて妊娠中からのケアを開始する．出生時なんらかの心配事がある場合は産婦人科に市町村保健師が訪問し，助産師や医師との連携を開始する．生後1か月健診を産婦人科で行った後，「こんにちは赤ちゃん訪問事業」で，市町村保健師が家庭を訪問し，子育てに必要なさまざまな情

報(予防接種,乳幼児健診,支援が必要な場合の連絡先,小児救急医療,母子保健における情報など)を提供するとともに,母親の状態や家族の状況を確認する.母親にマタニティブルーズや精神疾患,時に家庭内暴力などの心配がある場合は,「育児支援家庭訪問事業」につなげ,そこで知り得た情報は3～4か月健診の際に医師に事前に伝わり,「困ったことがあれば保健師やわれわれがいますよ」という「お母さん,1人じゃないよ」メッセージと具体的な連絡先と担当を伝えるようにしている.この事前の連絡がなければ,通常の健診だけではほとんどわからなかっただろうと思われる事例が多々ある.

筆者がかかりつけ医でない症例では,必要に応じて市町村保健師の情報とともに,かかりつけ医に守秘義務を考慮しながら,配慮すべき点と緊急の場合の連絡先などを直接筆者が話をしている.また,きょうだいなどがいて,保育所や学校など公的機関に在籍する場合も必要に応じて同じような連携をとっている.いずれにしても大事なことは,電話連絡などをしても相手の顔がわかるくらいの日頃からの連携が重要である.

以上のように,子どもと家族を支援するためには,地域におけるさまざまな関係機関が良好な関係を築き,子どもと家族の視点や生活に即したケアを提供できるように,日頃からの備えが必要である.

【文　献】

- 星加明徳ら:よくわかる子どもの心身症―診療のすすめ方.永井書店,2003.
- 柳澤正義ら:小児科外来診療のコツと落し穴2―メンタルヘルスケア.中山書店,2004.
- 小林陽之助:子どもの心身症ガイドブック.中央法規出版,2004.
- 氏家　武ら:札幌市における小児心身症および発達障害の医療状況.札幌市医師会医学会誌24:57-58,1999.
- 手代木理子ら:小児精神医学の周辺.より良い生と死を求めて―現代におけるターミナルケアのあり方.形浦昭克ら編,pp.373-380,南山堂,1999.
- 氏家　武ら:小児心身症の心理学的分析.札幌市医師会医学会誌25:75-76,2000.

〔奥山眞紀子,氏家　武,井上登生〕

Chapter 2
子どもの心の診療の過去と現在

A 子どもの心の診療の発展の歴史
―海外の歴史，日本の歴史―

　「子どもの心の診療の発展の歴史」という，筆者には荷が重すぎる宿題をいただいた．ここでは背伸びすることなく，発達行動小児科学を専門としている者として知っている事実をいくつかの資料をもとに整理して報告する．海外に関しては，アメリカ小児科学会の活動を中心に英語圏の事情を述べ，次いでわが国の事情について述べる．

1. アメリカにおける子どもの心の診療の発展の歴史―発達行動小児科学を中心に―

a. 1900年代～1960年代まで

　アメリカにおける発達行動小児科学の発展の歴史については，リッチモンド（Richmond, J. B.）らの報告[1]を参考に述べる．
　図1は，アメリカ小児科学会の発展の歴史を大きく4つの時期に分け示している．

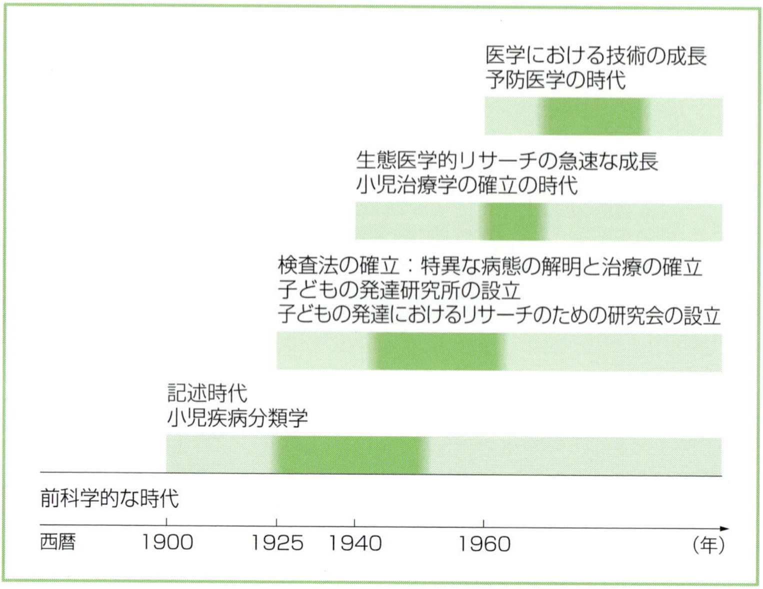

図中:
- 医学における技術の成長
  予防医学の時代
- 生態医学的リサーチの急速な成長
  小児治療学の確立の時代
- 検査法の確立：特異な病態の解明と治療の確立
  子どもの発達研究所の設立
  子どもの発達におけるリサーチのための研究会の設立
- 記述時代
  小児疾病分類学
- 前科学的な時代

西暦　1900　1925　1940　1960　(年)

図1　アメリカ小児科学会の発展の歴史
(Richmond, J. B.：Child Development；a basic science for pediatrics. Pediatrics 39：650, 1967 を邦訳して引用)

　まず，1900年代はいわゆる前科学的な時代であり，内科学を中心とした大人の疾患概念のなかから小児科学を独立させる時代であった．そのため，小児疾病分類学の確立に向けて，記述法，つまり症状を診たとおり詳しく書き，大人とどこが違うのかを明確にしていく時代であった．この間に，微生物学，免疫学，生化学，生理学，病理学，そして薬理学と目覚ましい発展があり，小児科学の教科書も次々と発刊された．

　1925年代に入ってくると，徐々に検査法が確立し始めた．1つは特異な病態の解明と治療法の確立として，代謝性疾患の診断のための検査が次々と報告された．同時に，子どもの発達研究所の設立がアメリカでは進んでいった．デンバーの子ども研究所のウォシュバーン（Washburn, A.），ハーバード公衆衛生部門のスチュアート（Stuart, H.），イエロースプリングにあるフェルズ・リサーチ研究所のゾンタッグ（Sontag, L.），コーネル

A 子どもの心の診療の発展の歴史―海外の歴史，日本の歴史―

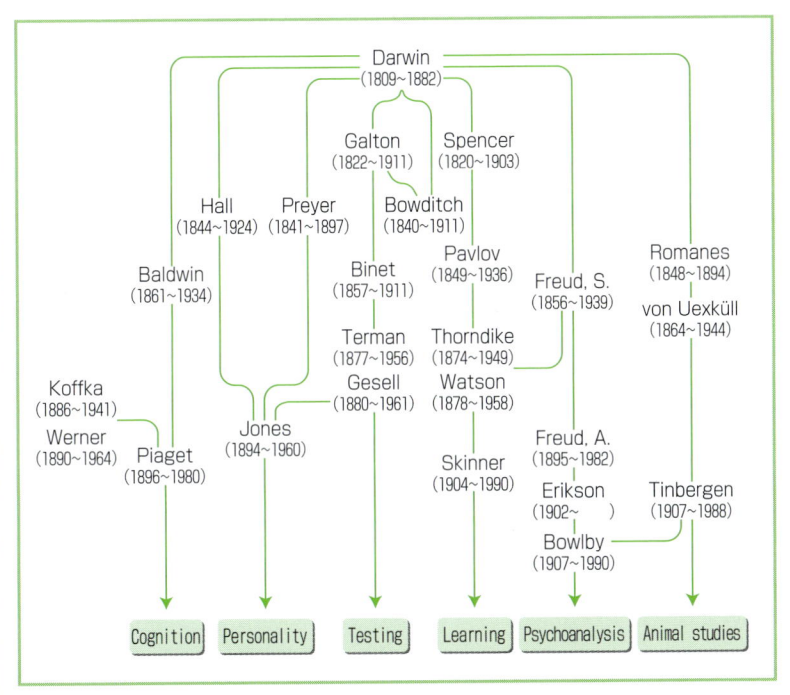

図2　人間の行動発達における研究の系譜
(Kessen, W., et al.: Developmental-Behavioral Pediatrics, The Development of Behavior 2nd ed. Levine, M. D., et al. eds., p.4 Figure 1-1, 1992 より引用)

　医学センターからエール大学子ども研究所に進んだセン（Senn, M.），わが国でも有名なエール大学のゲゼル（Gesell, A.）などがこの時代の重要な人物となる．しかしながら，この時代までは，子どもの発達に関心のある人たちが中心で，小児科医の参加はこの後1960年代までに徐々に増えていった．図2に，人間の行動発達の研究に貢献した研究者の系図を示す．

　疾病分類学ができ検査法が確立してくると，今度は1940年代から生化学的なリサーチが急速に発展してきた．例えば，それまで漠然と精神発達遅滞という大きな枠組みに入れてしまっていた子どもたちのなかに，前述の代謝性疾患や脳の血管障害などが原因で発症する子どもの存在が明確

となり，精神発達遅滞のなかで純粋に知的な遅れのみを残してくる子どもと区別して考えられるようになってきた．原因が解明されると治療学が進み，小児治療学の確立が特に1960年代になり飛躍的に進んできた．

1960年代になると医療全体のテクノロジーの発達が目覚ましく進み，次いで，1970年代以降では予防医学の時代に入った．わかりやすい例として，先天性の代謝性疾患をあげる．出生時，マススクリーニングを行い，先天性代謝性疾患を早期に発見する．不足したものを投与して疾患の発症を防ぐ．このような流れが，小児科学のなかに早期発見・早期治療の基本的な考え方をつくっていった．

b. 1960年代以降

これまでに蓄積されてきた子どもの発達に関する知識は，1960年代に入って，Head Start, Maternal and Infant Care, Children and Youth Programs, および子どものためのEPSDT（Early Periodic Screening, Diagnosis, and Treatment）のようなプログラムを開始するために使われるようになった．

1970年代に入り，The WIC（Special Supplemental Food Program for Women, Infants and Children），The Education for All Handicapped Children Act, Community Mental Health Services Actなどが始まり，これらに付け加えて，特に子どもと女性に対するコミュニティにおけるさまざまなサービスが始まった．

1972年にアメリカの外来小児科学の重鎮であるハガティ（Haggerty, R. J.）が，「Do we really need more pediatricians?」というコメントをアメリカ小児科学会誌に載せ，地域に根づいた子どもの精神保健の仕事を小児科医が中心となって行うには小児科医が少なすぎることを報告したが，1980年代になり，これらの提言はやっと認められた．

この時代のこの分野の代表的な先駆的な小児科医としては，前述のエール大学子ども研究センターのゲゼル，セン，ハーバードのジェインウエイ

(Janeway, C.), インディアナ大学のグリーン (Green, M.), コロラド大学のケンペ (Kempe, H.) などがいる. また, ジョンズホプキンス大学のアイゼンベルグ (Eisenberg, L.) とともに仕事をしていたカナー (Kanner, L.) は児童精神科医として重要である.

このようななかで, Society for Research in Child Development や, アメリカ小児科学会のなかに Child Development 部門が設立され, 外来小児科学会が大きな鍵を握るようになってきた.

c. Task Force on Pediatric Education

図3は, 1960年代以降, アメリカ小児科学会のなかで発達行動小児科学がどのようにして確立されたかを示す. まず, 1967年にアメリカ小児科学会は「Standard of Child Health Care」という子どもの健康を維持するために必要な基準を報告した. そのなかで, 小児のプライマリケアにおいての最大の関心は, もはや感染症や栄養学的な問題ではなく, 予防小児科学に移行してきたことを強調した. このことは, 小児のプライマリケアに

1967年	「Standards of Child Health Care」に関する特別報告書の提出
1972年	学校における性教育と思春期の子どもたちの薬物依存に対する考え方について改訂の必要性を強調
1975年	子どもたちに対する新しい法律の論議をするに至り, 『子どもたちをいつ, どこで, 誰が, どのように取り扱うべきかという概念』をとりかえるための報告書の提出 ＊この報告書により政府が行動小児科学の働きを認め, 小児科医の役割の拡充を行った
1976年	Task Force on Pediatric Education の結成
1979年	The President's Commission on Mental Health の推奨
1980年	『The Select Panel for the Promotion of Child Health』

図3　アメリカ小児科学会 (AAP) における行動小児科学の確立過程

おいては，子どもの養育において発生が予期できる事柄についてのガイダンスや問題行動や情緒の問題に多くの時間を費やすべきことを示していた．

その5年後の1972年には，「学校における性教育をいかに行うべきかということ」および「思春期の子どもの薬物依存」について，さらに詳細な論議がなされた．次いで，1975年には，このような種々の問題を抱える子どもたちを，いつ，どこで，誰が，どのように扱うべきかということをめぐって，新しい法律の論議がなされ，結局，アメリカ政府は小児科医の役割をこの分野に拡大する方針をとるに至った．

この決定を受け，アメリカ小児科学会は1976年に，Task Force on Pediatric Educationを掲げ，小児科医の卒後教育カリキュラムを大幅に改定して，小児科医の役割を周知させる働きかけを行った．これらの報告に先がけ，Task Forceの担当は既存の小児科医へアンケートを行い，彼らの患児を通した経験のなかで，①心理・社会的な問題や行動上の問題，②学校保健に関する問題，③保育所・発達障害児の施設・児童養護施設などの児童福祉施設や家庭裁判所などのコミュニティにある諸機関との連携の問題などをどの程度扱えるかの確認を行った．結果として，その当時は不十分な知識やスキルしかないことがわかり，これらを前述のカリキュラムに導入すべきことを報告している．

このような流れのなかで，わが国の子どもの心の診療医制度にあたるアメリカ小児科学会の研修システムは大きく変わったのである．

2. イギリスにおける子どもの心の診療の発展の歴史—児童・青年期精神医学を中心に—

1986～1987年当時，ラター（Rutter, M.）教授のロンドン大学児童・青年期精神医学部門に筆者（井上）は留学した．前述のアメリカの発達行動小児科学の歴史をその時点で知っていたため，イギリスでも同じような展開があると信じていた筆者は大きな期待をもっていた．ところが，イ

ギリスでの様相は期待とは全く異なっていた．グレートオーモンドストリートの小児病院も，子どもの精神部門は，ラター教授の仲間であるグラハム（Graham, P. J.）教授が部長を務め，小児科医に尋ねても，発達小児科学 developmental pediatrics ならあるけど，筆者が尋ねたような仕事は，ここでは児童精神科医やソーシャルワーカーの仕事であるとのことだった．その後，いろいろな研究会に参加し，そのつど同じような質問をしてみたが，答は同じだった．
　この分野で有名なイギリスの小児科医として，ウィニコット（Winnicott, D. W.）がいる．クライン（Klein, M.）を中心とした精神分析理論を小児科医としての臨床経験に反映し，1940年代後半より積極的に研究成果を報告している．しかしながら，ウィニコットにしても，イギリスの小児科医のなかに彼の考えを広く伝え，小児科医になるための基礎研修に浸透させるには至っていない．
　アタッチメント理論の基礎をつくったボウルビー（Bowlby, J.）も心理学から大人の精神医学を修めた後，WHOでの仕事を通じて，アタッチメント理論を精神分析学の伝道施設タビストックで深めている．
　精神分析学理論は，Chapter 3-B（p.62～）を参考にしてほしいが，ヨーロッパはやはり精神科医がこの分野をリードしていると考えられる．
　ただ，ラター教授は，1980年に『Scientific Foundations of Developmental Psychiatry』という本を出版し，子どもの発達理論の基礎として児童心理学を十分研鑽し，その結果をもとに子どもの定型発達 normal development を明確にし，そこから偏ったり脱落したりしたものを精神病理学的にいかに捉えるかを整理している．その内容は，前述のアメリカの小児科の研究者も高く評価しており，1980年代に入って，ハガティ（Haggerty, R. J.）らとの共同研究も行われている．

3. わが国の歴史

a. 1900 年前後～1945 年（終戦）まで

わが国の子どもに関する研究は，日本児童学会の機関誌として，『児童研究』が 1898（明治 32）年に東京の教育研究所から第 1 巻が発行された．また，東京帝大セツルメント児童問題研究機會關誌として，1933（昭和 8）年に，『児童問題研究』が発行された．いずれも，教育界が中心となっていた．当時の研究の目的や主張の根幹にあるものに言及すると，多くの若者を戦争に向かわせた不適切な思想にもふれなければならなくなるのでここでは述べないが，研究の対象や内容から判断すると，わが国の子どもに関する研究は，世界に遅れをとっていなかったことがわかる．

ただ，当時のわが国の現状では，これらの研究の一部が間違った方向に導かれ，第二次世界大戦敗戦後に，わが国で子どもの研究を進めるのに大きな障壁となった事実は認識する必要がある．

b. 1945 年（終戦）～1970 年代半ばまで

わが国の子どもの心の診療の発展における 1945（昭和 20）年（終戦）以降の歴史を語るには，現在の日本小児精神神経学会と日本小児心身医学会，日本児童青年精神医学会の歴史を知ることが重要である．いずれも各機関誌および各学会のホームページの歴史の項を参考にしてほしい．ここでは，1950 年代後半当時からこの分野の開拓に心血を注いできた先達から，筆者が直接話を聞いたことを中心に述べる．

1945 年に終戦を迎え，戦争孤児などの緊急対策を契機として，わが国の子どもに関する政策は本来の方向性を取り戻した．1947（昭和 22）年に厚生省に児童局が設置され，同年に児童福祉法が制定，翌 1948 年から施行された．児童福祉法の制定によって児童相談所が設置されるとともに，国立国府台病院児童病棟，東京都立梅ヶ丘病院が開設され，国立精神衛生研究所に児童精神衛生相談部が設置された．

戦後の混乱期が落ち着くとともに，1950年代後半から，子どもに関するさまざまな報告がみられるようになった．小児科からは，心身症や神経症，脳性小児麻痺や知的障害（当時は精神薄弱児），夜尿症やチック症など身体症状を中心としたもの，発達検査法や心理テストなど，定型発達についてなど，現在では，小児保健学，小児神経学，児童心理学，小児心身医学，発達行動小児科学など多岐に分化してきた問題が報告されていた．一方，児童精神医学からは，幼児自閉症や登校拒否，強迫症状，緘黙，言語発達などの報告が多くみられた．

このようななかで，1958（昭和33）年，日本精神神経学会に「児童精神医学懇話会」が創設され，多くの研究者・臨床家が参加した．1960年に雑誌『児童精神医学とその近接領域』が創刊されたのを機に，同懇話会が発展的に解消して「日本児童精神医学会」が設立された．同じ頃，小児精神神経学研究会は，当時日赤産院の小林提樹先生による日赤産院内の重症心身障害児の見学会に引き続き，新井清三郎先生（東北大）のアメリカにおける小児精神衛生の実際の紹介，平井信義先生（お茶の水大）のドイツの現状の紹介，次いで高木俊一郎先生（九大）の精神衛生相談の実際の報告で幕を開けた．いずれにしても，1960年前後のこの分野の研究や臨床報告にかける情熱は熱いものがあり，しばしば組まれているシンポジウムや座談会でのやりとりは，50年後の今読んでも，感銘を受けるものが多い．

アメリカの歴史で紹介したカナーやアイゼンベルグ，ゲゼル，セン，イギリスのキャメロン（Cameron, K.），オーストリアのアスペルガー（Asperger, H.）をはじめとするさまざまな研究者や臨床家の考えが紹介され，文献も数多く紹介された．

c．1970年代半ば〜1990年代前半まで

1970年代後半より青少年の心の健康に関する関心が高まり，乳幼児期から青年期までを視野に入れた研究領域が必要となり，日本児童精神医

学会は，1982（昭和57）年，学会名を「日本児童青年精神医学会」に変更し，学会誌名も『児童青年精神医学とその近接領域』とした．

翌1983年には，日本小児心身医学研究会が始まった．本会は，正式に日本小児科学会の分科会としての活動を目ざしていたのが大きな特徴であり，小児科医に心身医学への理解と日常診療の場での実践を促し，特殊な専門分野とみないで，小児科学のなかにその精神を取り入れてもらうのが目的であった．1989（平成元）年に，本会は「日本小児心身医学会」と改称した．1991（平成3）年には，機関誌『子どものこころとからだ』が発刊された．

1988（昭和63）年には，現日本思春期青年期精神医学会が始まり，1991年には，現乳幼児医学・心理学研究会が始まった．1992（平成4）年には，日本小児精神神経学研究会も，「日本小児精神神経学会」と改称した．

同じ頃，小児科医あるいは精神科医でこの分野の臨床に関心のある医師が，学会としての立場や時間などに制限されず，症例検討で思いっきり意見をぶつけあう場所が必要となり，日本小児精神医学研究会，通称JSPPが結成された．この会の目的は，臨床経験がある程度豊富な小児科医と精神科医がそれぞれ同人数を維持しながら参加し，若手や逆に大先輩（その人が意見を述べると何も言えなくなってしまう人）に気遣いすることなく，とことん論議することにあった．自由な雰囲気のなかでの論議を通し，小児科医と精神科医双方の子どもへの視点を確認し，同意する点，異議を唱える点を明確にするとともに，多くの知識や臨床経験を共有する場でもあった．また，全国に散在する仲間と出会うよい機会でもあった．現在，この会は年に1回教育セミナーも開催するようになったが，発会当時の基本的な考え方は維持しながら継続されている．

d. 1990年代前半～現在まで

1989年に国連総会で採択された「児童（子ども）の権利に関する条約」

が，1994（平成6）年にわが国でも批准された．この決定を受け，1997（平成9）年に児童福祉法の改正が行われた．2000（平成12）年には，児童虐待防止法が成立，同年，「健やか親子21」が策定された．2003（平成15）年には，少子化社会対策基本法と次世代育成支援対策推進法が成立した．さらに，2005（平成17）年には発達障害者支援法が施行され，2007（平成19）年からは，市町村レベルでも特別支援教育体制推進事業が開始された．

このようなニーズに基づき，厚生労働省雇用均等・児童家庭局は，2007年3月に，「子どもの心の診療医」の養成に関する検討会の報告書を発表し，子どもの心の診療ができる小児科医や精神科医の養成・確保するための努力を行っている．

今後は，市町村レベルを中心とし，発達障害児は特別支援教育を中心とした学校現場で，社会的養護に欠ける子どもは要保護児童対策地域協議会が中心となり，子どもや養育者のケアのための制度を整え，子どもの心の診療医が全体をサポートしていくことが必要と思われる．

今回歴史を振り返って改めて感じたことは，この分野の問題は多岐にわたっており，さまざまな分野の専門家がそれぞれの立場を尊重し「わが国の子どもたちの健やかな成長とその養育者の支援」を願いながら協力していかなければ，過去に何度も同じようなうねりが起こっては立ち消えていった歴史を繰り返すのではないかと心配になった．子どもの心の診療をめぐる戦後最大と思われる今回のうねりが，成就することを願ってやまない．

【文　献】

1) Richmond, J.B., et al.：Ripeness is all；the coming of age of behavioral pediatrics. pp.15-23, W.B. Saunders, 1983.

児童精神医学のはじまり，Vienna

　人間としての感性の故郷オーストリアの首都ウィーン Vienna は，児童精神医学のルーツにおいても同じである．1890 年代，神経科医フロイト（Freud, S.）は精神分析学の基本をウィーンで発展させた．フロイトは子ども病院を訪れる神経学的異常がない失語症の子どもを診ていくなかで，1880 年代後半パリのサルペトリエール病院のシャルコー（Charcot, J. M.）と出会い，ヒステリーの概念と出会う．その後，同僚で，よき助言者でもあったブロイラー（Breuer, J.）とともに，今ではすっかり有名になったアナ（Anna, O.）に関する事例検討をはじめとする多くの事例研究を行った．それらをもとに，1895 年，当時未発行の『Project for a Scientific Psychology』という現在に通じる画期的で魅力的な題名の論文をまとめている．

　フロイトが創始した精神分析学理論は，現在では少なくとも 22 種類以上の異なった理論体系に分化している．そのなかで児童精神医学における伝統的な理論として，対象関係理論 object relations theory がある．ウィーン生まれのイギリスの精神分析学者クライン（Klein, M.）は，1919 年ハンガリーの首都ブダペストで子どもに対する精神分析の仕事を始めた．その後ベルリン時代を経て，1926 年，イギリスの精神分析家ジョーンズ（Jones, E.）に招かれロンドンに渡った．以後発展を続けたが，1938 年，フロイトの第 6 子で末娘のアナ（Anna Freud）（ウィーン生まれ）が渡英してきて，大英帝国に移住してきた大陸的な精神分析学はクラインの理論の根幹に大きく揺さぶりをかけた．その後，1940 年代に入り，イギリス精神分析学会は 3 派（Kleinian, Anna Freudian, Independent）に分裂した．

　ギリシャ生まれのフォルクマン（Volkman, V.）ウィーン生まれのスピッツ（Spitz, R.）ハンガリー生まれのマーラー（Mahler, M.）ドイツ，フランクフルト生まれのエリクソン（Erikson, E. N.）南イングランド・プリマス生まれのウィニコット（Winnicott, D. W.）と東欧と大英帝国を中心として発展した精神分析理論は，第二次世界大戦を期にアメリカに活躍の場を移し，Chapter 1-1 の奥山先生の話にもあるアメリカ精神分析一辺倒時代につながるのである．

〔井上登生〕

Chapter 3
子どもの心の発達を的確に捉えるために
─子どもの精神心理発達行動理論─

A 子どもの発達とその環境（親子，家族，学校，社会）
─社会化理論─

　子どもは生まれ落ちたそのときから，現在では胎児期からもと考えられているが，常に環境からの影響を受けながら発達を続けていく．本章のテーマは，社会化 socialization である．社会化とは，子どもが大人社会の一員となる段階で十分な機能を発揮できるように，日常生活において，個人的な習慣，価値観，さまざまな目標ならびに知識などを獲得していく過程を意味している．十分な機能とは，①社会の規則に適応する，②対人関係およびその社会的環境を楽しみながら自分自身の利益を得る，③個人的に満足するのと同時にその社会にも貢献していく，などの能力のことである．そのためには，他の人々との相互関係を通して，行動のあり方，ものの考え方，感情の表出や統制の仕方などを個人の発達段階に沿った社会的場面において学習することが必要である．

　欧米では，1960年代から急速にこの分野の研究が進んだ．一方，日本では，1962（昭和37）年から毎年1回金子書房より発行されるわが国の

代表的な総説文献集『児童心理学の進歩』を調べたが，個々の研究はあったとしても，社会化というカテゴリーの登場は1970年代後半に入ってからである．

筆者はイギリスのロンドン大学留学中に，定型発達の基礎理論として児童心理学を学んだ．当時，児童虐待事例の評価法と理解に悩んでいた筆者は，社会化の発達理論の基礎としての愛着行動理論や家族の発達理論に大きな興味を抱いた．同時に，児童虐待を家族機能不全 family dysfunction の一型として捉える考え方に目から鱗が落ちる気持ちになったことを覚えている．

今回，本章をまとめるに至り，20年ぶりに和書で，「社会化」「家族心理学・発達」を検索してみた．思ったより多くの出版物に出会い，改めて自分の不勉強に呆れた．ここでは社会化の発達理論を基礎として学んだうえで，一般小児科臨床を診療所の外来で行っている者の目からみた「発達とその環境」について述べる．

筆者の独断になるが，自らの机上に並ぶ本章に関係のある代表的な和書を最後（p.61）に挙げているので参考にしていただきたい．

1. 社会化の発達理論について

手に入りやすい入門書あるいは文献検索の入り口として，堀野ら[1]，柏木[2]，関ら監修の『人間関係の発達心理学』全6巻[3]，1983（昭和58）年から毎年1回金子書房から発行されている『家族心理学年報』[4] などがある．表1は，1984（昭和59）年に筆者が「社会化」について初めて講演して以来，使用している講演項目である．20年以上たつが，子どもや家族に必要なことは，環境に影響を受けることがあっても不変であると思われる．

社会化の発達は，乳幼児期，児童期中期，思春期，青年期，若年成人期，中年期，老人期の発達段階に分けられる．ここでは各段階の基本となる乳幼児期を，a．母子の愛着関係を中心とした家庭内の社会化論，b．

表1 社会性の発達—社会化の発達課題—

①子どもはどこから	⑯児童期中期における社会化の課題
②世代サイクル	⑰自己制御の発達
③家族としての発達	⑱社会化の場としての学校の役割
④親になること	⑲先生の役割
⑤母子間の愛着行動ときずなの発達	⑳思春期のはじまり
⑥きずなの確認行動としての第一次反抗期	：何がどのように変わるのか？
⑦社会集団の第一歩としての保育所・幼稚園	㉑第二次反抗期の意味
⑧母子分離のはじまり	㉒約束の重要性（命かけるや）
⑨家族機能のはじまり	㉓モデリング
⑩安全基地（ホッとする場所）としての家庭	㉔自分らしさの追求
⑪仲間関係のはじまり	㉕自己価値を求めて
⑫遊戯行動（遊び）の発達	㉖自尊心の欠落状態
⑬道徳性の発達	㉗愛着行動としての性行動
⑭達成動機の発達	：ホッとする場所を求めて
⑮向社会性行動の発達	㉘Levinson の大人の発達から

保育所・幼稚園における子どもの社会化論，の2つに分け，第1子につき述べる．

　社会化の発達に影響を与える因子には，大別して，養育者を中心とした家族，保育所や学校を中心とした家庭以外で子どもが集団生活を営む場所，保育所や学校以外の社会環境がある．

　養育者の因子として，養育者自身の身体的・精神的疾患，死別，不和・別居・離婚，繰り返す再婚，ひとり親世帯，養育者の社会化の問題，家庭内暴力，虐待，若年あるいは高齢出産，貧困など経済的な問題，その他の種々のライフイベントなどがある．

　保育所・学校の因子として，学級崩壊・校内暴力・荒れた学校など学校全体の環境，教師の素質や精神問題，社会化の場としての職員室や学級の機能，いじめなど子ども同士の関係，PTA 機能などがある．学校は子どもが生活する場所として家庭に次いで長い時間を過ごす場所である．目を覚まして活動している時間と考えれば義務教育期間に少なくとも

1万4,000時間は過ごすことになり，そこで受ける影響は大きなものである．受験に向けた勉強をする所ではなく，社会化の場としての学校機能を考えなければならない．

保育所・学校以外の社会環境因子としては，安定した地域の自浄力をなくしてきた地域に直接関係するもの，都市化の問題，マスコミや社会文化・経済的なもの，地震や水害などの自然災害などがあり，それぞれのレベルにおける子ども観の違いや抵抗できない事象により大きな影響が出ている．特に最近は，経済界の商業ベースのターゲットとして，子どもの生活に直接影響を与えるものが増えている．「過度の暴力や破壊をテーマとしたテレビ番組やゲームソフト」「性的描写のはなはだしい漫画や出版物」，ならびに「規制がないに等しいインターネット関係」などが，ほとんどフリーパスで出現している．最近になり，ようやく使用制限の検討が始まった携帯電話など，他の先進国の専門家からは「子どもに与える影響が大きく，自国では決して認められないことを日本では次々と行っている．将来が心配だ」といわれる現状にある．

a. 母子の愛着関係を中心とした家庭内の社会化論
(1) 世代サイクル―子どもはどこから―

図1は，子どもをもつことを決心した夫婦の世代サイクルの流れを示す．人間の社会は，基本的に男性と女性，それぞれの性をもった人の出会いと別れ，そして家族を形成することによる役割交代を担いながら，時を越え継続されてきた．この世代サイクルの図は，シンプルで内容もごく当たり前の図だが，筆者の出会った心身症や神経症範疇の問題をもつ子どもとその家族においては，この図に示される役割分担がうまくいかず，いろいろな問題を引き起こしている症例が多かった．

図を解説する．1人の男性と女性が出会い，生活を営むようになり，子どもをもつことを決心したとする．子どもを授かれば，男性は1人の男としての生活とともに，子どもの父親としての役割も生じてくる．一方，女

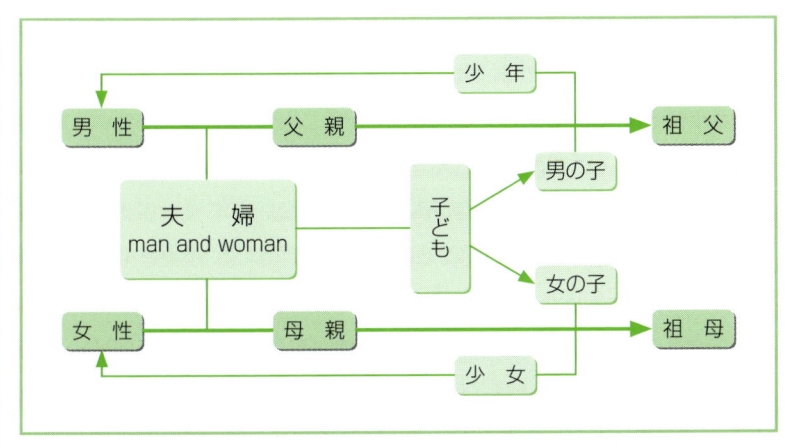

A 子どもの発達とその環境（親子，家族，学校，社会）―社会化理論―

図1　世代サイクル―子どもをもつことを決心した夫婦の場合―

性も1人の女としての生活とともに，子どもの母親としての役割が生じてくる．

　子どもたちは出生時すでに性別は決まっているが，3歳前後までは強い性差は感じられず，その後男の子は男の子らしく，女の子も女の子らしくなってくる．次いで，少年少女の時期を過ごし，青年期を経て，また，1人の男性，女性となり独立した生活を送るようになる．同時に，世代が進めば，父親は祖父となり，母親は祖母となる．

　この流れのなかで，父親になった1人の男性が父親である自分を忘れて1人の男性として生きることを強調しすぎたり，逆に母親が1人の女性として生きることを強調しすぎたりすると，子どものいる家族としての安定がとりにくくなることがある．

　一方，1人の男性として生きることが減り，父親としてのみ生きすぎたり，逆に1人の女性として生きることが減り，母親としてのみ生きすぎたりするときも，夫婦間の問題が大きくなったり，子どものいる家族としての安定がとりにくくなったりすることがしばしば観察された．

　現在，公民館や学校での親講座などで，この話をする機会が多いが，たったこれだけの内容でもそれなりに家族を見直すヒントとなることが多

いようである．いかに日本の家族形態が分断されてきたか，また地域での生活のなかで，家族のあり方を自然と観察し，年をとること aging process を体得する機会が減ってきたかが感じられる．

(2) 家族としての発達，および親になること parenting process

アメリカではわが国よりも 20 年ほど早く伝統的な家族形態の崩壊と核家族化が進み，かつ多民族国家であるがためにさらに複雑な家族形態が存在し，家族のあり方をめぐった研究はずいぶん進んでいる．1985 年に第 6 版として Harper&Row 社から出版された Duval, E. M. の『Marriage and Family Development』は，家族の発達の過程のなかで，どのような時期にどのようなことが起こりやすいかを整理し，読者は自分の家族の現状を他覚的に考える機会を得ることができるようになっている．また，1979 年に Mosby から出版された Allmond, B. W. らの『The family is the patient』は，発達行動小児科学においては重要な示唆に富む本である．子どもの問題としてわれわれの前に現れる家族も，よくみると家族全体のシステムのなかで起こってきた問題であることが多く，タイトルのように「家族全体を患者としてみる必要性」を示している．実例をあげ，考え方の詳細を示しており，アメリカの本だがイギリスでも評価の高い本であった．

家族の研究のなかでは，家族の形態や種類はさまざまな呼び名があるが，ここでは固定家族 fixed family と創造家族 creative family の 2 種類を覚えてほしい．固定家族とは，子どもが自分で選ぶことができない家族であり，通常は子どもの養育者によりつくられた家族のことを示す．一方，創造家族とは，子どもが成長し，自分の固定家族から独立した後，自分たちで作り出す家族のことを示す．

子どもの心を育むための環境として，家族を理解するためには，以下に示すような「親になっていく過程 parenting process」を知ることが重要となる．

出会い，初めてお互いを知ったときの状況，その時点での養育者の年

齢, 学歴と学校生活における適応の状況, 職歴, 恋愛かお見合いか, 結婚に踏み切った過程, 結婚後1年目の状況, 3～5年目の状態, 第1子妊娠時の状況, 出生後の状態, その後の2人の性関係などは, この時期のparenting processを理解するうえで大切な要素となる.

さらに, 各々の固定家族への適応の状況, 各々の固定家族からの独立と創造家族への移行の状況, 創造家族内における将来への展望と夫婦間における物事の価値観を含む人生観の一致の程度, コミュニケーションを含む協力の程度などが大切な要素となる.

ネグレクトを含む児童虐待の問題や家庭内暴力の問題においては, この時点から通常とは大きく異なる事情が多くの事例で観察される.

(3) pre-parenting

次に, pre-parentingとして, 特に第1子妊娠中の10か月について述べる.

妊娠の10か月間を1～3か月, 4～7か月, 8～10か月の3期に分ける. まず, 最初の3か月においては, 妊娠の確認, 妊娠継続の決定, 2人きりの生活に新しく登場する生命を受け入れる準備を開始する時期となる. 次の4か月では, 女性は, 妊娠に伴い身体的にも, 精神的にも変化する自分自身を受容する時期となる. 同時に女性の変化を理解し, サポートする役割を父親となる男性は受容し始める. 次いで, これらの受容の進行を基盤に, 妊娠の安全な進行をともに喜び, 確認する時期となる. 最後の3か月は, それまで2人だけの空間だった家庭内に赤ちゃんのための空間づくりを始めるなど, 新しい生命のための環境づくりが始まる. 新しく生まれて来る生命を人として捉え, 名前や性別を2人で楽しみながら話し合う時期となる. さらに, 分娩・出産そのものへの不安との戦いと, 期待を夫婦で分かちあう時期でもある. 第1子の, この時期の男性から女性へのサポートの有無は, その後の夫婦関係にも重要な意味をもってくるので, 女性への支援者が少ない場合は, 男性からのサポートが積極的に行えるように支援することが重要である.

このような過程も通常は何も問題なく進むことが多いが，最近外来でますます増えてきた，10代や30代半ばすぎの母親たち，摂食障害や被虐待経験など心理的な問題の経験がある母親たちとの臨床では，いろいろなパターンが確認され，この時期より「子どもをもつことへの不安」が多くあることがわかってきた．

最近，特に注目されている，「ペリネイタル・ビジット事業」や「こんにちは赤ちゃん訪問事業」では，このようなときから小児科医がかかわる重要性が注目されている．

(4) 母子間の愛着行動ときずなの発達

次に，母子間の愛着行動ときずなの発達について，愛着行動の発達理論から述べる．図2は社会化の発達過程を示し，横軸は年齢を，縦軸は主な環境，社会化の場所，対人関係を示している．まず，母子関係を中心とした家庭が中心となる時期から述べる．

母子相互関係を語るには，クラウス（Klaus, M. H.）とケンネル（Kennel, J. H.）の有名な母子相互関係の図（母親が新生児に母乳を含ませながら微笑みかけている写真）を思い出してほしい．この図は，すでに

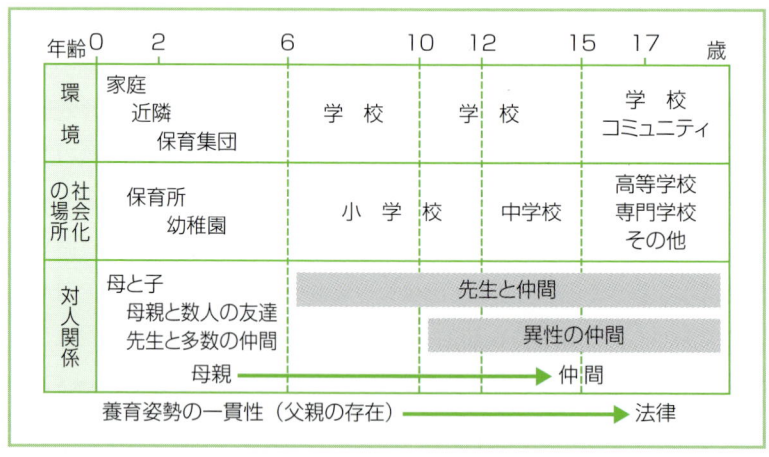

年齢	0	2	6	10	12	15	17 歳
環境	家庭	近隣 保育集団	学　校		学　校		学　校 コミュニティ
社会化の場所		保育所 幼稚園	小　学　校		中学校		高等学校 専門学校 その他
対人関係	母と子	母親と数人の友達 先生と多数の仲間		先生と仲間			
					異性の仲間		
	母親 ──────────────────→ 仲間						
	養育姿勢の一貫性（父親の存在）──────→ 法律						

図2　社会化の発達過程

語られ尽くしたような感もあるが，われわれのような臨床を行う者にとっては，この分野を語るとき捨てられない重要なものとなる．また，小児科医であればごく普通に観察する場面に，母子相互関係の視点からみれば重要な要素が多くあることを示している．この図で大切なことは，母子相互関係には，「母から子へ」と「子から母へ」の2方向の関係があり，相互関係 interaction relationships で営まれている点にある．

母から子へのかかわりとして，タッチ，視線を合わせる eye to eye contact，高調音声 high pitched voice，エントレイメント（母親が子どもに声をかけているうちに，母親の言葉に同調する身振りや手振り，顔の表情を変化させる現象），時間の感覚の提供 time giver，においなどがある．子から母へのかかわりとして，視線を合わせる，泣く，におい，母乳を吸うことにより母親のホルモン分泌を促すなどがある．これらの行動は，通常生後3か月頃までは，個人差はあるが3～4時間ごと，何度も繰り返して行われ，そのなかで母子相互のきずなの形成 bonding formation が進むこととなる．

この時期に重要なのは，できる限り養育者が一定で，かつ安定していることが必要条件となる．同時に，子ども側にも，母親からのかかわりを受け入れ，それに反応する基本的な能力があることが必要となる．以後，(7)のきずなの確認行動としての第一次反抗期までの詳細は，Chapter 6-A～C（p.167～192）を参照してほしい．

(5) 安全基地の確立の過程

赤ちゃんは，なんらかの不快な状態，例えば空腹，おむつが濡れる，痛み，寒い・暑い，漠然とした不安などがあると泣くという行動を起こす．すると通常，母親（現在では母親でなくてもよいとのことで養育者 caregiver というが，ここでは小児科医としての筆者の願いも込めてあえて母親と呼ぶ）が落ち着いて，先ほどの高調音声で「あらあらー，エンエンしているねー．お腹がすいたのかなー？ おむつかなー？」などと声かけをしながら赤ちゃんのお世話をする．うまくいくと赤ちゃんは心地よい

感じになり，にっこりしたり，すやすやとまた眠りについたりする．

母親はその笑顔をみて，なんとなく嬉しくなったり，うまくいってるなという感じをもち，日々の生活を続ける．この1日に何度となく繰り返されるターンテイキング turn taking と呼ばれる相互関係が安定した状態で続けられると，赤ちゃんは母親の声のトーンやにおいやタッチの仕方などから，漠然とだが「どうもこの人が自分が不快なとき助けてくれる人だな」ということがわかってくる．その結果，生後6～8か月で，いわゆる人見知りの行動が出現してくる．

安全基地の条件は，①なるべく同じ人が，②安定して，③タッチ，視線を合わせる，高調音声をうまく使って相互関係を繰り返し，積み上げることである．

(6) 近隣期の愛着行動

今まで述べてきたように，人見知りの時期を過ぎる頃までよい母子相互関係が進むと，今度は運動機能の発達・成熟に伴い，安全基地である母親から少し離れていろいろな行動をとる時期になってくる．母親が子どもを連れて，母親自身があまり緊張しなくてすむような仲間や家族の所に出かける時期を近隣期と呼ぶ．

ここでは，隣の家に1歳半の幼児を連れて，初めて家の中にあがって遊びに行く様子を想像してほしい．自分の家では，母親の姿があまり見えなくても平気で1人で遊べるようになっていたのに，隣の家では母親にしがみつく子どもの姿が想像できると思う．しばらくして慣れてくると子どもは母親から離れて遊び始める．急に風がふいてドアがバタンと閉まると，子どもはびっくりして泣き出し，母親に助けを求める．母親が落ち着いて声かけしながら抱っこしてあげると，子どもは泣きやみ，しばらくするとまた遊び出す．今度はその家のおじいさんが急に出てきて声をかけた．子どもはまたびっくりして泣き出す．母親が落ち着いた状態で，「おじいちゃんよ，こんにちはーって」などと声をかけると，また落ち着いて遊び出す．

このように，子どもは不安になると泣くというサインを出す．安全基地

である母親が落ち着いて，安定して声かけをしながら抱っこしてあげると，子どもは再び落ち着いて遊び出す．このように，先ほどのターンテイキングを繰り返しながら，安全基地の確認行動を繰り返していると，子どもはきずなの形成を深めていく．このとき，重要なことはこの1歳半の子どもは，母親の言う「ドアが閉まっただけよ」とか「となりのおじいちゃんよ」などといった言葉を理解して落ち着いているのではないということである．安全基地である母親の安定した声かけや立ち振舞，抱っこなどから感じとれる雰囲気で安心し，次の行動がとれるようになっている．安全基地の機能を考えるとき，この雰囲気が大変重要であることを記憶してほしい．

　このようなやりとりを何度も経験しながら，母子相互のよい関係は進んでいく．反対に育児ノイローゼや産褥精神病，ネグレクトなどの虐待問題のある母子相互関係では，同じような場面で，叱られたり，叩かれたり，無視されたりなどとネガティブな関係が多く，このような関係が長く続くとさまざまな問題が生じてくる．

(7) きずなの確認行動としての第一次反抗期

　以上のような経過で母親が子どもにとっての安全基地としての機能をもってくると，通常2歳半から3歳頃までの間に，いわゆる第一次反抗期が始まってくる．それまで，比較的母親の指示が通っていた子どもが，「イヤー，イヤー」を連発したり，「自分で！」を固持することを始める．このとき，安全基地である母親が必要以上に不安になったり，強く怒ったりすると，子どもは安全基地に対して不安を覚えるようになる．その結果，子どもはそのような行動を出すのをやめたり，攻撃性を強く出したり，逆に極端におとなしくなったり，時に拒食や睡眠の問題，排泄行動の問題などを起こすようになる．

　第一次反抗期でみられる行動は通常，6か月前後で消失してくるので，安全基地である母親が必要以上にイライラしたり，不安定にならないようにして，「やってる，やってる」とか「自分らしさの始まりだな」とか「母子分離の準備が始まったな」くらいの気持ちで子どもの成長を楽しんで，

見守れるように支援する.

　筆者は第一次反抗期といわれるこれらの行動を，次の社会集団に入る前の，安全基地である母親とのきずなの確認行動として位置づけ，子ども自身が少々安全基地を揺さぶる行動を出しても安全基地がびくともしないと，安定した母子分離の段階に入ると考えている.

b. 保育所・幼稚園における子どもの社会化論

　ここでは，3歳までに母子の愛着関係を中心に家庭内で築き上げた安全基地を基盤とし，それ以後5歳までに発達していく家庭外の世界への社会化における行動につき述べる.

(1) 社会集団の第一歩としての保育所・幼稚園，母子分離のはじまり

　以上のような経過で，第一次反抗期を通りすぎ，安全基地への確認行動が落ち着いてくると，社会化の環境は保育集団の時期に入ってくる. まず，社会集団の第一歩としての保育所・幼稚園，母子分離のはじまりについて述べる. この段階での保育所・幼稚園の機能は，子どもたちが安全基地である母親とある一定の時間離れて，母親以外の大人（通常，保育士）が作り出す空間で，同世代の仲間集団とともに過ごす場所と考える.

　ここでは3歳くらいで保育所や幼稚園に行き出したばかりの子どもを想像してほしい. 本章では第1子について説明しているので，通常登園を始めたばかりでは，安全基地である母親と別れることになると，子どもは激しく泣いたり，後追いしたりと不安を示す行動を出してくる. 安全基地である母親が必要以上に動揺せず，落ち着いた態度を示し，子どもに園での安全基地（困ったとき助けてくれる人）は担任の保育士さんであることを明確に伝え，ある時間が過ぎれば必ず母親と会えることが子どももわかってくると，子どもは徐々に落ち着きを取り戻してくる. 通常，3週間くらいはこのような期間があっても普通であると考える. 母親の姿が見えると泣くのに，いなくなると急に元気に遊び出すといわれる時期でもある.

次に，園から帰宅すると，安全基地である母親と離れていた間に起こったことを埋め合わせするかのように，子どもが話をする時期に入る．毎日同じような話を繰り返して一生懸命話す子どもの話を，ゆっくり，落ち着いた雰囲気で聞いてあげることが重要となる．同時に離れていた間に安全基地のもつ雰囲気が変わっていないことを確かめるような行動も観察される．

(2) 家族機能のはじまり，安全基地（ホッとする場所）としての家庭

入園当初，帰宅後に毎日続いた安全基地を確認する行動は徐々に減少し，帰宅し母親の声や姿を確認し，少し園での話をするとすぐ自分の遊びを始めるようになる．この頃から，それまで母子間で1対1の安全基地の機能が大切だったのが，今度は安全基地である母親が住む家そのものが安全基地としての機能を持ち始めてくる．つまり，家族機能のはじまり，安全基地（ホッとする場所）としての家庭となるわけである．母親の膝の上での抱っこされる空間から，母親のいる家全体の空間がホッとする場所としての機能をもつわけである．

家全体の空間がホッとする場所として機能することの意味をもう少しわかりやすくする．大人の場合，非常に疲れているとき，「声はかけてほしくないけど，そばに誰かいてほしいと思うときはないだろうか」，あるいは残業などで疲れているとき，「自宅で寝る4時間と職場で寝る6時間の場合，どちらがホッとするか」，という問いに対する答えのもつ空間の雰囲気が，安全基地の機能が働いている空間といえるわけである．この機能が順調に子どものなかに育ってくると，子どもは外の社会から家を再認識するようになる．

子どもは，われわれ大人以上に家庭という空間の雰囲気を敏感に感じとり，安全基地としての機能を維持しようとする行動をとる．安全基地の機能を維持すべく，大人が口論などで緊張した雰囲気になると，子どもはその緊張を緩和しようとする行動を出してくる．乳児の場合，激しく泣い

り，逆に声も立てず母親にじっとしがみつき，無表情になったりする．幼児期に入り3歳を越えてくると，先ほどの視覚・聴覚などの感覚器や運動器の成熟，認知能力，言語能力の発達に基づくコミュニケーションスキルの向上により，乳児とは異なった行動が出てくる．

　夫婦間の不和や葛藤が作り出す緊張場面が安全基地である家庭に張りつめていると，子どもはなんとかその緊張を切ろうとする．夫婦の間を取りもったり，わざとこけたり，おどけてみせたり，時に身体症状や問題行動を出しながらでも，その緊張を切ったり緩和しようとする．これに気づき，子どもを通して夫婦間に変化が起こればよいのだが，逆にネグレクトや心理的虐待 emotional maltreatment といわれる状態につながる家族もある．

　ここで大切なことは，先ほどのクラウスとケンネルの母子相互関係のようなよい関係が続くときは，子どもにとってよい方向の刺激が続くが，逆に，緊張が続くような状態になり改善傾向がないと，子どもにとって負の刺激が続くことになる．

　また，ヒステリー性格やうつ状態などが養育者の基盤にあり，安全基地が安定しているときと不安定なときの差が極端な場合や，祖父母などの介入が強すぎて，両親のそれぞれの固定家族の考え方や行動パターンが，2人で作り出している創造家族へ影響を与えすぎる場合も安全基地は不安定なものとなる．

　ここで，もう一度，保育集団に目を移してみる．先ほども述べたが，社会集団の第一歩としての保育所・幼稚園の機能は，子どもが安全基地である母親と，ある一定の時間離れて，母親以外の大人（通常，保育士）が作り出す空間で，同世代の仲間集団と時を過ごすことと考える．このことは，それまで安全基地が比較的母子間に限定されていた状態から，その一部を保育士という安定した大人に移しながら，同時に「The Self」といわれる自我の発達とともに，自分自身で「ホッとする場所や雰囲気」を選択できるようになるための練習の場ともいえる．

(3) 3〜5歳の子どもたちが示す発達課題

次に，3〜5歳の子どもたちが示す発達課題について述べる．子どもたちが園から帰宅した後の母親および数人の友達との関係や，園内での保育士と多数の仲間たちとの間でつくる関係が中心となる．

先に，子どもの前学童期の発達課題を確認する．この時期の子どもたちにとっても，まず，安定した食事環境を含む摂食行動の発達と栄養を含む身体的な発育が重要となる．同時に，神経・運動器系の成熟度，つまり，ただ走れるのではなく上手に走れるなどの，継続的な発達が重要となる．次いで，象徴化機能のための能力の増加として，言語自体の発達，言語と思考力の発達，遊びの展開などが重要な要素となる．次に，同一視と社会的な価値の拡大が出てきて，気質 temperament ともいわれる行動様式の明確化とそれに伴う個体差 individuality の出現がテーマとなる．

まず，象徴化機能のための能力の増加に必要な言語の発達として，理解力，表出力，話し方の3要素があり，子ども自身の基本的な能力を基盤に，「なるべく同じ人が，短い単語で，明確に，繰り返して」語りかけてくれることにより，子どもの言語能力は発達してくる．

次いで，子どもの模倣能力が高まってくると，4歳を境に，急激にコミュニケーション能力としての言語機能が発達し，思考力も高まってくる．子どもが同じことを何度も何度も繰り返して聞いてきたり，テレビやビデオなどを何度も繰り返して見ながらそのうち次の場面を予測して行動したり，あるいは言語化できるようになると，これらの能力はさらに進む．この時期のごっこ遊びは，思考力の発達に重要な意味をもち，自由な空想に基づく自由な気持ちの言語化が，その後の発達に影響を与えてくる．この時期は，自分から話そうという動機 motivation を尊重しながら，少しくらいの言葉の間違いは気にせず，話そうという気持ちを伸ばすことが重要となる．

(4) 遊びの発達と展開，社会化における遊びの役割

以上の発達と成熟をもとに，あるいは並行して，遊びの展開がみられる．

遊びの展開では，まず，子どもの自由な関心に基づく探索行動が始まり，運動能力の成熟とともに身体を動かす遊びが始まる．次いで，空想遊びや感情の表現遊びが始まり，信頼感にのっとった遊び make-believe play となってくる．

さらに，模倣行動が出現して，集団的な遊びへと広がっていく．同時に，3～5歳までの子どもにみられる，問題解決力を身につけていくための基礎としての遊び problem solving play の役割がある．次いで創造的な，構築的な遊びへと展開していく．これらを通して規則のある遊びを理解するに至り，社会集団に適応するための基本能力が身についてくる．

このような遊びの展開のなかにおいても，子どもは安全基地を確認しながら，自我の確立に向けて発達を続け，5歳頃には，ほぼその基本ができあがってくる．筆者の経験からは，この大事な時期に，「喧嘩はダメ！」「ルール違反はダメ！」「みんなと同じことができないとダメ！」，その他もろもろ，子どもがまず経験し，話し合って確認すべき規範において，大人からの介入が必要以上に早く入りすぎると，子どもはなぜダメなのかを体得せず，「親や先生が言うからダメ」という考えを進め，時折，びっくりするような行動を小学生や中学生，時には大人になってもする人が増えてきたような気がする．最近，幼稚な10代後半の子どもたちによく出会い，学校現場の教師たちの話を聞いても，この時期の重要性を痛感している．

図3に，保育集団場面における社会的遊び social play のいくつかの場面を示す．このような集団のなかで幼児は次のような順序で遊びを展開していく．

①保育集団に初めて入って来た子どもは，通常すぐには集団には入れず，最初はその敷地内で自由に1人で遊ぶ行動が観察される．

②集団には参加することはできないが，時折，集団遊びをしているほかの子どもたちの遊びをじっと見つめる行動が出てくる．

③しばらくするとその子どもたちが行っている遊びと同じような遊びをするようになり，徐々に集団のなかに入り始める．

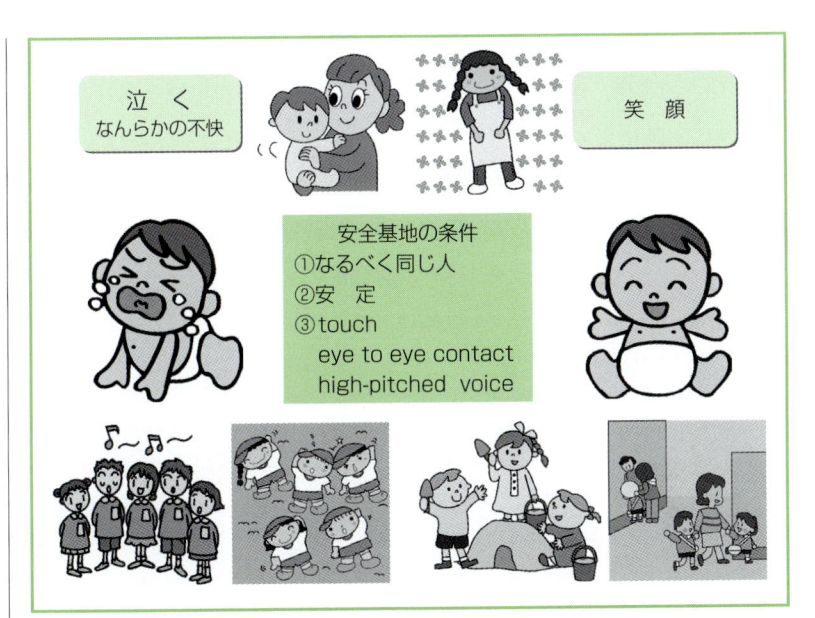

A 子どもの発達とその環境（親子，家族，学校，社会）—社会化理論—

図3　母子間および保育集団期における安全基地の確立過程

④集団には入るが，最初は協力して遊ぶことはできず，集団のなかで同じような遊びをしながらも，マイペースで遊ぶ姿が観察される．

⑤集団のなかで，子どもたちが使用しているおもちゃを使って遊ぶようになるが，まだ熱中してくると自分が遊びたいことを主張し，ほかの子どものことは目に入らなくなることがある．このようなとき，園での安全基地である担当保育士が中心となり，遊びのルールを他児の行動を観察させながら言語化し，共同注視 joint attention させながら繰り返し教えていくと，徐々に集団遊び内でのルールに気づくようになり，時々，待つことができるようになる．

ここで重要なことは，遊びのルールの理解やほかの子どもへの配慮など，集団遊びを順調に継続するためのスキルは，本当に理解して待つことができるようになるのは7～8歳になってからという点である．わが国では，時に4～5歳で厳しく教えている園もある．筆者の経験のなかでも，この

ようなルールが守れない，集団遊びができないことを取り上げ，4歳0か月で，「この子は，園での落ちこぼれです」と強く母親指導があり，母親が当院に相談に来て泣き出した事例もあった．アメリカやイギリスでは，「Teachers in young children」というタイトルで，10歳くらいまでの子どもにかかわる専門家として，保育士であれ教諭であれ，専門のトレーニングがある．子どもが5歳をすぎて，体質的にも気質的にもその子らしさが固定化してくると，保育士や教諭は，その年齢の子どもにかかわる専門家として，これらのことに配慮したかかわり方が重要になる．

(5) 保育集団期における安全基地の確立過程

子どもはこの時期においてもなんらかの不快な状態が生じると，泣いたり，怒ったり，ふてくされたりの感情表現をしながら，安全基地の確認行動を繰り返す．その対象が，母子の1対1の関係から，保育所の保育士にもその役割を求めながら発達していく．

ほとんどの保育士は，意識するしないは別としてその役割を演じてくれるが，最近では知的な能力開発を望む風潮のせいか，保育士が子どもにとってホッとする対象どころか，時に恐怖の対象になっていることもある．外来での子どもの症状や母親からの訴えのなかで，そのようなことに気づいたときは，新保育所保育指針のなかで十分このような点は謳われているが，必要に応じて，われわれ小児科医が保育現場に意見をいうべきときもある．われわれが子どもの専門医として，先ほど述べた遊びの展開の重要性とその保障を，同じく子どもの専門家の保育士たちと協力して築いていくことが重要と考える．

前述の**図3**の右下のイラストは保育所でのお帰りの風景である．1日のはじまりに子どもの体調を含む状態を子どもの安全基地である母親が保育士に告げる．帰りには，保育集団における子どもの安全基地である保育士が，園での子どもの状態を母親に告げる．このような母親と保育士の「間（あいだ）」をつなぐ作業を通じて，安全基地が移行しても安定した状態で子どもにかかわれるようになることが重要である．

働く母親が多くなった昨今，筆者は機会があるたびに，母親や時には父親にも，「仕事が終わり，保育所にお迎えに行った後，仕事と割り切ってもいいから30分から1時間は子どもの話を聞き，コミュニケーションをとる時間をもつようにしてくださいね」と伝えている．言い始めた頃は，「仕事と割り切っていいから」という言い方が筆者自身気になっていたが，実際に多くの方と話すと，後になり，「あの言葉に救われました」という養育者が多くなっている．

　ある母親が言うには，保育士や保育所の園長先生からよく子どもとのかかわりがよくないと怒られていたけど，「仕事と割り切っていいから」と思うようになったら，随分楽になった．私の仕事が終わって，「さあ，食事の準備，買い物，掃除」と思っているときに，子どもたちが毎日同じようなことを言うと，「うるさいね」「わかった，わかった．わかったから，ちょっと黙っといて」「あんたたちは1日遊んでいたかもしれないけど，お母さんは働いとったんよ．静かにして！」などという言葉が減った．その結果，「自分が楽になりましたし，子どもたちもいらいらすることが減った」と語ってくれた．おそらく意味のあることではないかと感じている．

　虐待やグレイゾーンの子どもたちのケアにおいては，保育士はよかれと思い，時に母親にとって苦言をあえて述べながら接しているが，しばしば，母親と保育士の連携が敵対関係になることがあるので，われわれ小児科医のような存在と介入が重要である．

(6) 仲間関係 peer relationship

　子どもの社会認知能力の発達と仲間関係の発達に関する研究は，幼児期の仲間関係の研究を主体として，1970年以降欧米を中心に急速に発展した．これらの研究により，子どもの社会化の発達過程において，前述のような幼児期における仲間関係の発達は，母親や保育士との「間（あいだ）」にできるよい関係にも勝るとも劣らないものであることがわかってきた．さらに，この仲間関係を通して得られた，仲間とうまくやっていけるという自尊心 self-esteem は，その後の子どもの集団における行動パター

ンの発達に大きく影響があることが解明されてきた．この関係の理解も捨てがたいが，本書では詳述を割愛する．

年齢が近く興味・関心をともにする者との関係を仲間関係といい，そのなかでも特に特定の人物との，好感をもち互いを心理的に支えあう親密な関係を友達関係 friendship という．それぞれに発達過程があり，生活年齢による認知機能の発達による変化も重要だが，対人関係を通した社会認知機能の成熟度により状態が大きく異なってくる．分かちあい sharing やお世話をすること caring，向社会的行動 prosocial behavior，道徳性 moral の発達などのルーツにもつながる，社会化における重要な概念である．

社会化の発達理論のうち，乳幼児期を中心に述べた．昭和初期までは，欧米の先進国において，最も安定した母子相互関係を営む国として評価されていたわが国も，その後の社会の変遷に伴い，大きく様変わりしてきた．

しかし，どのような状況においても，基本的な母子相互関係に基づく乳幼児期の社会化の課題が重要であることにはかわりはない．上述した理論を基盤に，何が，どのように欠けるのでうまくいかないかを検討し，それに代わるものやその他の対応を考えれば，問題の解決に向けたアクションは起こせると考える．

最後に，子どもは，生まれたときから独立した個人として尊重されることはいうまでもないが，その発達においては，子どもにとっての安全基地である母親を中心とした安定したサポートを必要とする．われわれ小児科医は，自分の外来を訪れてくれる子どもやその養育者とかかわりをもちながら，子育てを一緒に楽しみ，喜んだり，心配したり，時には必要に応じて叱ったり，励ましたりしながら，地域のなかでともに生きていけたらと思う．

📖 机上の参考書籍

本章に関係のある和書について，著者の出生順に列挙する．

1) 羽仁説子：幼児の見かた育てかた．あすなろ書房，1962.
2) 羽仁説子：私の育てた三人の子―子どもの成長と家庭教育．あすなろ書房，1966.
3) 羽仁説子：父親の役わり母親の役わり―子どもの成長にそって．あすなろ書房，1973.
4) 波多野勤子：幼児のしつけ．牧書店，1955.
5) 波多野勤子：幼児の心理新版―あなたのお子さんはすばらしくなる．光文社，1974.
6) 波多野勤子：小学生の心理新版―あなたのお子さんはすばらしくなる．光文社，1977.
7) 波多野勤子：中学生の心理新版―目ざめゆく心とからだ．光文社，1976.
8) 平井信義：幼児との上手なつきあい方―0歳から3歳6ヶ月までの育児．国土社，1984.
9) 平井信義：「心の基地」はおかあさん―やる気と思いやりを育てる親子実例集．企画室，1984.
10) 平井信義：心のめばえにほほえみを―やる気と思いやりを育てる親子実例集 パート2 幼児・園児編．企画室，1988.
11) 平井信義：おかえりなさいお父さん―新しい父親像を求めて．企画室，1988.
12) 小嶋謙四郎：母子関係と子どもの性格．川島書店，1969.
13) 高橋種昭ら編：家族の発達―新しい家族関係論を目指して．同文書院，1975.
14) 小嶋謙四郎：乳児期の母子関係―アタッチメントの発達．医学書院，1981.
15) 三宅和夫：子どもの個性―生後2年間を中心に．東京大学出版会，1990.
16) 平井信義ら編：思春期相談―第二次反抗期の子どもたち．有斐閣，1975.
17) 詫摩武俊：ふたりっ子の時代．朝日出版社，1981.
18) 詫摩武俊：伸びてゆく子どもたち―幼児期の家庭教育．中公新書，1985.
19) 詫摩武俊：伸びる子どものお父さん―いま，子どもに何ができるか．光文社，1986.
20) 依田 明：ひとりっ子・すえっ子．大日本図書，1967.
21) 依田 明：きょうだいの研究．大日本図書，1990.
22) 柏木惠子編：父親の発達心理学―父性の現在とその周辺．川島書店，1993.
23) 東 洋ら編：流動する社会と家族Ⅰ―社会と家族の心理学．ミネルヴァ書房，1999.
24) 柏木惠子監：発達家族心理学を拓く―家族と社会と個人をつなぐ視座．ナカニシヤ出版，2008.
25) 井上健治：友だちができない子．岩波書店，1984.
26) 平木典子編：家族心理学2，夫と妻―その親密化と破綻．金子書房，1988.
27) 平木典子：家族との心理臨床―初心者のために．垣内出版，1998.
28) 小嶋秀夫：乳幼児の社会的世界．有斐閣，1989.
29) 小嶋秀夫：発達と社会・文化・歴史．金子書房，1991.
30) 小嶋秀夫：児童心理学への招待改訂版―学童期の発達と生活．サイエンス社，2004.
31) 亀口憲治：家族力の根拠．ナカニシヤ出版，2004.

【文献】
1) 堀野 緑ら監修：子どものパーソナリティと社会性の発達．北王路書房，2000．
2) 柏木惠子：家族心理学—社会変動・発達・ジェンダーの視点．東京大学出版会，2003．
3) 関 洵一ら監修：人間関係の発達心理学　全6巻（生涯発達，乳幼児期，児童期，青年期，成人期，老年期）．培風館，1995～2006．
4) 日本家族心理学会編：家族心理学と現代社会，日本家族心理学会設立25周年記念特集号，家族心理学年報26．金子書房，2008．

〔井上登生〕

B 子どもの精神発達に関する基礎理論
—精神分析理論を中心に—

　児童精神科あるいは子どもの心の診療科を受診する子どもの症状は多彩であり，背景に存在する精神心理学的な問題も複雑である．また，子どもの場合には大人のような完成された精神病理を示すことは少なく，その病態の理解や治療的アプローチはより難しいといえる．

　子どもの精神状態は身体と同様，常に発達・変化するが，子どもの精神発達は基本的には養育者との関係を中心にして一定の連続性をもって進むものである．そのため，子どもの症状の心理学的意味を理解し養育者との関係性を把握するためには，基礎となる子どもの精神発達の仕組みを知ることが重要である．子どもの精神発達に関するさまざまな理論を学ぶことは，症状の意味や成り立ちを理解し，予後や治療の見通しを立てるのにきわめて有用である．

　19世紀末，フロイト（Freud, S.）は患者の現在の症状が過去の養育者との関係から理解できると考え，無意識に抑圧された養育者との心理学的

葛藤 oedipus complex を言葉によって意識化させて治療する精神分析理論を考案した．そこでは，患者の症状の背後に心理学的な力ないし無意識的な動機を仮定し，さらに，その症状には心理的な起源があってそれが現在においても活動している可能性があると考えられた．つまり，患者の症状を過去にさかのぼって患者と養育者の関係性の派生物として捉えるという考え方であり，患者の理解を力動的な観点から考え理解しようと試みることを精神力動学的定式化 psychodynamic formulation と呼んでいる．数回の面接を通して患者の精神力動を評価できるようになることは，精神分析療法だけではなく広く精神療法的なアプローチや家族療法，養育者へのカウンセリングなどを行ううえでも有用である．

　フロイトによって考案された精神分析とその理論は，最初は患者と養育者との関係にまつわる心理学的葛藤を主に抱える神経症水準の患者に焦点が当てられていた．しかし，その後フロイトの継承者たちによってさまざまな水準（精神病から境界例まで）の患者に精神分析（的精神療法）が行われるようになり，それに併せて乳幼児と養育者との関係に焦点が当てられ，子どもの精神性的発達理論が幅広く展開されることになった．

　当初はさまざまな精神疾患を抱える人の治療経験から，子どもの健康な精神発達と病的な発達，そしてそれに強く影響を与える養育者の養育のあり方を，臨床的・論理的に再構成するという手法による研究（対象関係理論）が盛んに行われた．その後，特定の設定のもとで実際の乳幼児と養育者との関係性を直接観察することによって，子どもの精神発達や親子関係のあり方を研究する手法が用いられるようになった．特に近年，家庭訪問による乳幼児と親子関係を直接観察し，観察者が親子の交互交流を見て抱く気持ちの分析から子どもの精神発達と親子関係のあり方を研究するアプローチ（被観察乳幼児理論）が盛んになってきている．

　ここでは，最初にフロイトによる精神分析理論について簡単に説明する．次いで，被観察乳幼児理論を主体に乳幼児期の精神発達理論を紹介する．また，思春期・青年期の精神発達に関しては，精神分析理論を基礎にし

ながらも直接的な観察によって組み立てられた発達理論を紹介する．

1. フロイト（Freud, S.）の精神病理学理論

フロイトはウィーンの有名な神経学者であったが，多彩な神経症状を訴えるヒステリー患者に催眠療法を行って改善をみたことから，以下の見地により精神分析療法を創始するに至った．

(1) 局所論的見地

人の心を，意識，前意識，無意識という3つの領域からなると考え，さまざまな精神活動がどの領域で営まれているかを明かにしようとした．

(2) 構造論的見地

自我，エス，超自我という精神構造を考え，人の心のあり方を，それらの各機能やそれら相互間の力動的な関係から明かにしようとした．

(3) 力動論的見地

すべての心的現象について，その背後に心理学的な力ないし無意識的な動機を仮定し，心的現象をそれらの諸力の協働や葛藤，統合の表れとして把握しようとした．

(4) 経済論的見地

リビドー，欲動，抑圧，防衛，葛藤，妥協形成，代理満足など，すべての心的現象が心理的エネルギーによって担われていると仮定した．

(5) 適応論的見地

すべての心的現象が，環境と密接に関連しあっているとして，快感原則と現実原則に関する命題を基礎づけた．

(6) 発達論的見地

すべての心的現象が，心理的な起源とその後の発達過程をもっており，過去の心的現象のパターンはいったん消えたようにみえても後になお活動的となる可能性をもつと考えた．

(7) 神経症の病因

幼児期の親子間の異常体験によって神経症の素因となる固着点が形成

され，後のライフイベントによって超自我とエスの狭間にある自我の葛藤と退行から不安が生じ，不安に対する自我の防衛機制により神経症の症状形成が起こるものと考えた．

● **恐怖症を発症した少年ハンスの例：**

フロイトは馬恐怖症に陥ったハンス少年の精神力動学的定式化を詳細に紹介している．フロイトにとって症例ハンスは神経症発症のメカニズムを解明する手がかりの重要なケースの1つである．フロイトは，ハンスが母親に対する愛着から父親に対して愛情と敵意との両価的な葛藤に悩んだ末，この葛藤を解決しようとして父親への衝動を抑圧しようとするが抑圧が十分機能せず，不安感がなお持続するため，ハンスは敵意と恐怖感の対象である父を馬に置き換えることによって父恐怖から逃れ，その結果，置き換えられた対象（馬）をひどく恐れるという症状が形成されたと考えたのである．

2. マーラー（Mahler, M. S.）の分離個体化理論

マーラーはアメリカの女性小児科医で，チックの研究に精神分析的観点を導入した．さらに幼児精神病の研究を行い，ここから養育者と乳幼児の早期の正常発達に目を向けることになった．

a. 正常な自閉期（生後数週間）

新生児は主として生理学的な存在であり，生きていくためには絶対的に養育者に依存しなければならない．心のなかも自分を取り巻く養育者や環境と一体であり，自分のイメージと外部のイメージの区別ができていない．また，自分の内部と外部の識別もはっきりしない．

b. 正常な共生期（生後2〜6か月）

完全依存段階から，やがて自己の内部と外部が漠然と区別できるようになる．また，外部のなかでも自分をいつもよく世話をしてくれる養育者の

イメージがはっきりしてくる．そして乳児に，自分と養育者が「2人で1人」という感覚が育つ．この場合，養育者は無条件でこの共生的関係を形成し，それを受け入れる（抱っこしたり，微笑みかけたり，話しかけたり，視線を合わせたりする）必要がある．

c. 分離個体化期（生後5か月頃～3歳頃まで）

この時期は子どもの移動能力（養育者から身体的に分離する能力）の発達に並行して進み，だいたい3歳頃までに子どもは個としての同一性の感覚を発達させ，養育者のイメージから分離したものとして自分自身のイメージを知覚し始める．

(1) 分化期（生後5～10か月）

この時期に養育者に対する身体的依存が減少し，這い這い，つかまり立ち，伝い歩きが始まり，乳児は受身的ではなくなり自分から養育者にアプローチするようになる．そして，徐々に養育者に属すものと属さないもの，親しいものと親しくないものなどを識別するようになり人見知りが始まる．

(2) 練習期（生後10～16か月）

幼児は運動能力の練習を着実に増やし，拡大しつつある人や環境を探索し始める．幼児は養育者の足元から離れて探索に乗り出し，自分自身の活動に夢中になってしばらくの間はまるで養育者の存在を忘れてしまうほどになる．

しかし，まだ養育者なしでは危険を避けたり長い時間1人でいることはできないので，すぐにまた養育者を必要として戻ってくる．つまり，養育者は基地となる．子どものこのような往復運動に情緒的にうまく応じてくれる養育者の存在がきわめて重要である．

(3) 再接近期（16～36か月）

運動能力を習得すると幼児は養育者から離れなければならないことを知る．この自覚は自分の意思で好きな所へ行けるという喜びと同時に，分離不安を増大させる．いわゆる，養育者への後追いに相当し，養育者の居場

所をいつも注視し，自分の経験したものに養育者も関心をもつように求める．

この時期の幼児は，最終的に養育者と自分の距離を調整し，飲み込まれるでもなく見放されるでもない適当な距離を見いだすことになる．子どもと養育者の分離は現実に避けられないものなので，最終的に子どもはなんらかの形で養育者からの分離に伴う心理的苦痛に対処することになる．この時期に養育者がうまく情緒的に子どもの心の動きに対応してあげられないと，この再接近期の分離不安は非常に強いものとなり，後の精神発達に影響を残すことになる．

(4) 個体性の確立と情緒的対象恒常性のはじまり（36か月～）

複雑な認知機能（言語的コミュニケーション，空想，そして現実検討など）の発展がこの時期からみられるようになる．それとともに自我は分化し，自己の心的表象は対象の心的表象から明確に分離し，対象恒常性ができあがっていく．

子どものさまざまな精神機能の発達がさらに進むと，子どもは養育者の不在に耐えられるようになるので，対人関係も養育者以外の人間，特にほかの子どもたちへと広がるようになる．心のなかでも，自己のイメージや自分にとって重要な人物（養育者）のイメージができあがり，各々の区別ができるようになる．この時期までに，養育者のイメージが愛情豊かなよいものとしてしっかり永続性をもつようになると，その後に養育者が欲求不満を与えたとしてもそのイメージが壊れることはない．これに対応して，子どもの心のなかでも自己のイメージが一貫性をもつようになる．そして，このイメージが養育者以外の他者に対しても投影され，他者に対する基本的なイメージが形成されていくことになる．このイメージが後々子どもの対人関係のあり方に大きく影響を及ぼすことになる．

3. ウィニコット（Winnicott, D. W.）の早期人格発達論

ウィニコットはイギリスの小児科医であるが，その臨床のなかで母子関

係に着目して精神分析理論に開眼し，最終的には独自の早期人格発達論を構築した．

a.「依存」からみた乳幼児の精神発達理論

成熟過程とは，このような乳児に潜む生得的潜在力が適切な発達促進的環境を与えられる場合にその潜在力を発現させていく過程である．この依存は，①抱きかかえること holding，②母親と乳児が互いに独立した個人としてともに生きる living with，③父親，母親，幼児の三者がともに生きる，という3段階を経る．成熟過程とはこのような乳児に潜む生得的潜在力が適切な発達促進環境を与えられる場合にその潜在力を発現させていく．このときに，特に，重要なのは「ほぼよい母親 good enough mother」で，育児の本質をわきまえてそれに没頭できるごく普通の母親の存在である．そして，その母親が自然にできる機能が「抱きかかえること」で，単に乳児を物理的な侵害から保護するだけではなく，幼児の感受性に対する配慮，幼児の自分以外の存在に対する無知への配慮などの機能を果たし，以下の①から③へ至る乳児の精神的発達を保証するものである．

❶ 絶対的依存の段階

生まれたばかりの乳児は母親に対する絶対的依存状態にある．この段階では，母親と乳児は一体の状態 unite status にあり，すべてが未統合，未分化である．

❷ 相対的依存の段階

幼児はどんなことをしてもらいたいかを自分で知るようになり，独自の欲求をもつようになる．

❸ 独立への方向をもった段階

母親の養育がなくてもやっていけるだけの手立てをもつようになる．養育の記憶や取り入れ，そして自分独自の欲求の投影の積み重ねによってつくられる．

b. ウィニコットの対象関係論

絶対的依存の段階の乳児は主観的な経験のなかで対象と関係する．そこでは主観的対象は幼児の側の主観が投影され，幼児の全能的な支配下に置かれている．しかし，相対的依存の段階になると，対象がこの全能的支配のままにならなくなる．しかも，幼児はこの欲求不満によって対象に対して攻撃性を向ける．しかし，幼児のこうした対象への主観的破壊にもかかわらず，客観的対象は生き残る．つまり，空想のなかで破壊されても対象は現実的に生き残る．この経験を通して，自己の全能的支配を超えた存在としての外的対象が確立される．このようにして対象恒常性が確立するのである．

(1) 錯覚・脱錯覚

絶対的依存段階の乳児が依存している対象は，その幼児にとってはかけがえのない愛情対象であるが，ほかの人にとってはただの物体にすぎない（錯覚）．独立へ向う段階で幼児は，愛情対象が客観的には自分の錯覚にすぎなかったことに気づく（脱錯覚）．

(2) 移行現象・移行対象

錯覚から脱錯覚に至る段階には，全く主観的な対象から主観的でもあり客観的でもあるという移行段階が存在する．

(3) 遊ぶこと

錯覚体験に由来する外的現実と内的現実の中間領域である．

(4) 本当の自己と偽りの自己

母親の対応の拙さから子どもの自己実現が達成されないと，子どもは破滅の不安を抱くことになる．子どもはそれを防衛するために病的な母親から押しつけられた偽りの自己を演じることになる．

4. スターン（Stern, D. N.）の自己感と情動調律

スターンは乳児と親の相互関係を観察することにより，乳児が生まれた

ばかりの状態から現実世界をどのように体験し感じるか，対人的かかわりあいがどのように進むのかを明らかにし，発達理論体系を完成させた．スターンは新生児期から子どもにはなんらかの自己感があると考え，それを基盤にして子どもの精神発達がオーガナイズされると考えている．

a. 4つの自己感

人間には4つの自己感があり，それは生後間もなくより徐々に発生し，ひとたび出現すればそれは生涯にわたって活動するものとなる．

❶ 新生自己感

最初に生じる自己感で，この時期は視覚や聴覚，触覚などの感覚を通じて外の世界の出来事を活発に取り入れる．しかし，まだ体験1つ1つの関連性は理解されず，統合には至らない．

❷ 中核自己感

生後2, 3か月頃から生じ，自己が単一で一貫したものであり，養育者とは身体的にも体験的にも別個の存在であるという統合された自己感．自分の行動をコントロールし，自分の情動に連続性があることを理解し，他者とともにある自己を自覚するようになる．

❸ 主観的自己感

生後7〜9か月頃に生じるもので，自分の行動の背景にある精神状態（感情，動機，意図など）を理解するようになる．自分自身の心だけではなく，他者にも自分と同じような心があることにも気づく．親子の間主観的なかかわりあいの領域では互いの心が読んだり読まれたり，調和しあったりしあわなかったり，波長があったりずれたりすることが繰り返され，そのなかで乳児は自分の内的主観的体験が，自分以外の人と共有可能であることを知っていく．

❹ 言語自己感

1歳すぎ頃から他者と言語によるコミュニケーションが可能になり，それとともに自己を客観視する，象徴遊びをする，将来への期待をもつ，非

現実的な空想や願望をもつなどの能力が芽生える．この時期から表面的にはこの自己感が主体となって外界とのかかわりが行われるようになるが，実際には前述の①〜③の自己感も無意識的に活発に活動を続けている（非言語的総括的体験）．そのため，言語自己感による言語的かかわりは本来，総括的体験の一断片でしかなく，無意識的に行われる総括体験のかなりの部分が意識から切り離されて潜行することになる．そして，乳児期に生まれた自己体験は次の3つの自己に分断される．

①社会的自己（偽りの自己）：周囲と共有され，選択的調律を受け，社会的に強化される自己体験．

②プライベートな自己：偽りの自己と本当の自己の間に存在する個人的で現実的な自己体験．

③承認されなかった自己（本当の自己）：共有，調律を受けることがないまま，言語表象に上らない自己体験．

実際の人の総括体験はこれらすべてが入り混じったものとなり，どの自己感が優勢になるかによってその人の個性が形づくられることになる．

b. 他者とともにある様式

前述の①〜④の自己感はそのどれもが他者との関係のなかで発達するものである．自己感と他者とのあり方は，その自己感が生まれる時期の乳幼児の精神身体状態に見合う独特の様式があると考えられる．

(1) 無様式知覚 amodal perception

乳児期には，視覚，聴覚，触覚などの感覚を通して知覚される世界は，1つの総括的な特性として体験されるものである．そのため，どの感覚器官から入力された情報でも共通した世界として体験される．すなわち，乳児がある1つの知覚様式として受信した情報は別な知覚様式へ変換されたり，またある情報はどの知覚様式においても同様に認識される．この無様式知覚は新生自己感の領域のもので，乳児が自己と他者に関する多様な体験を統合する手助けになる．

(2) 生気情動 vitality affect

喜怒哀楽のような特定の体験を伝える独立した情動ではなく，情動の調子やリズム，時間の流れなどの変化（活性化輪郭）として表出されるもの．養育者の声，表情，身体の動きなどの強さ，形，時間的パターンなど，どの知覚様式による情報でも同じ1つのもの（無様式知覚）として体験，共有，抽象化できる特性の世界である．

(3) 情動調律 affect attunement

主観的自己感が形成されると親子の間で活発に生じる情緒的相互交流のパターンで，乳児がある1つの行動で表出する生気情動に合わせて，養育者がまた別な行動パターンでありながらも子どもに寄り添う情緒的反応．調律されるのは生気情動であり，乳児の行動に対して養育者がどのくらい調律を行うかが偽りの自己の形成に強く影響を与える．

5. エリクソン（Erikson, E. N.）の思春期・青年期の発達理論

思春期 puberty とは，子どもから大人になる間の生物学上の変化・成長を遂げる時期（第二次性徴の発来から骨端線の閉鎖まで）であり，青年期 adolescence は思春期への心理的適応の過程であると定義されている（ブロス　Blos, P.）．

エリクソンは人間を精神身体的，対人関係的，社会文化的，歴史的な多次元的な存在であると捉え，自我をその統合の主体と考えた．そしてその発達には一定の秩序があり，各発達段階に一定の特徴があることを見いだし，ライフサイクルの観点から人間の精神発達理論を構築した．

ライフサイクルの各段階には，それぞれの段階で達成されなければならない発達課題が設定されている．人間の出生から死まで8つの発達段階における発達課題は，①基本的信頼と基本的不信，②自立性と恥・疑惑，③積極性と罪悪感，④生産性と劣等感，⑤同一性と同一性拡散，⑥親密さと孤独，⑦生殖性と停滞，⑧自我の完全性と絶望である．そのうえで，

子どもの精神発達はその段階に適合した養育者や大人の順序立った育児，しつけ，教育，社会集団における役割の提供などによって支えられ促進される．このような養育者と子どもの発達促進的な関係をエリクソンは相互性 mutuality と呼び，これを基本とした社会的生活のなかで子どもの自己価値が形成され，自我同一性の中核ができあがるとした．

a. 青年期における自我同一性の形成

エリクソンは，人が思春期に差しかかり内的な衝動が高まり，社会から求められる役割もそれまでの子どもから大人になるという要請に従い，新しい自分をいかに作り上げていくか（自我同一性の確立）が大きな課題となると考えている．

自我同一性とは，時間的な自己意識の一貫性と連続性のうえに成り立つ主体的な自己意識であり，またその自己は他者から連続性と一貫性があるものとして認知されているという相互性によって支えられた安定感であり，自己評価によって裏打ちされた確信である．そしてこの自我同一性は，①両親からの分離と境界の確立，②男性性・女性性の同一性の確立と，同性・異性との親密さの共有，③両親との和解と衝動のセルフコントロール，④幼児期に身につけた自己像，価値観，自分の理想像などの再構築を達成することによって最終的に確立されるものである．

さらにエリクソンは，自我同一性を形成するためには，自我同一性拡散をも体験することがこの時期の重要な課題であると考えている．自我同一性拡散とは，①過剰な同一性意識，②自己実現の選択における回避と孤立感・空虚感，③対人的かかわりの拒否と孤立，④時間的展望の拡散，⑤勤勉さの拡散，⑥否定的同一性の選択であり，青年期にこのような体験を繰り返しながら徐々に自我同一性が形成されるという．

b. 第二の分離個体化という視点

マーラーの提唱した分離個体化過程を前提に，エリクソンは青年期を第

二の分離個体化期と呼んだ．第一の分離個体化期における分離とは，単に身体的なものだけではなく内的な対象との分離をも意味し，個体化とはいわばその子らしさを意味し，後の自我同一性の核となるものである．青年期における第二の分離個体化期では，養育者との社会的な分離を経験し，より広くて複雑な社会的人間関係のなかでその人らしさを確立する個体化が進むのである．

この考えは特に精神科疾患を抱える青年の精神療法を行うときにきわめて重要な鍵となる．すなわち，青年期に精神科疾患を発症する多くの患者では，すでに第一の分離個体化期の親子関係に障害が認められ，精神科疾患を抱える患者の精神療法においては治療者が積極的に「患者の分離個体化」を上手に進める養育者代わりの新しい対象 new object の役割を引き受けることが必要になる．

【文　献】
- 小此木啓吾：現代精神分析の基礎理論．弘文堂，1985．
- 笠原　嘉ら：青年の精神病理1．弘文堂，1983．
- 小此木啓吾：青年の精神病理2．弘文堂，1983．
- 小此木啓吾ら訳：現代精神分析双書19，エンゲル心身の力動的発達．岩崎学術出版社，1985．
- 北田穣之介ら：増補精神発達と精神病理．金剛出版，1996．
- 小此木啓吾ら：精神分析セミナーⅠ，精神療法の基礎．岩崎学術出版社，1982．
- 小此木啓吾ら：精神分析セミナーⅡ，精神分析の治療機序．岩崎学術出版社，1982．
- 島薗安雄ら：精神科MOOK4，境界例．金原出版，1983．
- スターン，D. N.：乳児の対人世界—理論編．小此木啓吾ら訳，岩崎学術出版社，1989．
- 小土井直美：別冊発達27，児童青年精神医学の現在，発達—いくつかの力動的発達理論を中心に．ミネルヴァ書房，2003．

〔氏家　武〕

Chapter 4

子どもの心のあり様を的確に捉えるために

A 評価・診断の考え方

1. 評価・診断の原則

　なんらかの問題をもって受診した子どもとその家族に対して，評価・診断を行うのはあくまでもその子どものためである．つまり，主役は子どもである．子どもの尊厳を十分に尊重しながら，評価・診断がなされなければならない．また，評価・診断の目的は子どもの幸せと福祉のためである．すなわち，どのような治療がその子どもにとって必要かを判断するために行われるものである．したがって，単にレッテルを貼るための評価・診断でもないし，面接者の興味のために行うものでもない．しかし一方で，評価・診断のプロセスをあいまいにして，子どもや養育者の訴えだけで治療を開始することは非常に危険なことである．
　「うちの子どもは多動なので薬をください」などと言ってきた養育者がいるとしよう．適切な評価・診断を抜きに投薬を開始することは誤診の危険につながり，治療の効果も明確ではなくなる．評価・診断は治療を組み立てるうえで非常に重要なプロセスであり，時間をかけて行う必要がある．

2. 面　接
a. 面接の場所

　子どもの精神状態の評価を行うためには面接者が自分の判断をするための情報を得なければならない．そのために適切な場が必要である．許されている時間や面接者の能力・状況に合わせて場を設定することが必要である．

　例えば，最初の面接で判断したいことがあるのに，子どもにとっての刺激が多すぎると，期待する作業をさせることができないこともある．注意転動が激しい子どもにおもちゃが多すぎる部屋で面接しようとしても，話をしたり絵を描いたりが困難になる．著しい多動の子どもの場合，広すぎる部屋や回転する椅子や倒れやすい椅子は面接を困難にすることが多い．また，おもちゃに関しても，すぐ壊れるおもちゃを用意すると，面接者も壊れることが気になるうえに，壊してしまったとき養育者や子どもにも影響する．特に経験の少ない面接者は，適度な大きさの部屋で，回転しない倒れにくい椅子を用意し，おもちゃに関しては壊れにくいおもちゃを中心として，子どもからは見えない棚のなかから面接者が選んで出せるようなセッティングをするなどの工夫をしておく．

　ただし，年齢の低い子どもに対してはある程度の非言語的アプローチを促進させるための道具が必要である．描画の道具はもちろん，家族の状況を知るための家族人形やドールハウスも役に立つ．また，会話を楽しくしたり，善者や悪者の面を強調した話を引き出すためにはパペットなどがあると面接の助けとなる．ベッドサイドで行う場合でも，なんらかの材料，例えば，描画の道具，折り紙，粘土，小さいおもちゃ，指人形などを持って面接に望むように心がけたい．なお，自分の面接をビデオで記録したいときや，別室からマジックミラー越しにスーパーバイザーの先生に見てもらいたいときもあるだろう．その場合には養育者にも子どもにもその旨を告げる必要がある．

b. 面接の開始

　面接の開始は，問題をもって診療を受けようとしている子どもや養育者などにとって緊張した瞬間である．そのような状況を観察することも重要である．また，その開始での印象がその後の治療に影響する．最初の瞬間の笑顔の交換で「受け入れられた気がした」と言った神経性食欲不振症の子どもが，自分から入院を希望し，入院直後から食事をするようになったことを経験したことがある．また，かつてウィニコット（Winnicott, D. W.）の診察では子どもが膝にのると治ったと，実際にウィニコットを知っていたハーソフ（Hersov, L.）医師から聞いたことがある．もちろんこれは特別な例であるが，面接の開始が非常に重要な影響を与えることを示している．

　また，面接の開始時には以下のことを観察することができる．

(1) 待合での状況

　できるだけ自分で待合に出て呼び入れることが望ましい．その際，親子がどのような状況で待っているかを観察することができる．看護師やクラークにしばらくの間の行動観察を依頼することもできる．親子が仲よく話をしながら待っていることもあれば，離れてこわばった顔をして待っていることもある．また，落ち着きなく動き回っている子どもとそれに対する養育者の対応を観察することもできる．

(2) 入室の状況

　子どもの運動発達の状況を観察でき，同時に部屋に入ってきたときの子どもの行動，座る順番，位置，座り方など情報は多い．子どもによっては，入室したら部屋のなかのすべてのものに興味を示し，全部を確かめてからでないと落ち着いて座れない子どもなどもいる．親子の関係なども観察できる．

(3) 服装や化粧などの外見

　発達障害をもった子どものなかには独特の服装へのこだわりがあることもある．また，性的虐待を受けた子どもが挑発的な服装をしていることも

ある.思春期の特徴でもある独特の服装や化粧もある.養育者の服装にも注意を払っておく必要がある.

(4) 緊張感

初めての人に会う場合は適度の緊張感がある.その緊張感が感じられなかったり強すぎるときには所見として意識する必要がある.なかには緊張が強すぎて養育者の後ろに隠れて面接者と目を合わせることができない子どももいる.

(5) 最初の関係性のもち方

初めて会う人への挨拶,目の合わせ方,表情など,最初の関係性のもち方のパターンをみることができる.思春期の子どものなかには,虚勢を張って反抗的な対応からスタートする子どもも多い.

c. 問　診

問診は子どもや養育者が訴えている問題を中心になされるのは当然である.何に困っているのか,受診の理由は何か,その問題はいつから始まりどのように経過してきたのかなどである.これらは身体疾患と同様に,時期を追って経過を確認する.ただし,精神的な問題の場合にはそれだけでは評価が困難なことが多い.子どもは環境に左右されやすい発達途上の存在であるため,現在の訴えとその経過だけでは捉えられない問題も多いからである.これまでの発達,養育者や家族,学校などの地域と子どもの関係,友達など,子どもを取り巻くあらゆる状況に関する情報を得る努力が求められる.したがって子どもと養育者からそれらの情報を引き出すことが必要になる.問診にあたる面接部分では以下のことを聞いておくようにしたい.

①子どもが困っていること
②養育者が心配していること
③受診理由に関する養育者の説明と子どもの説明
④上記①〜③で特定された問題の起始,きっかけの有無など

⑤問題の経過
⑥それに伴う感情や思考の変化：例えば不登校の場合，何日学校へ行っていないという問題だけで終わるのではなく，元気がなくなっているか，ものを楽しめなくなっているかなどに関してもある程度判断する．
⑦問題が起こるまでの発達状況
⑧家族の状況（祖父母との関係を含む）
⑨友達関係
⑩集団での適応状況
⑪学習の状況
⑫ライフイベント（下の子どもの出生，転居，転校など）
⑬喪失体験，被害体験など

d. 精神状態診察 mental status examination
(1) 精神状態診察とは

　子どもの精神状態の診察は最も重要である．精神状態の診察は構造面接と非構造面接に分けることができる．構造面接にはK-SADSをはじめとしていくつか発達したものがあるが，そのほとんどはDSMの症状を次々と質問していくものであり，1人に2～3時間かかるうえ，得られる情報量がそれほど多いものではない．臨床研究などでは診断を一定にしなければならないため，構造面接が欠かせないが，日々の一般臨床で用いられることは少ない．ここでは非構造面接を中心に話を進める．

　できれば，養育者とは別に子どもと面接してその状態を把握するチャンスをもてるとよい．特に年齢が高い子どもでは，養育者と一緒では自分の感情を話すことに抵抗をもつこともある．理学的診察 physical examinationと同様，精神状態診察とは，さまざまな方法で精神状態を把握する診察法である．異なるのは，裸の状態の身体を見たり（視診），触れたり（触診），叩いたり（打診），聞いたり（聴診）することで身体内部の状態を知ろうとする理学的診察に対して，精神状態診察では，表情，身体の動き，

話し方，全体の行動，面接者との関係のとり方などを観察し，会話や遊びの応答や内容や流れなどから精神的な状態を知ろうとすることにある．理学的診察においては，いくら聴診器を使って聞いても，それを聞き分ける能力がなければ所見はとれない．同様に，精神状態診察では子どもと会話や遊びをしても，そこから所見をとる能力がなければ子どもの精神状態を把握することができない．それが専門性であり，その能力を身につけることは子どもの心の診療医を目ざす人にとって非常に重要な課題である．

(2) 一般的によく用いられる質問

非構造面接では，比較的自由に子どもに合わせて質問をしたり遊びなどを通した非言語的アプローチを行ったりして，全体像をつかみ，そこから気になることに関して面接を深めていくことが多い．理学的診察でもどのようなプロセスで診察を行っていくかはそれぞれの医師のパターンがある．同様に精神状態診察も自分自身のパターンをつくっておくことよい．その際，話を進めるきっかけとなる質問としては，①困っていること，②そのきっかけ，③家族に関する質問，④集団に関する質問，⑤友達関係に関する質問，⑥感情に関する質問（楽しくなるとき，悲しくなるときなど），⑦過去の記憶（一番楽しかったとき，一番悲しかったとき），⑧ライフイベントとそれに対する感情，⑨自己評価，⑩将来への希望，⑪3つのお願い，⑫睡眠・食欲，⑬夢，などをパターンとしてもっていると手助けとなる．

(3) 精神状態診察で得るべき所見

質問への対応や子どもから話されるストーリーや遊びのテーマを通して，以下のことを確認する．

❶ 運動に関する問題

歩行などの粗大運動，遊びのなかでみられる微細運動などの発達が順調かを確認する．さらに，奇妙な運動の偏りがないかも判断する．例えば，行動の問題として受診した子どもの運動の問題を発見することで，ウィルソン病の可能性を発見することもある．

❷ 知的レベルの把握

特に，知的発達の遅れがある場合は精神的な評価に影響を与えるため，忘れずに概略を把握することが必要である．低年齢児では受容言語，表出言語，図形の認知，図形の描画，人の描画などである程度の把握を行う．就学年齢以上の子どもでは成績を聞くことである程度の推測が可能である．

❸ その他の認知能力はどのレベルか

ピアジェ（Piaget, J.）の認知能力発達レベルを意識しておくと役に立つ．知的に遅れがなくてもストレス下に置かれた子どもでは前操作期にとどまったり退行したりしていることも少なくない．

❹ コミュニケーション能力は年齢相応か

言語発達はもとより，他者とのかかわりのもち方，応答の連続などが年齢相応かを把握する必要がある．一見言語発達がよいようにみえても，会話が続かない子どももいる．その評価が必要である．

❺ 分離に対する不安や診察への不安は適度か

分離に対する不安，初めての人に対する不安など，面接に伴う不安が適度かどうかを評価する．不安が強すぎるのも問題であるが，全く不安を示さずに希求のみが強すぎるのも問題である．このことは，日常での人間関係を評価することにつながる．

❻ 面接に協力的か

面接に協力的かどうかはその面接内容の信頼性にもかかわり，その後の治療のあり方にも影響する．思春期の子どもで，一見面接に拒否的な子どもが面接を進めていくと実は素直で協力的であることは少なくない．子どもの他者関係のとり方のパターンの把握などにもつながる．

❼ 注意の状態や衝動性

面接に対する集中力，描画や遊びのなかでみせる注意転動や衝動性に関しての観察は重要である．

❽ 行動が過少であったり過多であったりしないか

　動きが静止できずにずっと動き続けていたり，1つ1つの行動の開始が遅かったり，全体的に行動が少ない子どももいる．それらの所見をとることも必要である．

❾ 声の大きさやスピードなどの話し方の問題はないか

　人前ではほとんど声が出せない，せかされるように早く話す，など話し方も所見として評価するように心がけるとよい．

❿ 面接者とのかかわり方は年齢相応か

　困ったときにどのように面接者を求めるのかは愛着形成の把握にも重要である．また，年齢の高い子どもでは反抗的である場合もある．

⓫ 共感性は適当か

　会話や遊びのなかで，他者の感情に共感できるかを把握しておくことは評価のうえで大切となることが多い．

⓬ 現実検討識は保たれているか

　幼児期の子どもでは空想上の友達（人間だったり動物だったりする）をもつことがある．西洋文化に比べて日本では少ない傾向にあるが，よく聞くとそのような空想をもつ子どもはいる．しかし，現実とファンタジーの区別はついており，「本当にいるの？」と聞くと，「いるわけないじゃない」という答が返ってくることが多い．また，現実にはない「〜しろ」という声を聞くという子どもはけっして少なくない．これは厳しい養育者の規範を内在化できない結果であったり，虐待者の声を虐待がなくても聞くような解離の問題であることも多い．また偏った認知へのこだわりから，非現実的ストーリーを展開する広汎性発達障害の子どももいる．さらに，思春期の自意識の高まりから，周囲の人々に見られているように感じるという場合も多い．つまりそのような幻覚や妄想などの現実検討識 reality testing の問題があるからといって子どもの場合は，精神病とは限らない．しかし，その所見を把握することは見立てとそれに基づく治療の組み立てに重要である．子どもは自分から幻覚や妄想を語ることは少ない．面接の

なかでそれを確かめておくことは非常に重要である.

⓭ 感情は適度か

- 優位気分はどのあたりか

  悲しい話でうつうつとしたり,楽しい話で気分が弾むのは当然であるが,全体を通しての気分のレベルを判断する必要がある.なかには,全体的にうつ状態であったり,テンションが高く躁的な状態にあることもある.

- 感情の幅は適度にあるか

  感情が適度な幅をもって動いているかを観察する.うつ状態の場合は平坦になりがちである.

- 感情の動きは激しすぎたり遅すぎたりしないか

  会話や遊びの内容で極端に感情が上下に動いたり,感情が遅れて動くことがないか観察する.

- 感情の深み（分化）はあるか

  感情は発達によって分化する.同じ笑顔でも状況に合わせて微笑んだり大笑いをしたりする.いつも同じ顔でにこにこしている場合には深みが感じられないこともある.それも1つの所見である.

- 感情の表出方法は適度か

  感情を表出している方法が年齢相応で適度かを判断する必要がある.中学生でありながら,いらいらしたときに3歳くらいの子どものように寝そべって駄々をこねるとしたら,それは1つの所見として抽出する必要がある.

- 状況や話の内容に適した感情か

  悲しい話で笑い出したり,楽しい話で泣くなどのことがあれば,不適切な感情表出である.それは重要な所見である.

⓮ 不安の強さ，長さ，現実度は適度か

不安とは,人間が生きていくうえで危険を察知して対応するために重要な心的動きである.しかし,それが強すぎたり,長期になりすぎたりすれ

ば，日常生活に障害となる．また，現実の危険に対する不安は当然であるが，不安の対象が非現実的である場合は精神的問題として重要な所見である．

⓯ 用いられている防衛機制は年齢相応か

不安に対してどのようなコーピングを行っているかを判断し，年齢相応の防衛機制が使えているかを判断する．年齢の高い子どもが否認や回避を主とした防衛機制を使っていたり，反動形成などの不適応を起こしやすい防衛機制になっていないかを判断する．

⓰ 会話や遊びのテーマの流れは年齢相応で適度か

- テーマが連続して流れているか

    テーマが連続せずに分断化されている場合などがある．その判断が必要である．

- テーマにまとまりがあるか

    テーマとしてのまとまりがなく，ストーリーが発散して収束しない傾向などを捉える必要がある．

- 内容は適当か

    話の内容が年齢相応かを判断する．

- テーマの突然の変化がないか

    テーマが突然変化したときには変化直前のテーマが子どもにとってなんらかの負担になっていたと考えられるときがあり，注意が必要となる．

⓱ 全体の統合度

面接全体を通して，子どもの統合度を判断する必要がある．面接の最中に人格が変わるように変化したり，統合が保てない状況が存在する場合は重要な所見として考える．

(4) 疑われる診断を確かめるための質問

前述のように一般的な質問で所見をとりながら，なんらかの精神障害を疑ったときにはその症状に関する質問を加える．例えば，うつを疑ったときには，うつ感情，興味の低下（それまで楽しめていたことが楽しめな

など），エネルギーの低下，睡眠障害，食欲の変化，自己評価，希死念慮などの質問をすることに加え，鑑別や合併症の判断のために，現実検討識（感情障害による精神病状態），記憶が飛ぶこと（解離），強迫症状などに関しての質問を加えて診断の助けとする．

　同時に精神状態診察で得た所見に関して，子ども本人のみならず，養育者から情報を得る必要が生じることもある．例えば，広汎性発達障害を疑うときには幼少期からの言語や社会性の発達を確かめなければならない．また発達の経過を詳細に聞いて，遅れなのか退行なのかを明確にしなければならないこともある．

3. 見立て formulation

　まず，子どもの精神状態診察から得られた所見をまとめる．その所見と問診をもとに，子どもの現在の精神状態（感情，不安，それに対する自我の対応パターンなど）を把握し，併せて神経発達，認知の発達，自我の発達，関係性の発達が年齢相応かを判断する．そして家族の状況や集団での状況などの情報を加え，子どもが呈する問題が起こったメカニズムに関する仮説を立てる．ただし，症状形成のメカニズムは本来複雑なものであり，ある一方向からの見方のみが正しいというわけではない．いろいろな面からの仮説を立てることが可能である．したがって自分の立てた仮説だけが正しい唯一のものではないことを意識すべきであるが，メカニズムに関する仮説を立てることは，その後の介入方法を考えるうえで重要である．特に，どこが悪循環になっているのかを見つけるような姿勢をもつと，治療に結びつく介入ポイントを見いだす仮説をもつことができる．

　仮説はその面接者が習得したそれまでの知識が動員される．さまざまな引き出しをもっていることが見立てを豊かなものにすることは当然であり，心理発達の多くの理論や生物学的な知見を常に吸収して自分のものとして使えるようにしていることが求められている．また，ある子どもの症状を診たときに，常に現在の先端の考え方を知り，同様の症例がないかを本や

雑誌をあたって調べることも必要である．

　ある障害に関する専門家のなかには，狭い範囲の問題に関してのみ対応する場合がある．例えば，自閉症の専門家のなかには，その興味は「自閉症であるかないか」であり，自閉症でないときには，子どもや養育者が困っていてもその見立てや診断を行わない場合すらある．そのような専門家はその分野に関しては非常に詳しく経験も豊富であるが，自分の専門以外に関しては自分の限界を知り，ほかの専門家に紹介するなどの姿勢をもたなければならない．最終的な目標は子どもの心身の健康と幸せであり，診断をつけることではない．ただし，真の子どもの心の専門医はそのような狭い専門家ともうまく連携して子どもと家族がより幸せに暮らせるような総合的支援に結びつけるような知識と技術が必要である．総合的支援が行えること自体が強い専門性なのである．総合的な支援に対する誇りをもつことが重要である．

4. 診　断

　診断は治療に役立つだけではなく，他の専門家とのコミュニケーションにおいても重要である．しかしながら，精神科診断は現在の診断体系（Chapter 4-B を参照）に基づいてなされることになっており，それが絶対的真実というわけではなく，ラベルを貼ることが子どもにどのような影響をもつかに敏感である必要がある．

　また，診断は現在の診断であり，時間経過によって変わり得るものである．現時点での診断として最も考えられるものを選び，鑑別すべき診断をあげる．そして，合併診断も明確にする．

5. その後の情報収集

　診断のために行われる面接は1回から多くても3〜4回である．そのなかで，鑑別や治療の選択のためにさらに情報を得る必要が生じることがある．例えば，神経学的検査・心理検査，学校からの情報収集などである．

ただし，検査を行うことは負担の多いものである．不必要な検査をルーチンに行うのではなく，検査の目的を明確にして選択する必要がある．

a. チェックリスト

　子どもの精神状態を行動観察から把握する目的でつくられた CBCL（Child Behavior Checklist），うつの症状を把握する目的でつくられた CDI（Child Depression Inventory）など，よく使われるチェックリストがある．これらのチェックリストはそれだけで診断ができるものではなく，補助として用いられるものである．評価の時間が短く，すべての質問項目を聞くことができないなどの場合や治療の効果判定に役立てたいときなどに用いられる．詳しくは Chapter 4-B を参考にしてほしい．

b. 神経学的検査：脳波，CT，MRI

　てんかん，脳器質障害（脳腫瘍，もやもや病，神経変性疾患など）を鑑別しなければならないことは多い．面接において器質的病態が疑われることもある．例えば，時々手足の麻痺や意識障害を起こし，転換性障害を疑われて受診した小学校低学年の子どもの場合，どのような場合に麻痺や意識障害が起きるかを把握したところ，運動をしているときやどきどきする状態になっているときであることがわかり，過呼吸をしっかり行った脳波をとって rebuild up があることで，もやもや病と考えられた例もある．

　ただし，器質的疾患を怖がってすべての子どもに脳波や CT を行うのは過剰検査である．明らかに器質的疾患であると考えられる症状があるとき，および精神的問題としては精神状態診察と訴えられた症状の間に矛盾が生じていると考えられたときなどに，器質的疾患の鑑別が必要となる．

c. 血液検査

　血液検査も同様に代謝・内分泌疾患や肝障害などによる二次的な精神障害を疑ったときに行われる．頻度の高い問題としては，甲状腺機能障害

がある．甲状腺機能亢進症も機能低下症も精神症状を呈する．うつ症状や自律神経症状を伴う焦りの感情が強いときなどには甲状腺機能の検査を行う必要がある．甲状腺機能障害は甲状腺腫脹がなくても起こる場合があり，注意する必要がある．

その他，代謝・内分泌疾患などでは精神症状を伴うことも少なくない．疾患によって呈される可能性のある精神症状を把握しておく必要がある．

d. 心理検査

知能検査，その他の認知機能検査，投影法検査などが心理検査として重要である．どのような機能をみたいかで選択する検査が異なる．Chapter 4-C（p.114）を参考に，その子どもに必要な心理検査を行うようにする．心理検査の読み方や心理検査の限界も会得しておく必要がある．

特に投影法検査は子どもに精神的負担を与える可能性がある．また，投影法検査はその結果に統計学的なエビデンスが少ない．投影法検査はあくまでも面接による評価の補助であることを認識しておく必要がある．

e. 面接に来なかったほかの家族からの情報

面接には来なかった家族のメンバーからの情報が必要になることがある．家族のなかには子どもだけ面接に連れてくればよいと思っている場合もあり，子どもの発達歴がわからない人が付き添ってくることもある．必要な情報を集めるためには，そのときに来院しなかった家族に会う必要が生じることもある．

f. 学校や保育所からの情報

学校や保育所などからの情報が必要になることは少なくない．学校と連絡をとるときには養育者と子どもの承諾を得ることが必要である．どこまで学校や保育所に話してもよいかという点に関しても相談しておく必要がある．

g. その他の機関からの情報

虐待通告があって児童相談所がかかわっている場合，家族への相談を保健機関や福祉機関が行っている場合などでは，情報を得ると同時にその後の連携が必要となる．できるだけ養育者と子どもの承諾を得て連携を行うほうがよいが，虐待の場合にはそれがなくても連携をする必要がある．子どもを守るために重要だからである．

6. フィードバック

面接を行った後は，どのように見立てて診断したかを養育者と子どもにフィードバックしなければならない．フィードバックは治療の入り口ともなる．十分な時間をとって行う必要がある．単に診断を告げるだけではなく，見立てに関してもわかりやすくフィードバックし，それをもとに治療をどのようにしたらよいと考えられるかを伝える．子どもの尊厳を十分に尊重しながら，どのように手助けができるかを親子に伝えることが求められる．部分的には親子別々に伝える必要が生じる場合があるが，基本的には同じ認識をもってもらうために親子一緒の場面で伝えるほうがよい場合が多い．

〔奥山眞紀子〕

B 質問紙法・直接観察法・半構造化面接法，ICD/DSM の成り立ち

子どもの発達や行動の評価法にはさまざまなものがあるが，質問紙法，直接観察法，半構造化面接はその代表的なものである．評価法としての研究は，英語圏では 1960 年代～1970 年代後半にかけてさまざまな角度

から検討された．時に，診断法として質問紙法と直接観察法，直接観察法と半構造化面接法などを対比し，どちらが有用かなどの検討が真剣に論じられた時代もあった．しかしながら，現在ではそれぞれの利点を生かしながら，これらを組み合わせて総合的に判断されるようになっている．

それぞれの方法に，標準化 standardization，信頼性 reliability，妥当性 validity，有用性 utility などの問題がある．これらの研究方法としての問題点や考え方をここで論じるのは紙面に限りがあるため，さらに興味のある方は文献[1-3]を入り口として参考にしてほしい．

ここでは，筆者がロンドン大学留学中に所属していたテイラー（Taylor, E.）教授の臨床チームで直接体験し学んだことを中心に，ラター（Rutter, M.）教授，ユール（Yule, W.）教授，グラハム（Graham, P. J.）教授，リッチマン（Richman, N.）女史などに直接質問して確認したことなどをもとに，実際の症例を提示しながら解説する．

1. 信頼性，妥当性

信頼性は，同じ対象に対してある観測をした場合，同じような測定値が得られているかどうかを観察する指標であり，実際に観測した得点のなかに真の得点が占める割合のことをいう．それに対して，妥当性とは，ある尺度やテストの，特定の変数に関する測定道具としての適切さを示すものであり，意図した特質や能力を測定できているかどうかを示す指標のことである．これを理解しやすくするために，図1にダーツのアナロジー[4]を用いて示す．

妥当性の研究は，1960年代から1970年代後半までと，1980年代後半に入り，メシック（Messick, S.）が登場してからで大きく変わってきた．これらの詳細は，Web資料として簡単に手に入る文献[5]に紹介されている．これらの基本的考え方の変遷を受け，文献[1-3]も内容が変更されてきているので，研究法の変遷を確認したうえで読むと理解しやすいと思われる．

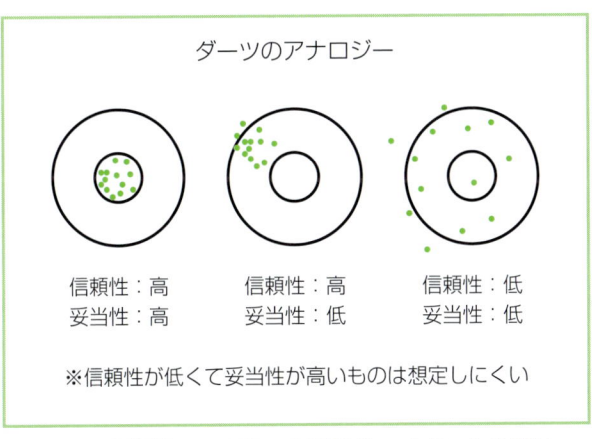

```
ダーツのアナロジー

信頼性：高          信頼性：高          信頼性：低
妥当性：高          妥当性：低          妥当性：低

※信頼性が低くて妥当性が高いものは想定しにくい
```

図1　信頼性 reliability と妥当性 validity との違い
(文献4より)

　結論からいうと，人間である評価者が，直接，人間である評価対象の子どもあるいは人間である養育者を通して評価することになる児童青年期の精神医学の臨床においては，質問紙法・直接観察法・半構造化面接法のいずれにおいても，完璧な標準化は困難であり，それぞれの手法の本質と限界を知ったうえで，使い分ける，あるいは組み合わせて使用することが重要となる．このことは，1987年の筆者のイギリス留学時に，子どもの行動評価や行動療法の専門家であるユール教授が明確に述べていた．

2. 事例紹介

　家族の許可を得て，次の事例を紹介する．
　事例はA，二卵性双生児の第2子である．生後4か月より当院のかかりつけであった．年齢が上がるにつれて第1子の女児と比較して発達の遅れが明確になり，2歳2か月に母親より正式に発達の相談があった．図2〜図9に経過を示す．当初から母親はAの状態について自分なりに情報の収集を行っており，広汎性発達障害を疑っていた．4歳5か月時に児童相談所で行った田中ビネー検査でIQ 83，SM社会生活能力検査でSQ 84で

あった．現在，5歳5か月となり，現時点の最終診断はslow developer（生活年齢で判断すると発達の遅れがあるが，明確な知的障害ではなく，最終的には定型発達の範囲に入ってくる可能性のある子ども）である．Aくんの資料を用いて，質問紙法，直接面接法，半構造化面接法を解説する．それぞれの詳細な解説は，入門書として文献[6-8]の一読を勧める．

3. 質問紙法

　心理学の研究や応用の分野で，質問紙法は最もよく使われる検査法である．ここでいう質問紙とは心理尺度として用いられる質問紙であり，単なる調査紙とは区別して用いなければならない．例えば，図2の紹介受付時のまとめは調査紙である．患児自身の同定や患児を取り巻く環境の事実関係の確認と，とりあえず相談者が考える相談事項を，電話を受けた担当者が記載したものである．図3（p.94～97）の発達行動質問紙（両親用）は，相談を受け付けた後に家族に渡し，診察の前に記載してきてもらうものである．これも調査紙である．図3-2，図3-3の項目は，筆者が福岡大学病院小児科の発達行動外来で経験した事例をもとに，複数回答の相談事項としてあげられた項目を睡眠や排泄などといったカテゴリーごとにまとめたものである．これはラター教授らが，Rutter's Rating Scale を作成する前準備として行った方法に準じて作成したものであるが，それだけではこれも調査紙となる．

　これを質問紙のレベルに高めるためには，次のようなことが必要とされる．①この質問紙で養育者が訴えた子どもの問題点が，その後の直接観察法や面接法を組み合わせた評価の結果，確認された真の問題点とどの程度一致するか，②養育者に再度同じ調査紙に記入してもらい，どの程度一致するか，などである．この議論のときに，「妥当性を確認するためには養育者が調査紙に記入する時点で，どのくらい調査紙の意味を理解しているか」「調査紙の信頼性を確認するためには，時間をあけずに再度記入してもらわなければならない」「人間は学習の能力が長けているので，

B 質問紙法・直接観察法・半構造化面接法，ICD/DSMの成り立ち

紹介受付時のまとめ

紹介受付日：平成Z+2年Y+3月　日　紹介者名：母よりTEL.

（欄外メモ）井上小児科に相談のTELをしたら，森の家へと言われた。

患児氏名：A君　（男）女　　生年月日：平成Z年Y月　日（CA：2.02）

現住所：

電話：

園・学校名：

担任名：

かかりつけ：

相談事項：

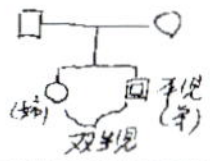

#1．ことばの遅れ
　　何でも，姉（双子）と比べて感じるが，言葉は特にそうである。姉は，オウム返しも進んだが，本児はほとんど話らない。自発語もない。"ジュース"に対して，時々「ペー」と言う程度，用がある時はクレーンハンド。

#2．マイペース
　　手遊びで「ひげじいさん」「げんこつ山」を親がすると喜んで見てる，模倣はしない。ひとり遊びが主になっている。母の兄の子（本児のいとこ）（女児）を一緒にいることが多いが，姉ばかり遊んで，本児は間に入らない。大人が誘導すればかろうじて，いとこと。

#3．集中すると周囲のことは関係なくなる。
　　姉は，好きなビデオでも，大人との関係を保てるが，本児は，ビデオを見始めればそれでよい。

#4．母の後追いをしない。
　　姉は，母の後追いをするが，本児はしない。

（欄外メモ）問診票／母子手帳

初回面接場所：井上小児科・森の家・中津児童相談所・保健所・中津市役所
　　　　その他：ふたりで遊んで，3～4日。

時　　間：平成　年　月　日　時　分

来訪予定者名：

図2　紹介受付時のまとめ

子どもの心のあり様を的確に捉えるために

発達行動質問紙（両親用）

子どもの名前： A 君　　（男・女）　生年月日：平成Z年Y月　日（CA：2.02）
記入者氏名：　実母 C　　　　　　　記入日：平成Z＋2年Y＋3月　日
保育・幼稚園・学校名：　　　　　　学　年：＿年＿組（＿＿＿組）
学　校　区：　　　　　　　　　　　担任名：

Ⅰ．ご両親の考えられる子どもさんの主な問題点（相談したい事）を下記に記入して下さい。
1) 一人遊びが多い事
2) 好きなテレビやビデオだと、母親に構ってほしがる事もなくずっと見ている
3) 簡単な言葉の遅れ
4) 内股歩行が気になっている
5)
6)
7)
8)

Ⅱ．子どもさんに、病院に来る事をどのように説明していますか？

Ⅲ．どなたの意見で、病院に受診しようと考えられましたか？

双児（女 男）ですが、幼少の頃は姉の成長の方が早いと解っていても、月次を重ねる度に成長の差が広がり、少し気になってきました。"その子らしさを出す子育て"という本を読んでいく中、男児と重なる所も多く、自身で判断し受診しようと思いました。

"高機能自閉症 アスペルガー症候群"「その子らしさを出す子育て」
著者…吉田友子　発行所…中央法規出版（株）

井上小児科医院／中津発達行動相談室／TEL．●●●●-●●-●●●●

図3-1　発達行動質問紙

B 質問紙法・直接観察法・半構造化面接法，ICD/DSM の成り立ち

以下の質問項目の中であなたのお子さんに該当する項目につきチェックして下さい。

1 発育・栄養・食事などで気になることがある： □ 大いにある ☑ ある □ ない
□ 体重が増えない　□ ミルクの飲みが悪い　☑ 偏食　□ 食欲のムラ
□ 食べるのが遅い　☑ 自分で食べられない　□ お箸・スプーンなどを上手く使えない
その他：食べた事のない物、初めての物には、なかなか 口をつけない

2 睡眠について気になることがある： □ 大いにある □ ある ☑ ない
□ 寝つきが悪い　□ 一人で寝られない　□ 寝が浅い　□ 夜驚　□ 夜間遊歩
□ 遅くまで起きている　□ 朝が起きられない　□ 寝ぼけがひどい
その他：

3 排泄について気になることがある： □ 大いにある □ ある ☑ ない
□ オムツがとれない　□ おしっこ・うんちを教えない　□ 一人でトイレに行けない
□ 夜尿　□ 遺尿　□ 遺糞
その他：

4 言葉のことで気になることがある： □ 大いにある ☑ ある □ ない
☑ 言葉が遅い　□ 理解が遅い・悪い　□ 話し方がおかしい　□ 人前で話せない
その他：（ダー！ゴー オッ ジーイ、バー等）この様な言葉。

5 日常の生活行動で気になることがある： □ 大いにある ☑ ある □ ない
□ 衣服の着脱が上手くできない　□ 落ち着きがない　☑ 遊び方が気になる
□ 簡単な手伝い・伝言ができない　□ お金の使い方を知らない　□ 自分一人で過ごせない
その他：相手をしてあげると遊ぶが、一人で遊ぶ時間が多く、年頃の子が居てもあまり興味がなさそうな感じがする。 よく耳をふさぐ様にして手を耳にあてている

6 特に強い不安を示すことがある： □ 大いにある □ ある ☑ ない
□ 分離不安：お母さんがいないとパニックになる　□ 園や学校を怖がる
□ 特定の物や状況を怖がる：動物／人／場所／その他
その他：

図 3-2 発達行動質問紙

7 気分の問題で気になることがある： □ 大いにある　☑ ある　□ ない
　□ イライラしている　□ ひきこもっている　□ 元気がない　□ 落ち込んでいる
　□ すぐ泣く　☑ すぐ怒る　□ 気分にムラがある
　その他：

8 攻撃的な／反社会的な／非行的な行動： □ 大いにある　☑ ある　□ ない
　□ かんしゃく　□ 乱暴な言葉を使う　□ 殴る・蹴る　☑ 物を壊す　□ 嘘をつく
　□ すぐ喧嘩する　□ 盗癖　□ 家屋破損・侵入　□ 放火　□ 学校をさぼる
　□ 夜間徘徊　□ シンナー／アルコール／薬物常用　□ 家出
　□ 権力への反抗：両親／学校／警察／その他
　その他：双児の女児が積木で積み上げてると、よく壊してしまう

9 親子関係／兄弟・仲間関係で気になることがある　□ 大いにある　□ ある　☑ ない
　□ うまく協力できない　□ うまく話せない　□ 遊べない　□ 決まった友達がいない
　□ 一人でいることが多い　□ 乱暴をする　□ 変に気を使う　□ 一人勝手な行動が多い
　その他：

10 心理社会的な要因が考えられる身体症状：　□ 大いにある　□ ある　☑ ない
　思いあたる症状を書いて下さい：

11 その他に何でも相談したい事があるときは、何でも結構ですので下記に書いて下さい。
　今回の受診にあたり、私（母親）気にしすぎかとも思いましたが、素人判断をせず、現実を知る事で、次へのステップへ進めると思います。何かあれば遠慮なく教えて頂きたいと願います。よろしくお願い致します

※裏の余白をご自由にお使い下さい。

図3-3　発達行動質問紙

双児が11ヶ月頃に、社会福祉協議会の有償ボランティアで、子育てヘルパーを利用して以来、6月まで2日に1回、来てもらい、7月より、午前中は毎日、昼からは2日に1回、来てもらって、私（母親）は、実家の事業の経理事務の仕事をしております。双児が1才前後の頃、名前を呼ぶと、女児は大きな声で返事をし、男児も小さい声ではありますが、両手をあげて返事をしていました。運動面でも双児に大差はありませんが、ハイハイから一人立ち、つかまり歩き、階段を昇ってきました。食事は、6ヶ月頃からよくでて、1才を過ぎる頃には、何でも食べていました。男児の件で気になりだしたのは、2才半（1才.8頃）からで、双児の成長の差がひらいてきているのではと思いだしてからです。

まず、遊び方で、女児は ごっこ遊びをよくします。男児はしません。ビデオやテレビで覚えた遊びや指遊びを女児はよくします。又してあげると、とても喜びます。男児は自分の好きなものだけは、してあげると喜びますが、自分からはあまりしません。

他人の物との区別も女児にくらべると、ない様に思います。食事も、味が解らない物は、男児は口にしないので、出来るだけ無理にでも口の中に入れて味見をさせてから、気に入れば食べてくれます。仕事に行く時、双児に見つからない様に、その場を離れていくのですが、女児は居ないと気がつくと母親を探して回るそうですが、男児はこれと言って特に泣くとか、探すという事は、ないそうです。(昨日、今日と、母親の後を追って、居なくなると探している・・・と報告がありました)

言葉が遅れている為、何かしてほしい時は大人をそこに引っ張っていくとか、手をそこにもっていったりもします。又、女児は言葉も大人の真似を［し］動作もよく真似ますが、男児はあまりしません。（拍手や、笑ったりはよく真似ます）

もしかしたら、少し遅れているだけで、何人差が出てきているのかも、母親の気にしすぎかも、と今でも考えてしまいます。

図3-4　発達行動質問紙

子どもの心のあり様を的確に捉えるために

中津発達行動相談室：森の家初回来院時のまとめ

氏　　　名：__A__　殿　　　　　性別：男　　生年月日：平成Z年Y月　日
相談受付日：平成Z＋2年Y＋3月　日　　相談受付：X
初　診　日：平成Z＋2年Y＋3月　日　　初診時年齢：2歳2か月
現　住　所：〇〇　　　　　　　　　　電話番号：
かかりつけ：井上小児科医院
家族構成：

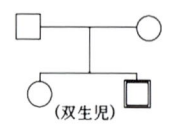

続柄	氏　名	生年月日	年齢	学校・職業など
実父	B		44	会社員
実母	C		41	会社員
第1子	D	平成Z年Y月　日	2	在宅
第2子	A	平成Z年Y月　日	2	在宅

（双生児）

紹介経路：平成Z＋2年Y＋3月　日、井上小児科医院に電話で相談したら森の家を紹介される。

来院時状況：
　平成Z＋2年Y＋3月　日の来所時の様子。
　　母親・姉と本児の3人で来所。予防接種で何度も来ており本児も場所を覚えており、さっさと車から降りて歩いて玄関を入って来たとのこと。
　　入室後、職員と視線は合うが「こんにちは」の声掛けには応じない。自分からボールプールに行ってボールを投げたり、クルクルチャイムを見つけて遊んだりする。その際、母親がボールを取ってあげ手渡す時「ありがとうは？」と言うと、本児が「あーとー」と答える。続けて職員が取ってあげると本児の方から「あーとー」と言ってくる。
　　また、ミニカーを4～5台、横一列に並べていると途中で姉がミニカーを動かして列が崩れるが本児は何も言わず遊んでいる。お集まりにも参加するが、歌やシール貼り・おやつなどのすることがはっきりしているところでは、その場で過ごすことができるが、おやつの時間が長くなる（5分程度）と離席して動こうとする。それを止めると機嫌が悪くなる。
　　最近、やっと母親の後追いをするようになったとのこと。

主　訴：#1　**言葉の遅れ**
　　　　　　　自発語が少ない、数単語のみ、用があるときはクレーンハンド。
　　　　　#2　**マイペース**
　　　　　　　ひとり遊びが主になっている。
　　　　　#3　**集中すると周囲のことは関係なくなる**
　　　　　　　大人との関係はなく、ビデオだけが見られればよい。
　　　　　#4　**母の後追いをしない**
　　　　　　　姉はするが、本児はしない。

図 4-1　森の家初回来院時のまとめ

発　達：
　　妊娠前…母が 35 歳の時、子宮筋腫の手術をＷ産婦人科医院で受ける。２週間の入院で、経過は順調だった。
　　妊娠中、特に問題なく出産に至る。
　　第 36 週 2days、体重 1,754 g・身長 41.0 cm・胸囲 28.0 cm・頭囲 31.0 cm で出産（双子の姉と）。帝王切開だった。低出生体重児でＶ大学病院・NICU に 3 日間入院し、その後は産婦人科医院へ戻り、母の体調が整ってからの退院となった。仮死、その他異常はなかった。
　　頸定 4 か月前、寝返り 7 か月頃、座位 7 か月頃、ハイハイ 9 か月頃、つかまり立ち 10 か月頃、つたい歩き 12 か月、始歩 1 歳 1 か月頃。始語 1 歳 6 か月頃（「ばー（ばいばい）」、「だーだー（●●●）」など）。その後「あーとー（ありがとう）」、「●●●ー」、「おいしー」など言うようになる。2 語文はまだ出ていない。
　　遊びは、1 歳頃…ボールを転がして遊ぶ・音のでる玩具が好き、1 歳半頃…ミニカーを押したり並べたり、積木を縦横に並べることが好き、2 歳頃…色々な玩具で遊んだり、絵本を見るのが好き。また、大人が相手をするときりがない位遊びたがる。最近は、模倣ができるようになる。例えば、ビデオで「あいうえお」と言っているとを真似たり、母がハミングすると真似たりする。
　　言葉は、始語…1 歳 6 か月頃（「ばー（ばいばい）」、「だーだー（Ａの名前の一部）」など）。2 語文…未だ。現在…「あーとー（ありがとう）」、「Ａー」、「おいしー」などの自発語が有り、語彙は少ないが動作模倣や音声模倣が多くみられるようになってきた。また、訴えは、発語が少ないので、視線で訴えたり、クレーンハンドで示したりする。
　　1 か月健診（Ｗ産婦人科医院）、4 か月・7 か月・1 歳 6 か月健診（市町村集団）。発育は、生下時は未熟児であったが、3 か月過ぎには、ほぼ標準的なものとなる（母子手帳より）。

初診時診断：　　＃ 1　言葉の遅れ

（●●●は本児の名前）

図 4-2　森の家初回来院時のまとめ

A殿　（平成Z年Y月　日生まれ、現在、2歳4か月）

発達経過のまとめ（平成Z＋2年Y＋5月○日）
　森の家（平成Z＋2年Y＋3月○日　CA2:02通院開始～現在）

　以下のまとめは、平成Z＋2年Y＋4月△日、△＋7日(CA2:03)、Y＋5月△＋28日(CA2:04)の評価に基づいている。

1．発育・栄養：
　身体発育は発育曲線の上の方である。発育は順調である。（平成Z＋2年Y＋3月○日、CA2:02、身長88.1cm、体重13.0kg）

2．視覚機能：
　約2m離れた場所から、紙芝居を目を細めることなくじっと見る。約5m離れた場所にいる母に向かってまっすぐに走る。視力検査は行っていないが、視覚機能に問題はないと考えられる。

3．聴覚機能：
　背後から鈴の音がすると振り返る。ピアノが鳴ると耳をふさぐことがある。聴力検査は行っていないが、聴覚機能に問題はないと思われる。
　平成Z＋2年Y＋5月△＋28日(CA2:04)に、父の携帯電話（音楽）が鳴る（音量は中位）と耳をふさぐことが1度だけみられた。嫌いな音のようである。

4．運動機能：
【移動運動】
　階段を登るときは、片手をつなぐと両足交互に登ることができる。1人で登るときは1段ずつ足を揃えて登る。階段を降りるときは、片手をつなぐと両足交互や1段ずつ足を揃えて降りることができる。1人で降りるときは、後ろ向きにしゃがんで降りる。
　高さ10cmの台からは両足揃えて飛び下りることができる。高さ20cmの台から降りるときは、片足ずつ降りる。家でこたつの上（高さ約30cm）から片足ずつ降りる。
　両足揃えて前に跳ぶことはしない。
　片足立ち、その場跳びはしない。
【手の運動】
　右手が先に出ることが多いが、マジックでおえかきをするときは、両方の手を使い、両手で同時に書く。
　マジックは左右の手で持つ、握りで持ち、人差指側にペン先がくる。なぐり書きをする。ぐるぐる丸は書くことはできない。
　1辺が4cmの立方体の積木を縦に5個、横に3個並べることができる。
　ボールプールのボールは右手で持ち、上から投げることができ、約1mは飛ぶ。しかし、相手に向かって投げることはできない。また、「投げて。」と本児に言うとボールを持って来ることもある。相手が投げたボールを受け取ることはできない。
　直径15cmのボールを両手で持ち、前に押し出すように投げる。約30cmは飛ぶ。相手に向かって投げることはできず、相手が投げたボールを受け取ることもできない。

5．遊びの展開：
　1人遊びが中心である。
　双子の姉の様子は見ていて、姉が遊んでいるクルクルチャイムに興味を示し、ボールを上から入れて遊ぶことはある。姉の横でボールを入れる。いつも姉の遊びに興味を示すわけではない。姉が遊ぶ玩具の中で本児が興味を示すものは、クルクルチャイム、スイッチを入れると音の出る玩具、アンパンマンの顔の出る玩具などである。他児の遊びも見ていることはあるが、手は出さない。
　双子の姉が本児の遊んでいるアンパンマンの顔の出る玩具を取ることがある。「ワー。」と泣き、母の所に行くが、すぐにあきらめ、他の玩具に行く。長泣きはしない。玩具を取り合うこともない。
　当所で好きな遊びはボールプール、くるくるチャイム、ミニカーなどである。ボールプールは母と一緒に入ると、にこにこ笑う。特定の色のボールに興味を示すことやボールをじっと見ることなどはない。ボールプールの中に顔を隠し、「いない、いない、ばあ（聞き取りにくいが、そのように言っているようである）。」と言って顔を出している。母が顔を出しているのを見て、模倣をしている。

図 5-1　発達経過のまとめ

クルクルチャイムは、操作を教えると一度で覚え、自分でボールを穴に入れ楽しんでいる。特定のボールでないといけないことはなく、そこにあるボールで遊ぶ。お気に入りのボールはない。ボールの動きをじっと見ていることよりも、穴にボールを入れることの方に興味があるようである。1個、穴に入れると、次々に入れようとする。全てのボールがなくなると、ボールの動きを見ることはある。

ミニカーは押して遊ぶ。マットの道路の上を道に沿って走らせることができる。「グー。」など何か言いながら走らせる。ミニカーを1列に並べることもある。並べ方は2〜4台位を縦、横どちらにも並べる。特にお気に入りのミニカーがあるわけではない。大きさ、色などもバラバラで、遊ぶたびに違うミニカーを選ぶ。並べているミニカーを姉がぐしゃぐしゃにしても怒らない。家では怒ることもあるそうである。

家で好きな遊びは、おはじきを持つこと、ミニカー、くるくるチャイムなどである。おはじきはじっと手に持つ。たまに口に入れるが、母が「ぺーして。」と言うと口から出すことができる。

他に家では、テレビで「おかあさんと一緒」など子ども向けの番組を見ることが好きである。音楽に合わせて体を動かす。特定の歌に反応するわけではないが、初めて聞く歌よりは、聞き慣れた歌の方が体を動かす。歌は好きだが、体操、ダンスなどはしない。

6. 常同行動：
ミニカーを1列に並べて遊ぶことがある。縦、横どちらにも並べる。双子の姉が列を崩すと怒ることもあるが、平気なこともある。その時によって違う。

道に落ちている石を拾うことがよくある。拾って母に持って来ることもあるが、石を並べて遊ぶことや、水の中に入れることもある。

石やおはじきをずっと持っていることがある。当所に来るときも持っていることもあるが、途中で手放す。その後は忘れた様子で、帰るときになくても平気である。

色では、黄色が好きである。ペットボトルのストローを黄色、ピンクの2種類あると必ず黄色を選ぶ。姉が皿などで黄色を持っていると、本児が怒り取る。

7. 愛着行動：
姉に玩具を取られると、必ず母の所に行く。高い所にある玩具が欲しいときは、母に抱っこを要求することが多い。母を安全基地にして遊ぶことができる。

ボールプールに母と一緒に入ると、とても嬉しそうににこにこして遊ぶ。

母も本児が興味を示すような声掛けを上手にしている。本児や姉とよく遊ぶ姿が見られる。

平成17年12月13日(CA2:04)に両親と来所するが、母は仕事で外出する。約40分経って、本児が母のいないことに気付くと保育士を後追いし抱っこを要求する。保育士を後追いしたのは、初めてである。その後は父に抱っこされ、落ち着く。

8. 認知段階：
平成Z＋2年Y＋4月△＋7日(CA2:03)に初めて内田洋行の型はめパズルを行う。1の面は、検者が丸を入れて見せると、本児も丸を入れることができる。正方形は正しく入れることができるが、偶然のようである。三角は入れることはできない。2の面もできない。

平成Z＋2年Y＋4月△＋7日(CA2:03)に初めて木製のパズルボックスを行う。丸1個は入れることができる。丸、正方形になると丸を正方形に、正方形を丸に入れようとし、そのうち両方とも入れてしまう。丸、正方形、長方形になるとやはり違う形に入れようとする。丸、正方形は偶然に入る。長方形はしない。

赤、青、黄、緑、白のマッチングを行うが、マッチングの意味を理解することができない。

スイッチを入れるとアンパンマンの顔が出る玩具がある。回す、上下に動かすなどの操作は1〜2回で覚える。

9. 言語発達：
「おいで。」「ねんね。」「ちょうだい。」など日頃聞いていることは理解できるが、「ごみ、ぱいして。」など、日頃していないことは、まだ難しい。

高い所に欲しい玩具があるときは、両手を出し抱っこを要求する。

自発語で有意語は、「あーとー(ありがとう)。」「あれ。」などである。

「デデデ」「おおお」など喃語様の発声が多い。

オウム返しでもいくつかは言葉を言う(「ライオン」「トマト」など)。

図5-2 発達経過のまとめ

平成Z＋2年Y＋4月△＋7日(CA2:03)の朝に初めて本児から家族の前で、「おはよう」と言ったそうである。
　平成Z＋3年Y＋5月△＋28日(CA2:04)に、保育士がままごとの包丁を貸すと、「ありがとう」とわりとはっきりと言うことができる。

10．生活習慣：
　食事：好きな食べ物は、ご飯、みそ汁（豆腐）、卵焼き、魚、コーンスープ、カレー、シチュー、温野菜などである。嫌いな食べ物は生野菜である。初めて口にする物は、口に入れ必ず1回出す。気に入ると食べるが、気に入らないと食べない。1人でいるとスプーンか手づかみで食べるが、誰かいると、手を持って食べさせてもらうことを要求し、食べさせてもらうことがほとんどである。1人でスプーンを持つときは右手で握りで持つ。食事中は動き回り、食事の時間は30分以上かかる。食べる量は大人の茶碗に軽く1杯は食べる。
　睡眠：夜は10時過ぎに寝る。母が横にいないと寝ない。夜中に2回位起きることがあり、少しぐずる。母が添い寝をすればすぐに寝る。朝は7時頃に1人で起きる。昼寝は午後に2時間から2時間半は寝る。
　排泄：おむつである。排尿のときは教えない。排便後に母に着いて回りぐずることが週に2～3回はある。
　衣服の着脱：着脱に介助が必要である。ズボンは1人で脱ごうとするが脱げず、上着も1人で脱ぐことはできない。上着を着るときは、母が頭を入れると、本児が手を入れる。
　入浴：お風呂は好きである。1人で洗うことはしないが、泡を体に付けることはある。顔を洗うことはできない。洗髪は頭から湯をかけると泣ため寝かせて洗う。
　歯磨き：歯ブラシを持たせると口に入れる。仕上げは母が行う。

11．発達検査：
　遠城寺式・乳幼児分析的発達検査表を、平成Z＋2年Y＋4月△＋7日(CA2:03)に実施する。
　【運動】移動運動1:09～2:06、手の運動1:06～2:03、【社会性】基本的習慣1:00～1:09、対人関係0:10～1:09、【言語】発語0:10～1:00、言語理解1:02～1:06、となる。
　津守稲毛式精神乳幼児発達検査を、平成Z＋2年Y＋3月△日(CA2:02)に行う。
　生活年齢　CA=2:02　発達年齢　DA=1:05.5　発達指数　DQ=67

12．まとめ
　移動運動、手の運動は暦年齢相当であるが、他は遅れている。特に発語の遅れは目立つ。
　母との愛着関係はしっかりとできており、母に助けを求めることができる。
　双子の姉の行動をよく見ていて、同じ玩具で遊ぼうとする姿が見られる。
　好きな遊びだと集中することができ、約20分は続けることができる。
　今後の課題としては、発語を促すようにはっきりと短い言葉で話しかけるよう、母にも伝えていく予定である。また、他児とも同じ玩具で遊べるように促していく予定である。

子どもデイサービス　森の家
作業療法士　X
保　育　士　Q
医　師　井上登生

図 5-3　発達経過のまとめ

広汎性発達障害の診断（DSM-Ⅳ, ICD-10 改変）

(1) 対人的相互性の障害
- a．非言語的調節機能の障害（視線・表情・身振り）
- b．仲間関係形成の失敗
- c．興味の共有の障害
- d．情緒的相互性の欠如

(2) コミュニケーションの障害
- a．話し言葉の遅れ
- b．会話を開始・継続する能力の障害
- c．常同的などの特有の言語
- d．社会性をもった遊びの欠如

(3) こだわり
- a．限定した興味
- b．機能的でない習慣へのこだわり
- c．常同運動
- d．物の細部へのこだわり

3歳以前に発現し，(1)2項目(2)1項目(3)1項目，合計6項目以上→自閉性障害
(1)2項目(3)1項目以上で粗大な言葉の遅れがない→アスペルガー障害

Aくん（平成Z＋3年Y－6月　2歳6か月）

(1) 対人的相互性の障害
- a．あり：視線は合いにくい．本児からの要求時は相手をよく見て視線で訴えることもあり，手を引いて行き抱っこを両手をあげ要求する．確実に物とつながる時もあれば，目的が何か分からない時もある．
- b．あり：他児への関わりは見られない．他児が関わってきても無視している．ひとり遊びが主で，同じ遊びが続かない（1～2程度転々とする）が，好きな遊び（ままごと・ボールプールなど）は，5～10分続く．
- c．あり：他児と同じ遊びをすることはなく，ひとり遊びである．
- d．あり：他児が笑っているので，本児も一緒に笑うということはない．

(2) コミュニケーションの障害
- a．あり：1歳半頃「あーい」「あけて」「まんま」など言い始め，現在は単語が10語程度で増加していない．最近（2歳8か月），言葉は増えないが母親の口をよく見るようになる．
- b．あり：簡単な質問をしても答えることはなく，会話は成立しない．
- c．なし：同じ言葉を繰り返し言うことはない．
- d．あり：ままごとで遊んでもひとり遊びで，やり取りなどは見られない．

(3) こだわり
- a．△：ミニカーや人形などを並べることはあり，好きなものから離されると30～60分位泣くが，いつも同じ遊びをしているのではない．
- b．なし：日常生活でいつも同じこと，同じ手順でないといけないことはない．
- c．なし：クルクル回る，手を目の前でひらひらさせるなどの行動はない．
- d．あり：ミニカーや人形などを一列に並べる．

子どもデイサービス　森の家
作業療法士　X
保育士　Q
医師　井上登生

図6　広汎性発達障害診断基準による評価

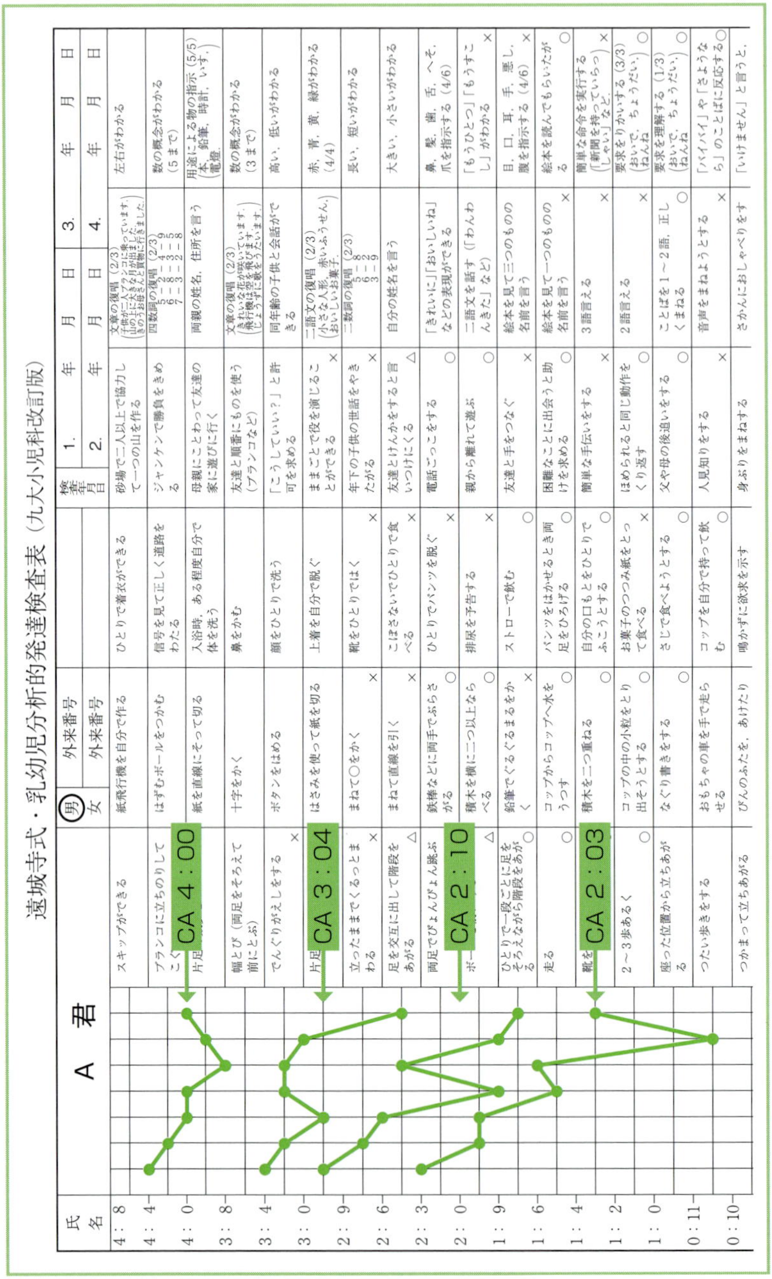

子どもの心のあり様を的確に捉えるために

図7 遠城寺式乳幼児分析的発達検査表による発達経過

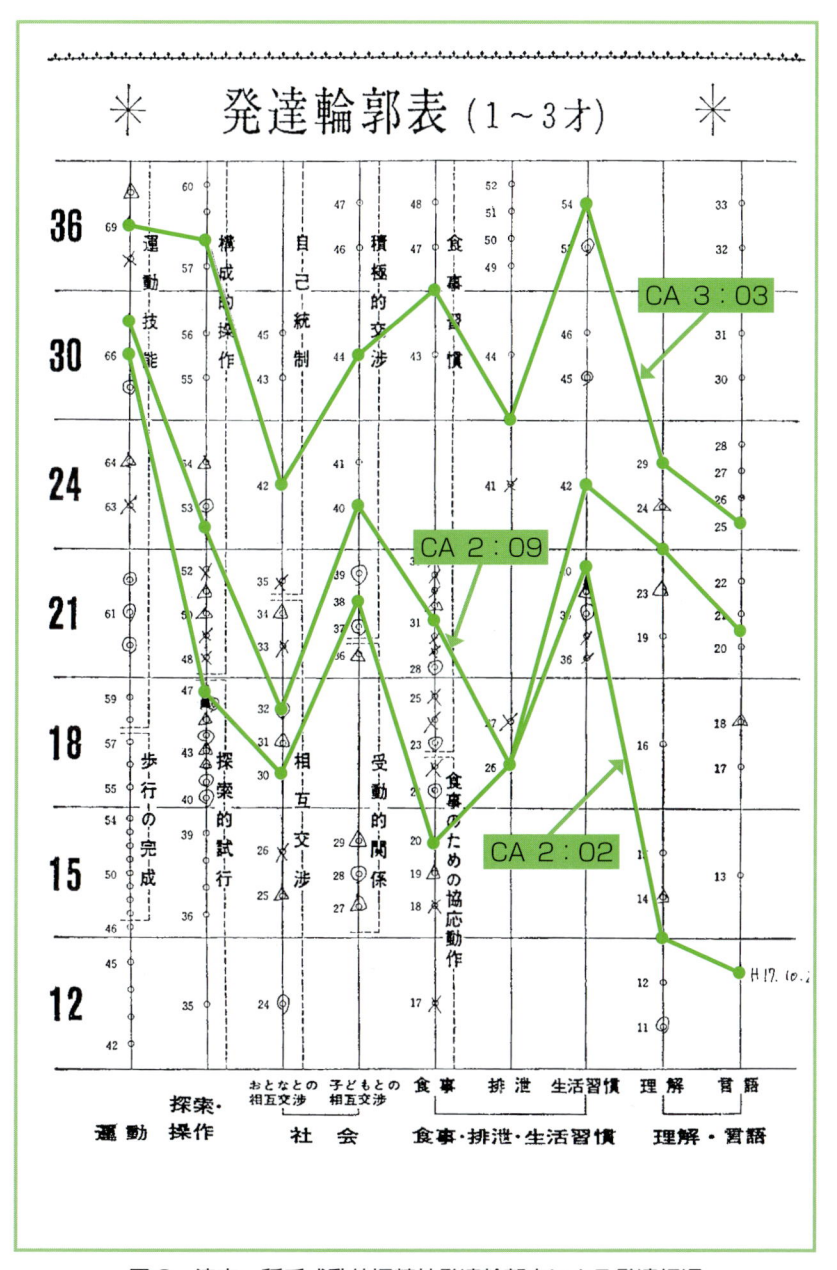

B 質問紙法・直接観察法・半構造化面接法，ICD/DSMの成り立ち

図8 津守・稲毛式乳幼児精神発達輪郭表による発達経過

	小児行動チェックリスト				
子どもさんのお名前：		生年月日：平成　年　月　日		年齢：　歳　か月	
以下のことにつき、「ある」や「ない」などに○をつけて下さい		記入年月日：平成　年　月　日			
1	視線を合せないことが多い	大いにある	かなりある	ある	⦅少しある⦆	ない
2	ひとりで遊ぶのを苦にしない、むしろ好き	大いにある	かなりある	ある	⦅少しある⦆	ない
3	同じことを長々と、し続ける	大いにある	かなりある	ある	少しある	⦅ない⦆
4	人見知りをしない	大いにある	かなりある	ある	⦅少しある⦆	ない
5	場面にそぐわない会話をする、会話がかみ合わない	大いにある	かなりある	ある	少しある	⦅ない⦆
6	話し方が不自然（単調・平坦・イントネーションがおかしい）	大いにある	かなりある	ある	⦅少しある⦆	ない
7	手のひらを自分に向けてバイバイする	大いにある	かなりある	ある	少しある	⦅ない⦆
8	お菓子がほしいときに「あげる」というなど単語の使用の誤りが多い	大いにある	かなりある	ある	⦅少しある⦆	ない
9	うれしい時でも親に見せにもってこない	大いにある	かなりある	ある	⦅少しある⦆	ない
10	犬や人などを指さして教えない	大いにある	かなりある	ある	少しある	⦅ない⦆
11	欲しいものを指さして要求してこない	大いにある	かなりある	ある	少しある	⦅ない⦆
12	自分で取れる物でも親の手をつかんで親に取らせる	大いにある	かなりある	ある	少しある	⦅ない⦆
13	ほめられてもあまり喜ばないことが多い	大いにある	かなりある	ある	⦅少しある⦆	ない
14	名前や声をかけても振り向かなかったり、周囲に関心がない	大いにある	かなりある	ある	少しある	⦅ない⦆
15	周りの人を気づかいせずマイペースで行動する	大いにある	かなりある	ある	⦅少しある⦆	ない
16	自分の遊びに介入されると嫌がる	大いにある	かなりある	ある	⦅少しある⦆	ない
17	嫌なことがあっても甘えてこない	大いにある	かなりある	ある	少しある	⦅ない⦆
18	言葉の発達が悪い（出るのが遅かった）	⦅大いにある⦆	かなりある	ある	少しある	ない
19	出ていた言葉が一時消えたことがある	大いにある	かなりある	⦅ある⦆	少しある	ない
20	ひとりごとをいう	大いにある	かなりある	⦅ある⦆	少しある	ない
21	オウム返しがある：「いくつ？」と聞かれて、「いくつ？」と答える	大いにある	かなりある	ある	少しある	⦅ない⦆
22	同じ言葉を何回も繰り返す	大いにある	かなりある	ある	少しある	⦅ない⦆
23	大人の動作（髪をとかす等）のまねをしない	大いにある	かなりある	ある	少しある	⦅ない⦆
24	テレビの人物、キャラクターの動作のまねをしない	大いにある	かなりある	ある	少しある	⦅ない⦆
25	ママごと（料理を作るなど）や役を演じる、などをしない	大いにある	かなりある	ある	少しある	⦅ない⦆
26	回る物（換気扇など）が好き、イスなどをクルクル回す	大いにある	かなりある	ある	少しある	⦅ない⦆
27	部屋の配置やおもちゃの並べかたを変えると嫌がる	大いにある	かなりある	ある	少しある	⦅ない⦆
28	おもちゃなど、好きな並べ方がある（一直線・等間隔に並べるなど）	大いにある	かなりある	⦅ある⦆	少しある	ない
29	物を横からながめる癖がある	大いにある	かなりある	ある	少しある	⦅ない⦆
30	同じ道順、同じやり方（順序）でないと気がすまない	大いにある	かなりある	ある	少しある	⦅ない⦆
31	つま先歩きや、とびはねるような歩き方をする	大いにある	かなりある	ある	少しある	⦅ない⦆
32	同じ動作をくり返す癖：手をヒラヒラする、クルクル回るなど	大いにある	かなりある	ある	少しある	⦅ない⦆
33	物の一部（車のタイヤなど）やマークに関心がある	大いにある	かなりある	ある	少しある	⦅ない⦆
34	声が単調、かん高い、奇声をあげる	大いにある	かなりある	⦅ある⦆	少しある	ない
35	すごく嫌いな音がある：運動会のピストルの音、雷、赤ちゃんの泣き声など	大いにある	かなりある	ある	⦅少しある⦆	ない
36	突然の大きな音にも平気（知らん顔）である	大いにある	かなりある	ある	少しある	⦅ない⦆
37	体に触られるのを嫌がる	大いにある	かなりある	ある	少しある	⦅ない⦆
38	グルグル回ってもふらつかない	大いにある	かなりある	ある	少しある	⦅ない⦆
39	物の感触を確かめたり（触るなど）、臭いをかぐ癖がある	大いにある	かなりある	ある	少しある	⦅ない⦆
40	食べられないもの（木やゴミなど）をなめたり口に入れる	大いにある	かなりある	ある	少しある	⦅ない⦆
41	痛み、寒さに鈍感あるいは逆に敏感である	大いにある	かなりある	ある	少しある	⦅ない⦆
42	性的なことに関心が強い　例えば：	大いにある	かなりある	ある	少しある	⦅ない⦆
43	食物の好き嫌いがひどい	⦅大いにある⦆	かなりある	ある	少しある	ない
44	自分の手をかんだり、頭を打ちつけたりする	大いにある	かなりある	ある	少しある	⦅ない⦆
45	嫌なことがあるとひっくり返って大泣きする（パニック）	大いにある	かなりある	ある	少しある	⦅ない⦆
46	優れているものがある：数、文字、カレンダー（日付）、記憶力、土地感、絵や色彩、音楽、駅やバス停の名前など	大いにある	かなりある	⦅ある⦆	少しある	ない
47	お母さんから離れるのを極端に嫌がる（しがみついている）	大いにある	⦅かなりある⦆	ある	少しある	ない
48	母親の後追いをしない	大いにある	かなりある	ある	少しある	⦅ない⦆
49	一人でいても平気・迷子になっても平気（泣かない）	大いにある	かなりある	ある	少しある	⦅ない⦆
50	睡眠が不規則、寝つきが悪い、夜中に起きるなどがある	大いにある	かなりある	ある	⦅少しある⦆	ない

（東邦大学小児科　諸岡啓一編を改変）

図9　小児行動チェックリスト

1回目と2回目ではどんなに工夫しても，学習による効果のバイアスは避けられない」などの意見が出ていた．現在，検査法の研究を行っている人たちが20年以上にわたり，多くの研究を行ったうえに到達してきた「心理学や人間学には，工学や化学などでいわれる信頼性，妥当性の検討は厳密な意味では限界がある」という結果に類似している．

以上のことから，図3（p.94〜97）のような発達行動質問紙は，「相談開始前に，養育者なりに考える子どもの状態の確認」のための調査紙と位置づけ，使用すれば問題ないと思われる．

図9は，広汎性発達障害児が示すことの多い行動を列挙した質問紙である．これは，当時，東邦大学病院小児科の諸岡が作成したもの[9]に，筆者がいくつか項目を加えて作成したものである．図3は子どもの示す気になる行動を全般的にみているが，図9は広汎性発達障害を疑っている子どもに観察される，より限定された行動をみている．これも，この段階では調査紙である．

欧米では，このような調査紙を質問紙までに格上げしたものがある．アメリカでレベルAの評価を受けている自閉症同定のための質問紙「Childhood Autism Rating Scales（CARS）」や「Checklist for Autism in Toddlers（CHAT）」「The Modified Checklist for Autism in Toddlers（M-CHAT）」などである．イギリスからは，スコットランドのScottish Intercollegiate Guidelines Network（SIGN）からNo.98自閉症スペクトラム障害の評価・診断・介入のためのガイドライン（SIGNのホームページで入手可）が出ており，p.52に本障害のスクリーニングや診断に有用な質問紙や半構造化面接を紹介している．

一方，わが国でも2006（平成18）年2月に，こども未来財団から主任研究者栗田広を中心としたわが国の広汎性発達障害研究における第一人者集団による「自閉症スペクトラム障害の支援ニーズ評価尺度作成に関する調査研究」が報告された．そのなかで，CARSやCHATの翻訳ではなく，わが国で作成された「日本自閉症協会広汎性発達障害評定尺度PDD-

Autism Society Japan Rating Scale（PARS）」が紹介されている．今のところWebでも109頁におよぶ報告書が簡単に手に入る（http://www.i-kosodate.net/mirai/research/pdf/h17/3-3-8-b.pdf）．

いずれにしても，質問紙は，「何を目的に，どのように作成され，どのように使用すべきか」ということを明確にして使用し，質問紙だけでは子どもや養育者の抱える問題をすべて理解できるわけではないということを念頭に置きながら使用する必要がある．

4. 直接観察法

直接観察法とは，人間や動物の行動を自然な状況や実験的な状況のもとで観察，記録，分析し，行動の質的・量的特徴や行動の法則性を解明する方法をいう．そこでは行動記述（行動のありのままの記述記録），行動測定（姿勢，発語，やりとりのパターン，移動距離など客観的で観察可能な側面の頻度記録），行動評定（声の大きさ，注意の程度，活動への集中度など行動の程度の評定）や印象評定（行動から受ける印象の評定）のいずれかが行われる[7]．

この方法には観察者のスキルが大きく関与する．筆者はロンドン大学でテイラー教授の多動障害のグループに属していたので，臨床を行うにあたり多くの訓練を受けた．1回30〜40分のセッションを上級講師と一緒に観察し，問題があるとして連れてこられた子どもの予診から必要と思われる観察の対象を同定し，必要に応じ観察の途中で観察の対象を変更し，結果を上級講師に報告する．そこでは，問題の背景にある真の問題の仮説，観察の対象を選んだ理由，どのように測定や評定をしたのか，結果に対する考察と次のセッションに向けた観察の対象の同定とその対象を選んだ理由などをスーパーバイズしてもらった．上級講師の観察結果との一致率が70％を超えて初めて1人で観察されることを許されるようになった．また，同時に異なった要素の観察を行うのは大変なので，必要に応じてビデオ録画を行い，同じセッションのなかで異なった要素を確認する重要性

も学んだ．筆者の場合，帰国後大学での臨床経験も入れると400時間を超える録画と再確認を行った．このトレーニングは非常に有用であった．

事例に戻る．図4（p.98, 99）は初回来院時のまとめである．初回来院時の状況は，待合室での状況からセッション全体を含め，最も有用な情報が集まることが多い．目的をもって観察し，Chapter 5-C（2．家族療法の実際，p.144）で述べるように，場合によって準備した観察の場所を変更する必要もある．図5（p.100〜102）は，1回60〜90分のセッションを3回ほど行った段階でのまとめである．発達障害を疑う場合，2歳6か月，3歳0か月，3歳6か月などのように子どもの生活年齢にできるだけ沿うように観察し，最低でも半年に1回，急速な発達上の変化がある場合は3か月に1回は報告書をまとめる．Aの場合，2歳6か月前に確認された行動と4歳0か月頃に確認された行動には大きな差異がある．図6（p.103）の広汎性発達障害の診断基準で示すと，「コミュニケーションの障害」のなかの「話し言葉の遅れ」と「会話を開始継続する能力の障害」において若干の問題があるだけで，その他はすべて「なし」となった．

また，その間に測定された遠城寺式乳幼児分析的発達検査法（図7, p.104）や津守・稲毛式乳幼児精神発達輪郭表（図8, p.105）の各生活年齢での伸びのパターンは，各要素がバランスよく伸びており典型的な広汎性発達障害の子どもたちが示す伸びのパターンとは異なっていた．このような視覚に訴えるスケールは家族に伝える場合にも説明がしやすく有用である．英語圏内ではベイリースケール The Bayley Scales がこれにあたる．

5. 半構造化面接

面接とは，「人と人とが一定の環境にあって，直接顔をあわせ，一定の目的をもってたがいに話し合い，情報を交換したり，意志や感情を伝えたり，相談したり，問題を解決すること（井村・木戸, 1965）」と定義される[8]．発達行動小児科学や児童・青年期精神医学の臨床場面で使用される面接法は，診断面接と治療面接に大別される．診断面接は，心理学で

いう調査面接（構造化面接，半構造化面接など）と同じ手法を用いることがある．そのためか，時にあらかじめ調べたい事象をセラピストが用意し，それを質問項目として一方的に面接を行う印象をもつことがある．これは誤りである．あくまでも問題や悩みをもって相談に来た人（来談者）が，「なぜ，今，その人が相談に来たのか」ということをセラピストが理解し，その問題解決に向かうために必要な情報収集の手段として構造化面接や半構造化面接を使用することが重要である．

このような意味から，半構造化面接を行う場合も，治療面接と同じような来談者に対する出会いの配慮と，来談者の訴えを理解し受け止める作業が必要となる．そのためにも，文献[10-14]にあるような知識やスキルが必要である．

診断面接における半構造化面接は，来談者の訴える問題や悩みを確認したうえで，問題解決に必要な情報をある程度系統立てて確認する作業となる．例えば提示した事例Aのような相談内容において，セラピストの専門が家族療法であった場合，家族相互関係や家族の発達の観点から捉えた半構造化面接を選択すると，来談者の訴えの問題解決とは程遠い時間を過ごすこととなる．このような場合，来談者の訴えを理解し受け止めたうえで，問題解決のためには自分（セラピスト）は不適切であることを説明し，その内容を整理してから，適切な機関へ紹介することが重要となる．

Aのように発達障害を疑って来院した場合は，まず定型発達を基準とした発達全般（発育，感覚器・運動器の発達，社会性，認知，言語の獲得）に関する半構造化面接を行い，次いで広汎性発達障害の場合観察される生活年齢別の特徴に関する半構造化面接を行う．半構造化面接にするのは，質問項目にある程度沿って確認していくうちに，養育者から自発的に項目外の話が出てきたときに，その話を遮らず傾聴していくためである．Chapter 6-Bで述べる関係性障害のような「間（あいだ）」をみることは，発達障害においても重要となる．

広汎性発達障害の診断システムとして，最も厳密な半構造化面接法は

Autism Diagnositic Interview Revised（ADI-R）である．これは原著者らによって認定されたアメリカでトレーニングを受けた評価者のみが使用できるものである．このようなシステムを研修することが現実には難しいわが国の現状では，一地域で10年を超えて継続して100例以上の広汎性発達障害の子どもたちをみていると，改善点はまだまだあるとしても本症例のようなやり方であっても日常臨床で大きく子どもや家族に迷惑をかけることはないように思われる．

6. ICD/DSM の成り立ち

ここでは，筆者が直接ラター教授から聞いた話をもとにICD（international classification of mental and behavioural disorders）の成り立ちについて述べる．ラターらがICD-9を意識しながら準備し1975年に初版が発行された『A Guide to A Multi-Axial Classification Scheme for Psychiatric Disorders in Childhood and Adolescence』を作成する前に存在した子どもの精神障害を分類整理する試みは，精神分析理論に強く依拠していた．この方法は，個々の臨床家によって概念の用い方が異なっていることが徐々に明らかになり，診断における評価者間一致率が大変低いことがわかった．そのため，事例検討の場に出向いても，それぞれの専門家が述べる病名で臨床像が異なっており，いつも混乱が起こり，結局，それぞれの立場を主張して終了するような事態にラターは憤りを感じたと苦笑していた．

そこで，専門家間のコミュニケーションの明確化という最優先課題を設け，その解消のためには，身体疾患の病名の確立と同じように記述式による症候学的なアプローチが必要であると考えた．その結果選択されたのが，精神科的問題が実際にどのような現象として現れるかということに注目し，観察された行動を忠実に羅列していく方法であった．図9のような表がそれである．これらを用い，複数の評価者が自閉症と認める子どもに観察された行動をチェックし蓄積していった．50例，100例，300例と件数

を重ねていき，より多くの症例で確認できた行動の優先順位を上げていった．

次に，優先順位の高い（行動の確認の頻度が高い）行動の質を検討し，対人関係・コミュニケーション行動・こだわりなどのカテゴリーでくくり分類整理を試みた．

ICDでは臨床記述的な表現を使用しているが，研究者用のものはDSM（Diagnostic and Statistical Manual of Mental Disorders）に近い形式になっている．DSMも同様のやり方で行っているが，表現は上記の整理の仕方をそのまま掲載する方法を採用している．

いずれにしても，Aの事例で示したような直接観察や半構造化面接，質問紙による評価を繰り返し，積み上げた作業である．

ラター教授から念を押して注意されたことには，以下のことがある．

①この診断分類はまだ完成品ではなく，今後の知見で変わる可能性がある．

②診断は多軸分類で行う．例えば，知的障害と診断された子どもがいたとする．その子が同時に，染色体異常症，代謝性疾患，重度の新生児仮死，てんかんなどさまざまな身体疾患をもつ知的障害なのか，そうでないのかで，その子に必要とされる治療の優先順や内容も異なるからである．

③この診断は，あくまでも診断を行ったその時点の診断 current diagnosis である．よって，治療や加齢による自然な発達経過で，子どもに確認される気になる行動が変容したり，時に診断名そのものも変わる可能性がある．そのために，年齢が小さければ小さいほど，繰り返しの評価が必要である．そこで確認された行動の変容がどのような機序で起こったのかをセラピストはいつも考察していかなければならない．

筆者の留学中の経験をもとに質問紙法，直接観察法，半構造化面接法，ICD/DSM の成り立ちについて述べた．特に，ICD/DSM の成り立ちは，思いつくままに羅列した感がぬぐえない．小児内科 32 巻 9 号 pp.1263-1271（2000 年）に，宮本信也先生（筑波大学）の「小児の精神（発達）障害の分類と診断：ICD-10 と DSM-Ⅳ の特徴と使い方」という解説がある．ぜひ，参考にしてほしい．

　最後に，提示した事例 A は 2 歳 6 か月前後の有意語が出現する前までは，行動のみ注目していくと広汎性発達障害の診断基準を満たしていた．母親も独自によく勉強していたため，母親が捉え訴える行動を中心に質問紙法や面接だけで診断すると R 発達医療センターにおいても広汎性発達障害の診断となっていた．母子相互関係や対人行動，コミュニケーションスキルの質について直接観察法を用い，遊びの展開のなかでみていくと 2 歳 6 か月の段階でも広汎性発達障害を第一の鑑別診断としてあげる状態ではなく，むしろ知的障害の可能性のほうが高かった．ただ，遠くまで訓練に通っていた家族（特に母親）の思いを尊重すると，見守ることがわれわれにできるすべてであった．発達障害，特に広汎性発達障害をみていくうえで重要な 4 歳 0 か月，5 歳 0 か月の壁を A は順調にクリアして発達し続けている．

【文　献】

1) Rutter, M., et al. ed.：児童青年精神医学，第 1 ～ 7 章．長尾圭造ら監訳，pp.3-141, 明石書店，2007.
2) Martin, A., et al. ed.：Lewis's Child and Adolescent Psychiatry；A Comprehensive Textbook, Section Ⅳ Nosology, Classification, and Diagnostic Assessment. pp.302-383, Lippincott Williams & Wilkins, 2007.
　〔本書は 1991 年に Melvin Lewis の監修で出版された教科書の第 4 版であるが，それまでセクション 4 と 5 に分けられていたものを，セクション 4 として 1 つにして報告している．内容も大きく変わっているので，できれば両方を読み比べてほしい．〕
3) Mash, E. J., et al. ed.：Behavioral Assessment of Childhood Disorders, Chapter 1 Behavioral Assessment of childhood disturbance. pp.3-76, JOHN WILEY &

SONS, 1981.
〔本書は1997年に第3版が出版されており，パート1に内容も改訂されて，Assessment of child and family disturbance：A Behavioral-Systems Approach として報告されている．内容も大きく変わっているので，できれば両方を読み比べてほしい．〕
4）村山　航：妥当性概念の展開（http://www.p.u-tokyo.ac.jp/~murakou/validity.ppt）
5）清水裕子：測定における妥当性の理解のために（http://www.ritsumei.ac.jp/acd/re/k-rsc/lcs/kiyou/16_4/20shimizu.pdf#search='妥当性概念の展開'）
6）鎌原雅彦ら編：心理学マニュアル—質問紙法．北大路書房，1998．
7）中澤　潤ら編：心理学マニュアル—観察法．北大路書房，1997．
8）保坂　亨ら編：心理学マニュアル—面接法．北大路書房，2000．
9）諸岡啓一：自閉症—特にその成因ならびに診断方法について．小児科臨床53（9）：1653-1668，2000．
10）土居健郎：新訂方法としての面接—臨床家のために．医学書院，1992．
11）神田橋條治：精神療法面接のコツ．岩崎学術出版社，1990．
12）熊倉伸宏：面接法．新興医学出版社，2002．
13）奥山眞紀子ら編：小児科の相談と面接．医歯薬出版，1998．
14）小俣和義：親子面接のすすめ方—子どもと親をつなぐ心理療法．金剛出版，2006．

〔井上登生〕

C 子どもの心理発達評価
—上手な発達検査，人格検査の使い方—

　子どもの心理発達を評価するためには，子どもの自由な振舞や遊んでいる様子を直接観察し，親子の面接を行って心理発達状態に関する情報を聴き取ることが一番重要である．しかし，このような方法ではすべての問題を明らかにすることができず，また医師や養育者の主観が交じりやすいため，正確な状態を把握しづらい．
　そこで，心理検査を用いることでこれらの問題をある程度カバーするこ

とができる．心理検査には，①発達検査，②人格検査，③その他の検査があり，通常はこれらの検査のなかから複数の検査を併せて用いる．それによってよりトータルな子どもの心理発達状態を少しでも客観的に把握することができるようになる．ただし，心理検査は子どもの体調やモチベーションのあり方，検者の習熟度や検査を行う場所などの影響を受けることがあるため，心理検査の結果はあくまでも補助的なものとして参考にすることが望ましい．

また，心理検査の結果を診療の場に正確に生かすためには，心理検査を指示する医師もその内容について習熟しておく必要がある．なぜなら，例えば知能検査は数値で結果が示されるが，検査の内容を知らなければ子どもがどんな問題が得意で，どんな問題でどんな失敗や間違いをしたのかまではわからない．逆に，検査を指示する医師がその内容を知っていれば，検査のローデータを見るだけで子どもの心理発達状態について相当の情報を得ることができるだろう．そのためには，医師が心理検査に習熟するまで何度も検査場面に同席したり，実際に自分が検者として検査を行ってみることも役に立つだろう．

1. 発達検査

a. 遠城寺式乳幼児分析的発達検査法

適用年齢は0歳から7歳6か月までで，①移動運動，②手の運動，③言語発達，④情意の発達，⑤知的発達，⑥社会的発達の6領域で構成されている．実施方法は主たる養育者からの聴き取りと直接子どもに課題を与えて状態を観察するパートがある．これにより各領域の発達指数と全体的な発達指数を明らかにする．

発達検査のなかでは最も簡単に行える手軽さがある一方，カバーできる領域が狭く，養育者の主観が入りやすいという問題がある．

b. 津守・稲毛式乳幼児精神発達診断法

適用年齢は0歳から7歳までで，①運動，②探索・操作，③社会，④生活習慣，⑤理解・言語の5領域で構成されている．領域ごとに詳細な発達課題が設定されており，養育者への聴き取りと直接観察により評価する．

この検査では5領域に関してより詳細な発達情報を得ることができるが，聴取に時間がかかることが多く，養育者の主観が入りやすい問題がある．

c. 新版K式発達検査

適用年齢は0歳から成人まで可能であり，評価は，①姿勢・運動，②認知・適応，③言語・社会の3領域で構成されている．実施方法は主として課題が設定されているが，一部は子どもの直接観察による．

この検査は比較的容易な課題を直接子どもに与えて評価するため，客観的に発達を評価しやすい．しかし，課題がかなり限局されているため，より幅広い全体的な発達を評価把握することが難しい．

d. ビネー式知能検査

この検査は精神年齢を測定し，その結果を知能指数（IQ）として算出する．これにより全般的な知能水準の評価が可能である．

現在日本で最も一般的に用いられているものは田中ビネー式知能検査で，このテストの適用年齢は2歳から成人までと広範囲である．

実施に要する時間は比較的短時間なため，おおよその知能発達水準を知りたいとき（知能発達に深刻な遅れがあるのか，知能発達には大きな問題はないのかなど）にはきわめて有用である．しかし，詳細な言語・認知機能の偏りまでを正確に把握することは難しい．

e. ウエクスラー式知能検査

この検査の特徴は，結果を用いて標準からの偏差でIQを算出し，また

知能の構造と質的な面の評価が可能なことである．言語性課題と動作性課題が設定され，言語能力の発達水準と言語以外の能力の発達水準を測定することができる．子ども用の検査として以下の2つがある．
　① WPPSI（適用年齢は3歳10か月〜7歳1か月）
　② WISC-Ⅲ（適用年齢は5歳0か月〜16歳11か月）
　これらのテストを実施するには1〜2時間を要するため，結果は子どもの体調やモチベーションに大きく左右されることがある．実施前に子どもにこのテストを受ける意味をしっかり説明し，できるだけ意欲的にテストを受けられるようにするともっている力を十分発揮させやすい．また，子どもの疲れの状態によっては2回に分けて実施することもある．
　医学的に知的障害があるかどうかを客観的に診断する際に，子どもの年齢や状態に合わせて知能検査を行う必要があるのは当然である．しかし，そのような目的でなくても，子どもの精神発達のあり方や精神機能の精密な検査を必要とする場合には，ウエクスラー式知能検査による発達検査はさまざまな情報を得ることができ，きわめて有用である．

(1) 全般的な遅れはないと思われるのに，学業不振や特定の学習が困難な場合

　算数障害や書字障害など特定の能力に関する学習は，言語発達そのものには大きな障害がないことから一般的な発達歴の聴取だけでは見落とされやすい．しかし，ウエクスラー式知能検査では算数に関する下位検査があり，書字障害に関連する能力に関する下位検査があるため，学習障害の補助診断方法として有用である．

(2) 多動や不注意などの問題で学校不適応がある場合

　ウエクスラー式知能検査には，注意記憶に関する下位検査と作業能力・処理速度に関する下位検査がある．注意欠陥多動性障害（ADHD）では全体的な知能水準に遅れがないにもかかわらず，これらの下位検査において低下が認められやすい．

(3) 対人関係や情緒行動面に問題があり，広汎性発達障害が疑われる場合

　一般に広汎性発達障害ではコミュニケーションに関する能力の発達が障害され，視覚的認知能力や記憶力などは比較的良好に保たれていることが多いといわれている．自閉症に特徴的なウエクスラー式知能検査プロフィールは，動作性IQに比較して言語性IQが低い傾向がみられことである．言語性課題のなかでは特に単語，理解に困難がみられる一方，記憶（言語性課題）や動作性課題のなかの完成，組合，積木などで高い数値が認められるのが特徴的である．ただし，Asperger症候群では逆に動作性IQよりも言語性IQが高く，処理速度に困難がみられることが多い．

(4) 長期入院の経験がある場合，虐待や不適切養育などが疑われる場合

　このような状況においてはさまざまな社会的経験が乏しいことが多いため，動作性IQに比べて言語性IQが低くなることが多い．

2. 人格検査

　人格検査は，子どもの精神心理学的な症状や反応の背景にある性格，行動の傾向，自己認知や対象認知の仕方などを理解し，問題の軽減に向けた心理的支援の手立てを検討するものである．

a. 質問紙法

　多数の質問項目に対して回答を求める検査で，採点や評価が簡単なため比較的容易に実施できる利点がある．しかし，意識的水準の情報収集には有効であるが，無意識的な心理背景を把握することには限界がある．

(1) AN-EGOGRAM

　小学校高学年期適用版と中学校期適用版があり，どちらも文章による50の質問項目に対して「はい」「いいえ」「どちらでもない」のなかから最も当てはまる答を選択する．人には"養育者の自我状態""大人の自我

態""子どもの自我状態"の3つの自我状態があるという交流分析における構造分析の仮説に基づき，プロフィールから性格や行動パターンを捉えるものである．

(2) その他の質問紙法

矢田部ギルフォード性格検査（適用年齢は小学校2年生以上で，文章による120の質問項目があり，抑うつ性や協調性，攻撃性，内向性や外向性など12尺度から性格の特徴を測定するもの），新版東大式エゴグラム（適用年齢は15歳以上で，文章による55の質問項目がある．交流分析における構造分析の仮説に基づき，プロフィールから性格や行動パターンを捉えるもの）などがある．

b. 投影法検査

あいまいで不完全な刺激を提示し，それに対する反応に投影された性格傾向や心理状態，内的葛藤などを分析的に把握する検査である．反応の自由度が高いため個々人の心理的特性が豊かに表れる可能性があるが，検査の実施や結果の分析と解釈には相当の時間と熟練を要する．また，信頼性や妥当性を立証しにくい難点もある．

(1) ロールシャッハテスト

これは，無彩色図版5枚，有彩色図版5枚，合計10枚のインクブロットを1枚ずつ提示して，反応数や反応時間，被検者がプロットのどの領域に注目したか（反応領域），どの特徴が反応の形成に使われたか（反応決定因），何をみたのか（反応内容），反応がプロットとどの程度一致しているか（形態水準）などからパーソナリティや心理的特徴を評価するものである．実施手順や分析システムが複雑であり，その実施には習熟を要する．また，適用年齢は言語的コミュニケーションが可能な年齢でなければならず，学齢期以下の子どもに実施することは難しい．

(2) バウムテスト

「1本の実のなる木をできるだけ十分に描いてください」という指示を

行い，A4版の用紙に樹木画を描かせるものである．描画全体の印象や大きさ，空間への位置づけ，形態，内容，運筆や筆圧，描線などからパーソナリティや心理的特徴，内的葛藤などを評価することができる．おおむね3歳以上に実施可能で，青年期や成人に対しても簡単に無意識的な心理背景を把握するのに適しており，適用年齢は非常に幅広い．

　その他にも描画によるパーソナリティや心理的特徴，家族力動などを評価する方法として，HTPPテスト，動的家族描画法，風景構成法などがある．

(3) Picture-Frustration（PF）スタディ

　欲求不満場面に対する反応の様式から，自我防衛水準での被検者の反応の背景にあるパーソナリティの特性を理解することを目的とした検査である．日常経験するような欲求不満場面が描かれた24の絵で構成されている．欲求不満を起こさせているか，欲求不満に関係する発言をしている欲求阻害者が左側に，欲求不満を起こしている被欲求阻害者が右側に描かれており，右側の人物がどのように答えているかを想像してその台詞を空欄に記述する．場面は他者または非人為的な障害が原因になって欲求不満が生じている自我阻害場面と，欲求不満の原因が自分にあって他者から非難や叱責を受けている超自我阻害場面に大別される．各場面の反応語をアグレッション（主張性）の方向と型の2つの観点から分類して評点し，プロフィールを作成する．標準的な評点との一致度や評点の出現数，アグレッションの方向，型それぞれの出現率，超自我評点の出現率やそれに関係する傾向，反応転移などから結果を解釈する．適用年齢は児童用が4〜14歳，青年用は12〜20歳，成人用は15歳以上で用いることができる．

(4) SCT（文章完成テスト）

　適用年齢は小学生以上から可能で，単語あるいは未完成の短文を刺激文として示し，これから連想する内容を記述して文章を完成させるものである．文章に投影された個人の特性から，①社会・生物学的基礎（社会，

家庭，身体，知能），②性格（気質，力動），③指向という３つのパーソナリティスキームを把握できる．

3. 心理検査の上手な使い方

　精神心理学的な問題を抱える子どもと養育者の支援を考えるとき，その問題に影響を与えていると思われるさまざまな要因を詳細に把握することは非常に重要なことである．そのなかでも，特にその問題の背景にある子ども自身の心理発達的要因をできるだけ正確に把握することは，正確な医学的診断を下すためでなく，子どもや養育者の支えを考える際の重要な鍵となることはいうまでもない．

　その場合，表面に現れる主たる問題が知能発達に関するものであっても情緒行動に関するものであっても，当の子どもの心のなかではこれらの知能発達と情緒行動のあり方は大きく関与しあっている．そこで，時間的に可能であれば，どのようなケースにおいても発達検査と人格検査を組み合わせて行い，子どもの知能発達水準と情緒行動水準を心理検査によって把握することが臨床的にはきわめて有用である．

　例えば，「不登校」が主訴の場合，発達検査によって不登校の背景に知的障害や広汎性発達障害などが存在することが明らかになることがある．その一方で，人格検査によっていじめを受けていることが判明したり，うつ状態であることが明らかになることもある．また，「多動」が主訴の場合，発達検査によって多動が発達障害によるものが裏づけられることが多い．しかし，その一方で人格検査によって虐待や不適切養育を思わせるような所見が認められることもある．このように，発達検査と人格検査を併用することは，診断と治療を考える際の幅広い情報を得るために有用であると考えられる．

　また，心理検査は養育者から多くの情報を得られないときにも，直接子どもからさまざまな情報を得ることができる．投影法による人格検査では，時には診察では直接子どもの言葉として語られない（意識に上らないよう

なものも含めて）情報を得ることもできる．このように心理検査はきわめて有用なものであるが，検査によって得られた情報はあくまでも補助的なものであり，臨床実践を進めるなかでその裏づけを行っていく必要がある．

【文　献】
- 上里一郎ら：心理アセスメントハンドブック第2版．西村書店，2001.
- 藤田和弘ら：WISC-Ⅲアセスメント事例集―理論と実際．日本文化科学社，2005.
- 林　勝造ら日本版P-Fスタディ作成者：P-Fスタディ解説．三京房，1987.
- Koch, C.：バウム・テスト―樹木画による人格診断法．林　勝造ら訳，日本文化科学社，1970.
- 松原達哉ら：第4版心理テスト法入門．日本文化科学社，2002.
- 宮本信也：心身症発症のメカニズム．心身医療 9：81-85，1997.
- 宮本信也：小児医療における心身医学的アプローチの必要性．小児内科 31（5）：629-633，1999.
- 日本版WISC-Ⅲ刊行委員会編：日本版WISC-Ⅲ知能検査法．日本文化科学社，1998.
- 高木俊一郎：小児心身症の発症機序とその特徴．小児内科 23（臨時増刊号）：6-11，1991.
- 東京大学医学部心療内科編：新版エゴグラム・パターン．金子書房，1995.
- 八木俊夫：YGテストの診断マニュアル．日本心理技術研究所，1989.
- 吉田弘道：心理検査への理解．小児科診療 63（10）：1482-1487，2000.
- 財団法人田中教育研究所：田中ビネー知能検査法（1987年全訂版）．田研出版，1987.

〔氏家　武〕

Chapter 5
子どもの心のより健やかな発達を促すために
―治療理論―

A 子どもと家族への治療の基本的なあり方

1. 子どもと家族への治療の特徴

　子どもと家族への治療は成人への治療とは異なる．まず，子どもの特徴からみた治療の特徴を考えてみよう．

　第一に，子どもは自分から医療者に治してほしいと思って受診することは少ない．子どもに理解できる言葉で子どもの精神的な問題および治療の必要性を説明して，一緒に治療を進めていくことを基礎とする必要がある．しかしながら，低年齢の子どもは，理解が困難なことも少なくない．治療を進めながら，時に応じてわかりやすい表現で説明していくことが求められる．

　第二に，子どもは依存する存在である．治療者との関係に比べて，ともに生活している家族，特に養育者の影響は大きい．したがって，子どもの治療では必ず養育者とかかわる必要がある．特に年齢が低いほど，親子の関係性へのアプローチが必要となってくる．たとえ，子どもの精神症状そのものの原因が親子関係ではなくても，子どもの偏りは親子関係をゆが

め，さらに症状が悪化することが少なくない．例えば，子どもの学習障害を理解することができずに苦手な科目ばかりを長時間勉強させ，できないことを怠けていると誤解してしまうと，子どもの自己評価が低下し，思春期になって社会適応が悪化することもある．また，発達障害の子どもの行動を理解できずに，怒りをぶつけて，時には虐待のような悪循環が生じることも少なくない．養育者が子どもを理解して受け入れることができるような支援が求められている．また，子どもが生活する場である学校や地域との連携が必要になることが多い．医療という特徴から，治療者は虐待などの場合を除いて，子どもや家族の了解を得て連携する義務がある．できるだけ生活の場である機関と積極的にかかわることで，子どもの支えとなることができる．

　第三に，子どもは言語能力に限界がある．言葉を多用する形の治療だけでは困難で，非言語的なアプローチが必要となることが多い．遊びを利用したり，パペットを用いて会話したり，絵を利用するなどして治療を進めていく必要がある．一方で，子どもは子どもなりの豊かな発想がある．それを認めて理解することが子どもの治療では非常に重要な部分である．子どもは認められることで生きる力を発達させていくからである．

　第四に，子どもは発達途上にある．したがって，子どもの治療は修復的に考えるより発達的な治療を目ざすべきである．そして，発達に向いた変化を敏感に捉えてその方向を促進するように努める．

　第五に，子どもの自我や防衛の特徴を理解しておく必要がある．子どもの防衛の1つである退行は治療の前提として有用である．つまり，子どもの防衛を利用した治療といってもよい．同時に，防衛を発達させることが治療につながる．子どもの発達を促進して，よりよい防衛を使えるようにするのも治療である．

2. 治療者−相談者（患者）関係

　治療者と相談者（患者）との関係を構築することは治療の基礎である．

しかし，子どもの場合には，子どもとの関係，養育者との関係など，その関係性が複雑である．そこで，いくつかの特徴を意識して関係性を築かなければならない．

a. 治療における安全感の重要性

子どもにとって最も重要なのは，人間関係のなかで守られていて安心であるという感覚をもてること，安定している感覚をもてることである．子どもの最も強い不安の1つは捨てられる不安である．安全に守られ，安定したかかわりで，捨てられるということがないことを治療のなかで保障することを意識して行わなければならない．子どもにとって，治療者が壊れやすいことは不安を増大させる．つまり，治療者は壊れにくいことが必要なのである．そのためには，次に述べる治療構造をうまくつくることで，治療者が安定して子どもに対応でき，子どもも自分や他者や物を傷つけることから自分を守ることができる状況を作り出さなければならない．

また，治療者の無断キャンセルは捨てられる不安を強くする危険がある．なんらかの理由でキャンセルしなければならないときには，養育者に連絡するのみならず，できるだけ子どもと直接話すほうが安心できる．また，その日は会えなくても，次にいつ会えるかを必ず明確にすべきである．どうしても直接話せないときには，養育者に子どもへの伝言を頼むなど，注意深い対応が必要である．

つまり，安定してオープンで敏感で自分を受け入れてくれる治療者であるということを子どもに信頼してもらえることが治療の基礎となるのである．しかし，大人に裏切られてきた子どもや自分を受け入れてもらえなかった体験をしている子どもは，捨てられたり裏切られる可能性に敏感であり，少しの言葉やトーンの変化でも自分を拒否したサインとして受けとりがちである．したがって，大人を信頼している子どもでは自分のためと意識できるような注意の仕方でも，捨てられる不安が高くなることを意識して，言葉や態度を選ばなければならない．

子どもが安心できる人間関係は愛着形成のプロセスに準じる．したがって，子どもが安心して信頼できる人間関係を築くには，子どもと同調attunementし，包み込むような関係性を築き，子どもの感情を鏡のように返していくことで，信頼関係を築かなければならないのである．しかし，それまでの生活で大人に不審を抱いている子どもは同調することが難しいこともある．また，発達障害などの子どもでは，反応が遅れるなど，特有のリズムである場合もある．治療者は多くのリズムに同調できるような幅広さが求められている．

b. 養育者との関係の構築

　養育者は患者ではない．しかし，養育者は子どもの治療や支援に非常に重要な存在である．子どもにとっては治療者より養育者のほうが大切であるし，その影響も強い．したがって，養育者を無視して治療を進めることはできない．また，比較的低年齢の子どもには，養育者と治療者が全く異なることを伝えては混乱するだけである．また，年長の子どもであって，いくら養育者を批判している子どもでも，他人から養育者を非難されることは耐えがたいことである．養育者を尊重しながら，養育者とできるだけの同盟関係をつくり，生活内でも治療的状況が続くような対応が必要である．養育者への支援は子どもの治療では欠かせないものである．もし，養育者自身の治療が必要であると考えられるときには，その旨を養育者に告げて，新しく別の構造で治療を開始する．

c. 親子関係に注意した関係性の構築

　人間は受け入れられることによって他者を受け入れることができるようになる．したがって，養育者に子どもを受け入れてほしいときには，まず治療者が養育者を受け入れることが必要である．治療者にとっては受け入れがたい養育者の行動であっても，養育者にはその行動をとるなんらかの理由がある．そこを理解しつつ，子どもにとって悪影響を与える行動を変

化させることを考えなければならない．

　さらに，親子関係に治療者がかかわることによる影響も考慮しなければならない．例えば，子どもが治療者とよい関係を結ぶとそれに対する嫉妬から治療後に子どもに対してつらくあたるという養育者もいた．それでは結局子どもへの治療が成功したとはいえない．そこには養育者の自分を認めて包んでほしいという思いがある．養育者も十分に支えられるような構造の変更が必要になる．

d. 共感的理解

　治療での関係を構築するために必要なことは共感的理解である．子どものこと，養育者のことを共感的に理解する態度である．共感とは同感や投影とは異なる．同感とは自分も相手と同じ気持ちであるということである．投影は自分の気持ちが相手の気持ちであると信じて対応してしまうことである．共感とは相手の気持ちを"あたかも as if"自分の気持ちとして感じようとすることである．相手の気持ちは自分の感じ方とは異なる．例えば，いじめにあっている子どもはいやな気持ちや怒りをもつことはわかりやすい．しかし，一方で関心をもたれた喜びの気持ちもあるかもしれない．自分では感じられないかもしれないそのような気持ちにオープンになりながら，"あたかも"自分の気持ちとして感じてみることである．特に言語表現に限界がある低年齢の子どもでは，いかに共感的に理解してもらえるかが重要である．

　そのためには，子どもの状況に身を置いてみることも必要である．例えば，ある事故を起こした車に乗っていた2歳半の子どもが受診した．その子ども自身が事故にあったわけではない．しかし，子どもは出ていた言葉が出なくなった，養育者から全く離れなくなったなどの非常に強いトラウマ症状を呈していた．そこで，治療者は子どもの立場で何があったか追体験をしてみた．子どもは父親と2人での外出であり，父親が運転している車の助手席に乗っていた．その車が右折をしようとして，前から直進して

きたバイクと衝突した．バイクの男性は放り出されて，父親はその対応に追われたという．そこでわかるのは，右折する車が直進してくるバイクと最も近くなるのは助手席である．しかも，その後かなり長い時間，父親がバイクの運転手を助けており，子どもは助手席に放置されたのである．子どもにとってはどれほど不安であったことであろうか．車に乗っていなかった母親はそれが理解できずに，子どもの反応に不安ばかりが強くなり，分離不安として現れた子どものニーズに対応できずにいたのである．その恐怖を治療者と母親に共感的に理解してもらえたことで，一時的に悪化したトラウマ反応は改善し始め，その後の遊戯療法の効果もあり，治療が進んでいった．共感的に理解するためには，子どもの体験を追体験するとともに，子どもの無力さ，子どもの混乱，子どもなりの理解の仕方などを感じられるようにしておく必要がある．

e. 治療者の自己理解

　治療者は治療のなかでの自分の感情（逆転移）や考えに敏感でなければならない．治療者は人間である．機械ではなく，人間である治療者が必要なのであり，感情を失くすことはできない．しかし，相談者（患者）への怒り，自分自身の不安などに敏感であることが求められる．

　自分がその子どもから受ける感情は，その子どもの周囲の人間が受けている感情と似ている可能性がある．例えば，周囲をいらだたせる行動に養育者が反応して子どもに怒りをぶつけ，その対応が子どもをさらに行動の問題に追い込んでいることもある．子どもは常に養育者の関心を引き出すように行動する．それが楽しみでも怒りでも，関心がないより関心をもってほしいのである．子どもが治療者を挑発するような行動をとるときにはそのような親子関係を反映させていることも少なくない．それが，親子関係だけではなく，集団のなかでも影響している可能性も考えなくてはならない．愛着関係に問題がある親子の場合，子どもが幼児期になると，養育者を支配するような"役割逆転"という関係性となることがある．そのよ

うな子どもとかかわっていると，他者を支配したい意識が明確になる．そのような子どもに接すると，「子どもらしくない」と感じられることもある．

　治療者はそのような自己の感情をある程度客観的に観察できることが必要なのである．子どもに対して沸き上がる怒りを否定してしまっては，その子どもの問題を把握することはできない．同時に，怒りをそのまま子どもに返してしまっては，子どもの通常の人間関係と同じであり，治療として成り立たない．そのような関係性を変化させることを模索するのが治療である．そこで新しい関係性を体験することが子どもを変えることにつながるからである．これらのことは子どもに対してだけではなく，養育者に関しても同じことである．治療者が受けている感情が，周囲の人々，特に子どもが受ける感情であると考えられることもある．一方で，治療者の前とその他では態度が全く異なる場合がある．自分の感情だけを頼りにするのではなく，ほかからの情報を得ることも必要になることもある．

　また，治療者を不安にする状況の1つが沈黙である．治療の面接のなかで沈黙があると，そこに緊張が生じることがある．しかし，沈黙はけっして無駄ではない．沈黙の意味を考えながら，焦らずに対応することが必要である．

f.　自己開示

　子どもは治療者に関心を抱いていろいろなことを聞いてくることがある．また，治療者のほうも自分の体験を語りたくなることがある．しかし，自己開示は注意しながら使う必要がある．自分の体験だけを押し付けてしまうことにつながりかねないし，治療という枠組みからはずれてしまう危険性もある．自己開示の使い方はけっしてやさしいものではない．意識して使う必要がある．

3. 治療構造

　治療において治療構造は非常に重要なものである．治療の時間，頻度，

部屋，使う道具（遊具など），親子一緒の治療か別々の治療か，治療者が1人なのか複数なのか，治療のルールのあり方，宿題の有無，などの治療構造は治療者と相談者（患者）を守る意味もある．また，治療構造を一定にすることによって子どもにとって予想しやすくなり安心できるという利点もある．しかし，構造はあくまでも治療を助けるものである．真に必要があるときには構造を少し変化させる柔軟さが必要になることもある．

a. 治療の場所

　治療を行う部屋を選ぶことは治療にとって非常に重要である．できるだけ落ち着ける静かな部屋を選ぶことはもちろん大切である．広すぎる部屋や，部屋の前を多くの人が行き来するのが見えるなど，気が散りやすい部屋では子どもが治療に集中できない危険もある．また，治療の内容によっても部屋のあり方は異なる．特殊な場合として，家族療法のなかには，マジックミラーのある隣の部屋を必要とする技法も少なくない．また部屋の雰囲気も大切である．子どもにとって不安を掻き立てないような温かみがある部屋であることが理想的である．

　治療者が子どもを守りきれないような空間は避けるべきである．例えば，壁から出ているもので危ないものやつまずきやすい配線などは避けるようにしなければならない．また，治療者が治療をコントロールできなくなるような空間は避けるべきである．例えば，流しがある部屋では，子どもの水遊びを止めることができなくなる危険もある．治療者に余裕がある場合はそれを治療に生かすことも可能であるが，治療時間が短く，部屋の掃除の時間もとれない場合にはできるだけ避けたほうがよい．

　診察室で治療をしなければならない場合にはできるだけ毎回同じ部屋で治療を行うべきである．また，治療の最中には，できるだけ人の出入りや電話などでじゃまされないような配慮が必要となる．

b. 家　具

　家具に関しても危険な家具はなるべく避けるべきである．例えば，倒れやすい椅子では多動の激しい子どもは前後にゆすって後ろに倒れる危険がある．また，回転する椅子も多動の子どもの集中を阻害する．倒れやすい棚や子どもが登りたくなるような家具も避けたほうがよい．子どもが安心して絵を描ける机と椅子などの家具は望ましい．診察室での治療では，多動の子どもの治療のときだけ椅子を変えるなどの工夫も必要となる．

c. おもちゃなどの道具

　遊具は子どもが自分を表現するのに必要である．一般的に，絵を描く道具，家庭内での様子を表現できる家族人形やドールハウス，会話を助けるパペット，怒りを表現できる殴られ役の人形，ケアのテーマを表現できるための赤ちゃん人形やミルク瓶などを用意しておくとよい．加えて，慢性疾患や障害をもった子どもが自身を表現しやすいような，医療関連のおもちゃ（注射，薬など）も役に立つ．

　おもちゃはできるだけ丈夫なものを用意するとよい．子どもが感情を表現するために一部を投げるなど，荒い扱いをすることも少なくない．そのたびにおもちゃが壊れるようなことがあれば，治療者も子ども自身も不安となるし，表現が制限されかねない．なんらかの形でおもちゃが壊れたとしても，できるだけ修理をして，捨てないようにしたいものである．そのことが子どもの安定にも役立つ．

　もう1つ重要なことは，遊具をどこに置いておくかである．子どもが見える所において自由に出して遊べるようにしておく方法，子どもからは見えない蓋のできる棚にしまっておき，子どもが開けて使えるようにしておく方法（子どもによって向かない遊具がある棚には鍵をかけられるようにする方法もある），遊具は別室にしまっておき，治療をする子どもに合わせて治療者が選んで部屋に置く方法などがある．治療者の状況によって自分の方法を作り上げておくとよい．比較的内在化症状が多い子どもを扱う

ことが多い場合は子どもに選ばせる方法がよいかもしれないし，虐待などのトラウマを受けた子どもの治療が多い場合は治療者が選んだ遊具を与えるほうがよいことが多い．

d. ルール
　治療者として，治療の場でのルールを明確にしておくほうがよい．治療の空間では何を表現してもよいが，人や自分を傷つけてはいけないこと，意図的に破壊行動をしてはいけないことを子どもにも伝えておくほうがよい．あえて最初から伝える必要はなくても，時々でリミットを変えるのではなく，一定のリミットを設定しておくほうがよい．

e. 治療の時間，頻度
　治療の時間はできるだけ一定にしたほうがよい．あまり短いときと長いときがあることは望ましくない．しかし，時によっては子どものニーズに合わせて時間をかけなければならないときもある．

　頻度もあまり変化させないほうがよいが，状況によってフレキシブルに考えることが必要になる場合もある．しかし，常に子どもが予想しやすくなることが望まれる．低年齢の子どもはできるだけ頻回に治療を行うほうが効果が上がることが多い．

f. 治療の対象・治療者
　親子一緒に面接して治療を進める方法，子どもへの個別の治療と親ガイダンスを行う方法，養育者の治療者と子どもの治療者が並行して治療を進める方法などがある．また，家族全体への治療を行うこともある．

4. 治療者の応答の仕方
　子どもの表現に対する治療的反応の形は次の①〜④に分類することができる．自己の反応がどれにあたるのかを意識しておくことは重要である．

それぞれの治療者の反応が治療に結びつくからである.

❶ アブリアクション

　子どもの表現を促進し, 表現することで発達や回復に結びつけるものである.

❷ クラリフィケーション

　子どもの表現したことを明確にして返すことである. 共感的理解に基づき, その感情なども言語化することを助ける.

❸ インタプリテーション

　子どもの表現した内容の背景を解釈して伝えることである.

❹ ディレクション

　「〜をやってみてください」など, 子どもに指示を与えることである.

　治療で一般的に推奨されるのは①と②である. できるだけ表現させ, 感情を表出させることと, 相談者（患者）の言葉を治療者の言葉で返すことで理解された安心感をもつことと, 相談者（患者）自身のストーリーの整理, につながるからである. ③や④は時に意識的に行われることがあるが, 丁寧に注意しつつ行われなければならない.

5. 治療のプロセス

　治療にはプロセスがある. 典型的な治療の基本となるプロセスは以下のとおりである.

a. 導　入

(1) 治療者-相談者（患者）関係の導入

　相談者（患者）である子どもと家族が安心できる関係性を築く.

(2) 評価面接からの治療のスタート

　最初の数回は評価の段階である. しかし, 評価のための質問や会話が治療的であることも意識しておく必要がある. 上手な聞き方をするだけで,

相談者（患者）自身が気づいて，回復のきっかけとなることもある．反対に，聞き方によっては悪化を招く危険もある．例えば，養育者に育て方の質問をするタイミングによっては，育て方のせいで子どもの問題が生じたというメッセージと受けとられる危険もある．

(3) 子どもの面接，養育者の面接

親子のニーズを確認したら，子どもとの面接，養育者との面接を行い，それぞれのニーズを確認し，問題の評価を行う．

(4) 治療法の選択

評価に基づき，治療法を選択する．治療法は治療者側の条件と相談者（患者）側の条件で決まる．その評価や選択した治療法を相談者（患者）にわかりやすく説明する．

(5) 治療目標の共有

治療の短期的目標と長期的目標を考えておく必要がある．あまり長期的な目標だけであると，治療がどのように進んでいるのか不安になることもある．その治療目標を子どもと養育者と共有する努力が必要である．子どもの年齢によってはそのタイミングと方法を選ぶ必要があるが，目標の共有は重要な治療の過程である．

(6) 治療構造の選択

どのぐらいの頻度で，どのような形で行うかを選択して共有しなければならない．場合によっては，期限を決めてスタートすることで，先の見通しが立つこともある．

b. 展　開
(1) 治療内の変化と生活内の変化

治療の場面では変化がみられるようになっても生活のなかでは変わっていないこともある．常に，治療内の変化と生活内での変化をモニターしていく必要がある．

(2) 進行と停滞
治療は一定のスピードで進むわけでない．がまんしなければならない時期もある．ある一定のときから急速に変化することもある．

(3) 定期的な治療の見直し
治療の方法やあり方が適当であるかどうか定期的に見直していく必要がある．子どもや家族の状態に合わせて治療を見直しながら進めていくことで，漫然とした治療の継続を避けることができる．

c. 目標の達成
治療目標が達成したことを確認する．長期目標は達していなくても，ある治療の目標が達成できていれば，その治療をいったん終結することもある．

d. 終　結
終結は治療の過程において非常に重要なプロセスである．なぜなら終結は治療者との別離であり，喪失体験でもあるからである．治療が必要な子どもは別離や喪失を体験している子どもが多い．よい別れ方を体験することが必要となる．

①数回前に終結となることを共有する．
②その後の数回を利用して治療を振り返る．そのことが喪の作業につながる．
③何かあったら連絡をしてもよいことを伝える．
④年齢と必要に応じてカードなどの記念品（移行対象）を与える．
⑤もし，治療者の移動で終結となる場合には，それまでの治療者と新しい治療者が同席してギャップを少なくすることも意味がある．

〔奥山眞紀子〕

B 遊戯療法（プレイセラピー）

　さまざまな遊びを利用して心理的問題の解決をはかる治療方法を，遊戯療法（プレイセラピー）という．その治療効果は世界中で認められ，精神心理的問題を抱える子どもの心理療法として広く行われている．しかし，子どもが遊んでいれば自然に問題が解決するというわけではなく，その理論背景と実際に遊戯療法を行う際の注意点を熟知して遊戯療法を行う必要がある．

1. 遊戯療法とは

　大人の精神療法や心理治療は，通常言葉のやりとりで行われる．しかし，言語発達が未熟な子どもたちは，自分の気持ちを言葉で表現したり相手の気持ちを言葉で理解するのが難しい．遊戯療法は言葉を主たる媒体とせず，さまざまな遊びのなかで子どもとセラピスト（治療者）がコミュニケーションをする．そして，遊戯療法の治療効果は遊びそのものにあるのではなく，遊戯療法の治療構造のなかに潜んでいる．

　子どもにとって遊びは自分の気持ちの表現の場であり，遊戯療法は遊びが子どもの自己表現の自然な媒体であるという事実に基づいている．そして，遊戯療法では子どもが遊ぶのをセラピストが見守るという構造になっている．その治療構造の原則は以下のとおりである．

①セラピストは早い段階で子どもとの間にラポール（温かく親密な関係）を作り上げること．
②セラピストは子どもがどのような状態にあっても子どもをあるがままに受容すること．
③セラピストは子どもがここでは自分の気持ちを自由に表現しても大丈夫だと感じられるような雰囲気をつくること．

④セラピストは子どもの感情を敏感に察知し，察知したその感情を適切な形で子どもに伝え返し，子どもの洞察を促すようにすること．
⑤セラピストは子どもが適切な機会さえ与えられるならば，自分で自分の問題を解決できる能力をもっていることに信頼を置き，解決の道を選びとっていく子どもの主体性を尊重すること．
⑥セラピストはいかなる形でも子どもに指示を与えないこと．子どもが治療をリードしセラピストはそれに従っていくこと．

このような治療構造によって，子どもは遊びを通じて自分の本当の気持ち（無意識的なものも含めて）を安心して表現し発散できようになる．セラピストは子どもと遊びの楽しさを共有するだけではなく，子どもの悔しさや時には憎しみもしっかりと受け止め，子どもとセラピストが一緒に遊ぶことで2人の間に心の交流を育むことが求められる．さまざまな事情で自分の心をかたく閉ざした子どもたちに，遊びを介してセラピストが根気よく寄り添い，繰り返し遊び続けることで2人の間に信頼感が芽生え，閉ざされた子どもの心が開く．そしてその信頼感がまたほかの人に対する信頼感を育てる基礎となるのである．

2. 遊戯療法の実際

(1) プレイルーム（遊戯療法室）

個人セラピーの場合は4～6坪程度．砂場，水遊び場，寝そべったりできる場所があることが望ましい．マジックミラーで区切られた観察室が設けられている場合が多い．

(2) 設　備

遊具は特に決められてはいないが，人形（家族がそろっているもの），箱庭，積木，粘土，描画の用具，楽器，ボール，乗り物，攻撃性が出やすい鉄砲・刀，ボードゲームなど．子どもの好みや能力に合わせて特別なものを用意する場合もある．

(3) 構造

一般的なカウンセリングと同様で，週1回，1回50〜60分程度．原則的にはプレイルーム内で行う．一般的には養育者や第三者は同席しない．ただし，養育者との分離不安が強い場合には養育者が同席したり，段階的な分離を行いながら遊戯療法を行うこともある．セラピストと1対1で行うことが原則であるがグループで行う場合もある．

(4) 適用範囲

一般的に遊戯療法は前思春期年齢くらいまでが対象で，思春期以降は言語的な精神療法や心理療法が主体となる．さまざまな情緒行動障害を抱える子どもが対象となるが，発達障害の子どもの場合は通常，障害そのものの改善を目標にはしない．

3. 事例紹介：遊戯療法を受けて情緒行動障害が改善した被虐待児症候群の例

Aは5歳6か月男児．Aの母親は生後間もなくより乳児院で養育され，2歳から高校卒業まで児童養護施設で育った．18歳のときに結婚してAを出産したが，夫とはAが1歳のときに離婚した．以後母親はAのしつけに厳しくなり，頻繁にどなったり叩いたりするようになった．その後Aが4歳のときに母親が再婚し弟が生まれてから，Aは母親に懐かなくなった．それをみて母親はますますAをどなったり叩くようになった．Aも落ち着きがなくなり，親の言うことをきかず，ふてくされて黙り込むことが多くなった．保健センターでより専門的な治療を受けることを勧められ，Aの遊戯療法と親カウンセリングが始まった．ここでAの遊戯療法の経過を簡単に紹介する．

- 治療全体の構造・内容：
  - 遊戯療法（母子分離）：心理士がセラピストを担当，隔週，1回50分（15回で終結）
  - 親カウンセリング：医師が担当（子どもの行動に対する理解と対応をアドバイス）

B 遊戯療法（プレイセラピー）

- ●遊戯療法の目的：
  遊戯療法を通してセラピストとの信頼関係を作り上げ，自信をつけ自己有能感を向上することにより自分をよい存在と認識すること．また，対人関係における基本的信頼感を取り戻し，情緒行動面の安定をはかること．
- ●遊戯療法の経過：

【導入期】「1人遊びが多く，一方的なごっこ遊びが続く」（第1回目〜第5回目）

- 初回Aはセラピストがおもちゃにさわるのを禁じ，Aがおもちゃを独り占めして1人で遊んだ．
- 2回目以降はおもちゃを独占することがなくなり，おもちゃを使ってさまざまなごっこ遊びが始まった．しかし，内容はどの遊びもAが一方的にセラピストに命令し，自分が満足するというものであった．
- 遊戯療法中には，何度も「次また来れるの？」「次いつ来れるの？」「あと何分？」などと確認する様子がみられた．
- 終了時間が守れず，「いやだー！」と訴えて泣きながら終結することが続いた．

【再演期】「家庭での様子が再演されるごっこ遊びが続く」（第6回目〜第10回目）

- おままごとのごっこ遊びを好んで行い，Aはセラピストにご飯を残さず食べるよう強要するストーリーを繰り返し展開した．
- 一方，セラピストがAを誉めると嬉しそうにし，「もっと誉めてよ！」と訴えるようになった．
- まだ終了時の気持ちの切り替えに時間がかかり，しばらく「帰らない！」言い張ることが続いた．

【終結期】「やりとりを楽しむごっこ遊びができるようになる」（第11回目〜第15回目）

- おままごとでセラピストが「嫌いな食べ物を残してもいい？」と頼むと，Aはそれを許すようになった．

- 当初はセラピストにジュースを買い与えようとしなかったが，「仕方ないから買ってやるよ」と与えることをテーマとするごっこ遊びを繰り返すようになった．
- おままごとのなかで，お母さんがつくってくれた"おいしい料理"をAが喜んで出すようになった．
- 終了時は依然として「帰りたくない」と言うものの，「あと，○回」と言って自分から時間を確認して終了できるようになった．

● 遊戯療法のなかでのAの変化：
- 遊戯療法という安全が保証された場で自由に遊ぶことができたAは，自分の振舞が受容され誉められる体験を通し，自分をよい存在と認識するようになった．同時に，自分に自信をもてるようになり，徐々に自己主張することができるようになった．
- セラピストとの安定したかかわりを体験するうちに，徐々に他者への信頼感を取り戻し，家庭や学校で安定した対人関係を築くことができるようになった．
- 母親も，遊戯療法によって子どもらしい振舞をするようになったAを受け入れられるようになり，母子関係が修復され家族皆が楽しく過ごせるようになった．

このような治療経過のなかで，Aは徐々に自分の気持ちを言葉でしっかり言い表すようになり，また，親の言うことも納得して聞くようになった．母親も「よい意味ではっきり自己主張するようになった」と変化を認めるようになった．学校でも入学当初は先生の指示に従えず1人で勝手なことをして過ごすことが多かったが，徐々に皆の遊びに参加するようになった．小学2年生になったときには同級生と対等に遊べるようになり，情緒行動面はかなり落ち着いた．

Aの母親は生後間もなくから施設で育ち，幼児期からかなり厳しいしつけを受けていた．子どもらしく好き勝手に遊ぶということは許されず，いつも

従順で行儀よくしていなければならなかった．また，親に甘えるというような体験もほとんどしたことがなかった．そしてAの養育は，自分が施設で受けた養育と同じようにすることしか知らなかったのである．しかし，遊戯療法を受けてみるみる変わって明るくなったAの様子を見て，母親はやんちゃなAを受け入れ，かわいいと思えるようになったのである．

【文　献】

- 弘中正美：遊戯療法の理論化をめぐって―遊戯療法・遊びの治療的機能の検討から．臨床心理学 2：283-289，2002．
- 村瀬嘉代子：プレイセラピー．現代児童青年精神医学．山崎晃資ら編，pp.543-546，永井書店，2004．
- 村瀬嘉代子：子どもと家族への統合的心理療法．金剛出版，2001．
- 氏原　寛ら編：心理臨床大辞典．培風館，2004．

〔氏家　武〕

C 家族全体への包括支援
―家族療法を中心に―

　気になることや困っている問題を抱える夫婦，家族を1つの集合体として治療する方法を家族療法（ファミリーセラピー）という．戦後，特に1960年代になって世界中に拡大し，わが国でも家族を対象とした心理療法の1つとして広く行われるようになった．しかし，ただ家族同席で面接を行うだけでは家族療法とはいえず，その理論背景と実際に家族療法を行う際の注意点を熟知する必要がある．

　家族療法はアメリカで始まり世界中に拡大したが，文化や家族観，時代のトレンド，個人の価値観などに大きく影響を受ける．わが国でも1980年代になって家族療法について論じられるようになり，考え方が輸入され

た当初から約30年が経ち，ようやくわが国に適合した家族療法が論じられるようになった．社会化理論における家族の発達やそれに重きを置いた治療に興味があった筆者がイギリス留学中にかき集めてきた情報をもとに，一般小児科単科診療所という，おそらく医療界のなかで家族の発達からも若い段階の家族と最も接することの多い臨床現場で経験してきたことを中心として述べる．

現時点ではさまざまな流派に分化した家族療法の基盤であるシステムズアプローチを用いた家族療法の基礎理論は，システムズ理論とサイバネティクスであった．また，それぞれの流派の創始者の背景は，精神分析学や精神力動学を背景にもつ者，フェミニスト，ポストモダニスト，ナラティブ理論家や社会人類学者などさまざまであるが，家族療法の基礎理論は行動療法と認知心理学に大きな影響を受けていた．ここでは，各流派のさまざまな理論や手法にこだわることなく，臨床場面で実際に行う手技の伝達を目的に述べる．

現在，わが国にも多くの家族療法に関する著書があるが，宮田敬一編の『ブリーフセラピー入門』金剛出版（1994），亀口憲治著の『家族臨床心理学：子どもの問題を家族で解決する』東京大学出版会（2000），日本家族心理学会編『家族心理学年報』金子書房より毎年発刊，を入門書として紹介する．

1. 家族療法の基本事項

家族療法では，その時点で問題を抱えていると思われる当事者をIP（identified patient）と呼ぶ．例えば，子ども；Bの不登校に困って相談に来た家族がいたとすると，この家族におけるIPはBとなる．通常の心理療法ではBに対する個人療法が中心となるが，家族療法ではBにかかわる家族全員にできるだけ最初からセラピーに参加してもらう．そのため，実際の生活における家族は親とBのきょうだいであったとしても，祖父母がBの生活にかかわることが多い場合は，祖父母も家族として参加しても

C 家族全体への包括支援―家族療法を中心に―

らう場合がある．逆に，当初は母親とBだけの参加であったり，時に母親のみの相談になることがある．その場合でも，相談内容や状態からBにかかわる人が多く，家族療法の適応があると考えた場合は，必要に応じて家族全員での参加を促す．その結果，家族の相互関係が安定している場合や，時に家族がバラバラであり，家族療法がむしろ家族の混乱を増長させる可能性が高い場合は，Bの個人療法に戻すこともある．セラピストの技量にもよるが，このように家族療法にも適応があると筆者は考えている．

家族療法の研修施設には，構造派，戦略派，コミュニケーション派，ミラノ派（システミック派），精神力動派，多世代派，ソリューション・フォーカス・ブリーフ派などがあり多岐に及んでいる．しかしながら，最近では各派が臨床経験を増やせば増やすほど，それぞれの流派のよいところを積極的に取り入れることが増えてきた．このような柔軟性のある姿勢こそ，家族療法の創始者の1人として欠くことのできないエリックソン（Erickson, M.）の目ざした臨床に望むセラピストの姿だと思われる．

いずれにしても，家族療法の治療目的は，IPが生活を営む家族構成員の相互関係に着目し，過去や原因，現時点の問題点に必要以上にこだわるのではなく，最終的にIPを含む家族がどのように変化し，どうなっていきたいのかということに焦点を当てることにある．そのことを目的とした治療を行い，そのままセラピーがうまくいけば治療も終結するが，時に再発したり，問題点の表現形が変わったりして，再度受診することがある．そのような家族の問題点の改善パターンや過程のなかで，真の家族のテーマが明らかにされることもある．したがって，セラピストはそのテーマをその時点で家族に伝えるか伝えないかは別にしても，知り得た情報として，セッションのまとめには記録を残すべきである．このようにして仮説でもよいので記録を残すことが，後で重要な意味をもつことがある．

セラピーは，記録をとることにセラピストの注意が向けられると家族間の相互関係や治療の場の雰囲気を損なうことが多いので，できればビデオ録画を行う．ただ，家族療法の専門施設などでビデオ録画が当たり前に行

われる雰囲気であり，クライエント家族にビデオ録画の話ができる場合はよいが，一般の診療所などでは困難なことも多い．そのときは簡単なメモをとりながら，終了時できるだけ早い段階で印象をまとめる必要がある．筆者は難解事例になればなるほどビデオ録画を行い，そのときのセッションの録画に引き続き，セッションのまとめも白板やカルテに記載しながら，同時に口頭の説明も加えて録画して残すようにしている．このことで，自分自身の癖もわかるようになり，技法の改善にも応用できる．

2. 家族療法の実際

ここでは実際の事例（いくつかの事例を参考にした仮想家庭）をあげて説明していく．家族は，両親と6歳の息子（C），5歳の娘，生後2か月の娘，父方の祖父母である．問題は，Cの多動，夜驚，夢中遊行と5歳の妹に対する暴力・暴言である．暴力・暴言については，目がすわって暴れ出すと，妹が泣き出すまで言葉でののしり，泣き出すと蹴る，殴る，突き倒す，つばを吐きかけるなど母親や父方祖母が妹を抱きかかえて別室に閉じこもるか，父親か父方祖父がC（IP）の前に立ちふさがり，どなりつけるか，逆にIPを叩き伏せるまで続く行動を繰り返していた．

● 初回面接（はじまり）：

面接には，最初から家族そろって参加してくれた．来院時，セラピスト（筆者）が入り口で出迎えると，IPはまだ肌寒い季節であったが半袖半ズボン，スリッパ履きでスリッパを脱ぎ捨てると飛び込んできた．セラピストの「こんにちはー」の声かけにも反応することなく，入るなり，「あっ，ウルトラマンや」と叫んで，おもちゃを積んだカート籠に向かって飛んでいき，ウルトラマンを引き出した．勢い余って，籠ごと引っくり返し，大きな音とともにおもちゃが床に散らばった．続いて入ってきた日焼けした顔の大柄の父親が，「こらっ，なんしよんのか！ バカが！」と追いかけ，IPの頭をバチンと叩いた．さらに，生後2か月の妹をしっかりと抱いた母親が，「すみません．いつもこんなんです」と入室してきた．続いて，先に入った皆の分の靴をそろえ

た父方祖母が，ピンクのひらひらした服を着て，しっかり結った髪にかわいいリボンをつけた妹の手を引いて入室してきた．父方祖父もしっかり日焼けした身体に白い半袖Tシャツ，サンダル履きにタオルでねじりはちまきをして少し遅れて入ってきた．セラピストの「こんにちはー」の声かけに，ちょっと頭を下げ，たばこの匂いとお酒の匂いが印象的だった．

●解　説：

　家族療法を始めるにあたり，どんなに困っていたとはいえ，治療施設にIPとその家族が足を運ぶ決心をしたことに対し，セラピストは自分の憶測や思い込みをできるだけ排除し，尊重と積極的な関心，共感的理解を示しながら迎え入れる必要がある．また，「あっ，○○ちゃんパターンだな」などというセラピストが経験を積んできたときによく陥る思い込みを抑える必要がある．セラピストは，個々のクライエント家族に対して，既成の技法を手順どおり用いるのではなく，あくまでも家族とともに問題解決に向けた共同作業を継続する態度が求められる．

●初回面接（続き）：

　この段階で，セラピストはこの家族のために8畳ほどの面接室を準備していたが，広いプレイルームの半分をセッションに使うことに変更した．続いてプレイルームのマットを引いた場所に母親と祖父母を誘導し，「Cくんとお父さんの所に行くので，ちょっとここで待っていてください．この部屋のおもちゃは自由に使ってください」と声をかけた．IPと父親のそばに戻ったセラピストは，母親や祖父母が同時に観察できる場所に立ち，「はよ，片づけんか！　拾えって言いよろうが！」と父親がIPにたたみかけるように声かけしているそばに近づいた．

　　セラピスト（笑顔でIPに向けて）：「Cくん．びっくりしたね．籠が引っくり返ったけどけがせんかった？」

　IPはキョトンとした顔をしてセラピストの顔を見たが，何も言わず，散らばったおもちゃを籠に投げ込んでいた．

　　セラピスト（同時に，父親に向けて）：「この部屋で一緒に遊びながら話を

しますので，そのままでいいですよ．それより，Cくんはけがしてませんでした？」

父親：「いつもこうですけん．けがやらしませんよ」

セラピスト（すかさず）：「運動神経がいいんですね」

父親：「それだけが取り柄ですけん．ほかは何もできません．悪いことばっかりします．俺に似とるけん」

祖父（近づいてきて）：「そうちゃ．こいつはお前にそっくりや．先生，こいつも小さいときはCと同じで，俺はいつも叩き回しよった．あんまり言うことを聞かんけん，丸刈りにしたり，橋からつるしたこともありますよ」

父親：「おう，俺も覚えとる．あんときは，さすがにやべーと思ったけど，その後も，いっちょん言うこと聞かんやったよなあ」

祖父（父方祖母に向けて威圧的に）：「今，虐待やら，体罰やら，イロイロうるせーけど，昔は皆そうやった．（今は）甘やかすけん，子どもが言うこと聞かんごとなっちょんじゃ．おかん（父方祖母）やら，嫁が甘やかすけん，（Cが）こげーなってしもうた．学校の先生も何もしきらん．なあ，おかん！」

父方祖母は，ちらりとこちらを見たが，黙ったままで妹の髪を結い直していた．母親は生後2か月の妹をギューと抱きしめたまま，小さく固まったようになり，うつむいたままだった．

● 解　説：

　ここまでの所要時間は8分ほどである．通常だと用意した面接室に誘導して，自己紹介して，仕切り直しをすることが多いと思われるが，家族療法ではIPが入室してきた段階でセッションが始まっている．この家族の日常の状態に，すっとセラピストが溶け込んでいくジョイニング技法がここでは使われている．ジョイニングとは，セラピストがクライエント家族のシステムに参加するため，その家族特有の組織やスタイルを受け入れ，家族の相互交流パターンを体験していくことである．そのためには，入室と同時に，日常の

状態が再現されたこの家族のコミュニケーションの流れを維持するようにセラピストが伴走し，セラピストの言葉も家族の交流に適合するよう調整し，家族の言語的・非言語的側面を観察し，言葉遣いや感情の表現，しぐさなどを模倣しながら，セッションを維持させている．そのなかで，父方祖父と父親の会話，父方祖父と父方祖母のコミュニケーションパターンの一部が確認できている．

また，父親の「けがなどしない」という言葉に対して，「運動神経がよい」という表現を即座にすることにより，父から「それだけが取り柄である」というIPのよい点に向けての言葉を引き出している．これも家族療法で重要なリフレーミング技法のはじまりの言葉である．

さらに，事前の情報で，この家族が漁師を職業とする家族であり，IPと妹の生年月日から，IPが出生して2か月も経たずに妹を妊娠した事実もわかっていた．この事実とこの8分足らずの観察から，父方祖父と父親の間に，父親が思春期の頃さまざまな葛藤があったが，現在ではそれなりに互いを認めるよい関係があり，むしろ男性組対女性組の間の葛藤が強そうであることが推測された．

後になり確認できたのだが，父方祖父母，両親，いずれのパートナー関係においても家庭内暴力があった．父方祖父母間は，父方祖父がアルコールの問題から高血圧になり，一過性の脳虚血発作と心筋梗塞で入退院を繰り返すなか，この数年，長い間暴力で虐げられてきた父方祖母の発言権が徐々に強くなり，父方祖父からの暴力的なかかわりに抵抗できるようになっていたことがわかった．一方両親間も，IPの妊娠・出産に際し，母親が父親からの暴力的な性行為に抵抗するようになり，母乳をIPに与えるようになると父親の暴力が増したことがわかった．また，妹の妊娠もそのような行為のなかで起こったことがわかった．さらに，父方祖父と父親の間でも，父方祖父のアルコールと家庭内暴力の問題から，父親が中学〜高校時代にいわゆる非行に走っていたことがわかった．ただ，父親がいったん家を出て，その後漁師の仕事を継ぎ，父方祖父と一緒に漁に出るようになって，互いに一目を置く関

係になり，徐々によい関係になったことがわかった．この事実と重ね合わせると，この8分間の間の家族間のコミュニケーションパターンにこの家族のなかのさまざまな問題が示唆されていたことがわかる．

● 経　過：

　最終的に，この家族の場合，①父方祖父，父親ともに，IPの問題行動に手を焼きながらも，自分にできることは何とかしたいという思いがあった，②特に父親は，このままでは，自分が通った回り道をIPにもさせるのではないかということに不安を感じていた，③父方祖父母，両親とも離婚は考えてなかった，④特に，第2子が女児であったためか，妹への父親の接し方がIPへの接し方とは全く異なり，また父方祖父が入退院するようになり，父親が船長として働くようになって自信と責任感が生まれ，仕事も安定してきたことを母親は認めていた，⑤第3子を妊娠する際には，父親が母親を大事にしてくれたことを母親が認めていた，など将来に向けた家族のよい方向の変化に必要な結びつきがあった．そこで，日頃の言葉のやりとりの裏に含まれる家族間のポジティブな思いを当初はセラピストの誘導で言語化してもらった．また，皆で気づいたときに互いに声をかけあうようにし，セッションごとに，それぞれのよい点をそれぞれのパートナーおよび2世代間で言語化してもらった．このときの自分たちの気持ちがよくなる言葉をIPにもかけるようにしていくなかで，IPの問題行動は徐々に消失していった．

● 解　説：

　この家族の場合，母親とIPだけの面接あるいはIPを中心とした遊戯療法だけを続けていたらどうなっていただろうか．あるいは，最初の導入で，日常生活で観察されるようなコミュニケーションではなく，IPの問題への半構造化面接などから入っていたらどうなっていただろうか．おそらく，ずいぶんと違った形の結果になり，一時的には改善したとしても小学校の高学年で，また形を変えた問題を抱えていたかもしれない．

C 家族全体への包括支援—家族療法を中心に—

　IPの年齢が8歳頃までの家族療法では，このようなかかわりで比較的短期に改善していくことが多い．筆者のように小規模市町村で，乳幼児健診，幼児精密健診，特別支援教育，ならびに要保護児童対策地域協議会などの行政の仕事にかかわっていると必要に応じ，事例のような家族がその後どうなっているかを知ることができる．このようなかかわりができた場合は予後も良好のことが多い．一方，中断したり，家族療法まで持ち込めなかった症例では，思春期に入り，時に新たな問題を抱えている場合もある．

　家族療法の中核にある「ブリーフセラピー」は，かつては「簡易療法」と邦訳されていた．現在は，「短期療法」と呼ばれている．この呼称からくるイメージなのか，わが国では本格的な治療ではないといわれることがあるが，筆者はそうは思わない．この点の疑問に関しては，少し古くなるが，前述の宮田敬一編の『ブリーフセラピー入門』第2章，白木孝二の『ブリーフセラピーの今日的意義』を参考にしてほしい．

　筆者は，社会化，特に家族の発達理論とアタッチメント理論〔スタンフォード大学のシアーズ（Sears, R. R.）とマッコービー（Maccoby, E. E.）が中心〕を基盤に置き，ヘイリー（Haley, J.）とOregon Social Learning Centerのパターソン（Patterson, G. R.）の戦略的問題解決志向の家族療法を自分の基本としている．いずれにしても，自分なりに基礎となる理論をもつことが重要である．

〔井上登生〕

D 子どもの心の診療
―基本は外来診療で―

　近年，欧米における精神科医療は，病院での入院治療よりも，通常の外来治療に加えて精神科デイケアや訪問治療などを積極的に行う方向に変わってきている．しかし，日本では精神病院における成人も含めたベッド数は減少傾向にあるものの，精神科医療の主体は依然として入院をベースに考えられている．

　子どもの精神心理的問題の背景は家族や学校，さらにはより広い地域社会にまで広がっている．このような状況においては，特定の子どもだけをターゲットにした入院治療のあり方には再考の余地があり，それに代わる子どもと家族・学校・地域社会を同時に包括するような治療体系の確立が求められる．

1. 子どもの入院治療

a. 入院治療の場となる病棟の役割

　精神心理学的困難を抱えた子どもを入院によって治療しようとする場合，その治療的環境は，本来養育者によってなされるべき情感豊かな養育と同質のものでなければならない．そのためには，安全な生活環境と親身な看護スタッフによる深いかかわりが必要であり，集団で生活する仲間との有意義なふれあい体験も必要である．また，逆に入院中にほかの子どもたちから受ける可能性のある悪影響を予防することも必要である．

　しかし，このような望ましい治療的環境を用意するためには，長期の入院治療期間と多数の看護スタッフが必要であり，現実的にはその実現はきわめて困難な状況である．実際，わが国の全国児童青年精神科医療施設協議会の会員施設（児童精神科病床のある病院）は20か所しかなく，オ

ブザーバー施設を入れても全国に 27 か所の入院施設しかない．それでもわが国においては，児童精神科の入院施設はここ数年で少しずつ増加傾向にある．

ところが，最近，欧米での児童精神科病棟は 5 日間から 2 週間程度の日数に限定して病棟環境を最小限に減らす傾向が認められている．それは，入院治療の目標を緊急症状の迅速な安定化，すなわち急性期疾患に対する危機介入という形態に絞りつつあることを意味し，児童精神科医療はできるだけ入院治療によらない治療的手段を用いる方向に転換しつつあると考えられる．

b. 入院治療の適応

上記のような状況でもやはり入院治療を要することがあり，それは以下のような場合が想定される．
① 診断が難しい複雑な症例において詳細な評価を行う必要性がある場合：例えば，てんかんと鑑別を要する精神症状や偽発作など．
② 家族から隔離して評価や治療を行うことが有用な場合：例えば，被虐待児症候群や家庭内暴力など．
③ 外来であらゆる治療を行っても精神症状がどんどんエスカレートするような場合：例えば，自傷行為や患者の精神障害による家族危機に対する介入など．
④ 緊急入院：例えば，自殺未遂や精神的混乱による自傷他害のおそれがある場合など．

実際のところ，急性期の危機介入のための入院治療ニーズは増加傾向にあるといわれている．ただし，そのような医療体制は小児科や成人精神科の病床が代わりとして用いられていることが多い．また，最近は一般の小児科病棟内で一般身体疾患を抱える子どもたちと混合で，精神心理学的な問題を抱える子どもの入院治療を行う専門病院がみられるようになってきている．

c. 入院治療のマイナス面

　子どもの精神心理的問題を安易に入院によって治療しようとすると，さまざまな問題が生じる可能性がある．まず，子どもが入院することによって，学校教育や福祉サービスなど子どもがそれまで生活していた地域でのサポートを得られなくなることである．また，入院によって子どもが自分の家族から分離されることにより家族力動に大きな影響が及び，子どもが家庭内に自分の居場所を失うことにもなりかねない．これは特に長期入院の後，退院して家庭に戻ろうとするときに大きな問題として表面化することがある．あるいは，問題となる子どもを隔離入院させただけなのにあたかも問題が解決されたと周囲に勘違いされ，子どもの問題の背景にある家族関係や学校を含めた社会環境における本質的な問題が隠蔽されてしまう危険性もある．さらに，さまざまな精神心理的問題を抱える子どもを1つの病棟内で入院治療を行うとき，その集団生活環境が必ずしも子どもたちの精神心理状態にふさわしいものであるという保証があるわけではない．

2. 強化すべき外来診療体制

　以上のようなことから，児童精神科診療あるいは子どもの心の診療は外来治療を基本にして考えることが望ましいと思われる．そのためには，外来治療環境をどこまで本来的な入院治療環境に近づけられるかが重要な鍵となる．

　こようような診療には長い時間と多くの質の高い治療スタッフを要する．そのターゲットは子ども本人だけではなく，家族へのサポートと学校や地域との連携が欠かせない．これらのことを外来診療で実践するためには以下のような体制を整えることが望まれる．

a. 子どもの心の診療を専門に行う医師の養成

　欧米では，児童精神医学や行動小児科学などの領域が，成人精神医学

から独立した専門分野として認められている．わが国においても最近ようやく児童精神科の標榜が認められるようになった．しかし，専門的研修を受けられる施設はきわめて限定されており，診療体制の中心となるべき専門医の養成は急務である．

　そのような状況のなか，発達障害児や虐待による心の問題をもつ子どもへの対応の充実が求められ，厚生労働省は「子どもの心の診療医の養成に関する検討会」を設置し，一般の小児科医や子どもの診療を行う精神科医が，子どもの心の診療に関する基礎知識や技能を身につけるための方策を検討し始めた．そして2005（平成17）年度の検討会の報告書には「子どもの心の診療医」をその専門性のレベルから3層に分類し，最終的に「子どもの心の診療に関する専門的研修を受け，もっぱら子どもの心の診療に携わる医師」を養成する準備がようやく始まった．これにより数多くの専門医が養成され，診療体制を整える核となることが期待される．

b. 多職種チーム医療

　子どもの心の問題は，乳幼児期の発達障害から思春期の精神疾患まできわめて多岐にわたる．そのため，その診療には長い時間がかかり，子どもの治療だけではなく家族へのサポートと学校や地域との連携も不可欠である．このようなことを専門医1人で実現することは困難であり，専門医をサポートするさまざまな職種の専門家が必要である．そして，医師とその他の専門家がチームを組んで診療にあたることで，治療アプローチの選択の幅が広がり，より質の高いサポートを実現することができるようになる．

　欧米ではすでにこのようなチーム診療が行われるのが一般的になっており，その専門家としては，児童精神科医，医療ソーシャルワーカー，心理士，言語聴覚士，作業療法士，家族療法士，精神療法士，看護師，保健士，教師などが含まれている．そして，子どもの心の問題や家庭・地域の事情に合わせてさまざまな職種の専門家が平等な立場で作業を行うミニ・

チームが結成され，診断や治療方針の決定と実際の診療が行われることになる．そのチームの中心が児童精神科医であり，チームの統合と各々の専門家に対するスーパービジョンが児童精神科医の主たる役割となる．

　わが国の診療体制は医師と看護師によるものが大半であるが，徐々に心理士がその診療チームに参加するように変わってきている．発達障害児に対するリハビリテーションも広く行われるようになってきており，言語聴覚士と作業療法士が診療チームに参加し始めている．しかし，まだそのチームは医師主導であり，専門家同士の関係も対等とはいいがたいのが現状である．また，診療のなかに非医療系の専門家の参加が許されるのはきわめてまれである．

c. 福祉施設の活用

　児童養護施設，情緒障害児短期治療施設，児童自立支援施設などの福祉施設は，預かる子どもの養育環境として児童精神科病棟と同じように，本来養育者によってなされるべき情感豊かな養育と同質のものを用意している．そこで，そのような養育環境を利用して児童精神科的治療を要する子どもを施設で養育し，治療そのものは外来で行うことが可能である．情緒障害児短期治療施設はまさにそれを実現している施設である．このような福祉施設の利用をより多くすることで，少ない児童精神科病棟の現状をカバーできる可能性がある．また，経済的にも医療費の抑制をはかることもできる．

　施設の特徴を考慮して，例えば児童養護施設では被虐待児や不登校，引きこもりの子ども，情緒障害児短期治療施設では発達障害・行動障害に伴う二次的情緒行動障害をきたしている子ども，児童自立支援施設では行為障害や反抗挑戦性障害の子どもの治療に活用することなどが考えられる．

d. 精神科デイケア・児童デイサービスの活用

　精神科デイケアとは，在宅の慢性精神障害者に対して，一般外来治療では十分提供できない医学的心理社会的治療を，週数日1日数時間以上かけて包括的に実施する集団治療の場の1つである．また，長期に入院治療を受けた精神障害者が家庭や地域に復帰するときの中間的治療の場ともなっている．このような精神科デイケアの治療対象疾患の中心は統合失調症であり，その利用者の大半は成人である．しかし，思春期・青年期の不登校，引きこもりの子どもを対象にした精神科デイケアが少しずつ試みられるようになってきている．

　児童デイサービスは，子どもの心身の特性を踏まえて，子どもの能力に応じた自立した日常生活を営むことができるように援助を行う福祉事業である．その援助は多岐にわたるが，日常生活における基本的な動作の指導と集団生活への適応訓練が中心となり，主として乳幼児期と学童期の発達障害の子どもの援助が行われている．また，児童デイサービスで行える在宅介護支援としては，創作活動を通してのスキルトレーニング，音楽療育を通しての発達支援，治療教育を通しての発達支援，ソーシャルスキルトレーニング，家族支援などである．わが国では，発達障害児とその家庭に対する在宅福祉施策の1つとして幅広く行われており，その事業所数は知的障害児通園施設よりもはるかに多くなっている．また，児童デイサービスは医療法人による事業としてもその実施が認められているため，児童デイサービスを医療の一環として行っている施設もある．

　わが国におけるこのような状況と異なり，欧米における子どもに対する精神科デイケアの概念は，幼児に対する学校的対応を取り入れた医療的対応から生まれ，最終的に精神科デイケアは外来治療と入所作業の中間的治療の場となっている．これらには，養護学校に付随するものとして発達障害を抱える幼児に対する特別なプログラムをもつものから，家族全員を対象とする集中的な週5日の治療介入を行うものまで含まれる．

　このように精神科デイケアの機能は多彩であるが，それらを大きく3つ

に分類することができる.
　①破壊的行動への対処のためのデイケア：これは通常，薬物療法と併せて個々の養育者と専門家との連携による介入を組み合わせて行われる多様な治療形態である.
　②発達障害を伴う幼児を対象にした専門的なデイケア：これによって包括的な評価と，養育者と学校との連携による治療を行うセンターが生まれた．わが国における児童デイサービス事業に近い.
　③家庭崩壊や児童虐待の状況にある家族の機能を支えるのが目的のデイケア：これは養育者による養育と密接にかかわる治療プログラムをもつものである.
　このような多機能的な精神科デイケア（児童デイサービスも含めて）が広く行われるようになれば，従来は入院治療を要すると思われた子どもと家族に対しても，外来治療で支援を継続していくことが可能になると思われる.

e. 集中在宅治療と家庭訪問治療

　この治療形態はわが国ではまだほとんど行われていないが，欧米では精神医療の在宅濃厚治療モデルとして積極的に行われるようになってきている．それによって家庭で直に精神医療的介入することが可能となり，個々の養育者のニーズに応じられるようになった．また，子どもと養育者や学校と地域など，より広い環境すべての次元の問題も扱いやすくなっている.

　このような濃厚な家庭訪問治療を実践するためには，熟練した専門家による長期のかかわりが必要になる．通常は3～5人の専門家によって治療チームが編成され，そのなかには2人の指導医または指導カウンセラーが配置される．それによって患者の在宅評価と治療的介入が行われることになる．どこまで介入するかはその必要性によって異なるが，通常は毎日24時間体制で緊急依頼による危機介入支援電話サービスが行われ，その緊急依頼の内容によって家庭訪問による治療的介入行われるのが一般的

である．また，青年期の薬物依存や引きこもりなどに対して連日訪問による集中在宅治療が行われることが多く，治療効果は入院治療とほぼ同じで経済的であることが認められている．

わが国においてもこのような治療形態が導入されれば，特定の疾患や問題を除いてその治療のあり方を外来を基盤に構築することが可能になると思われる．

【文　献】
- Green, J.：Provision of Intensive Treatment；Inpatient Units, Day Units and Intensive Outreach, Child and Adolescent Psychiatry 4th ed. Rutter, M., et al. eds., Blackwell Publishing, 2002.
- 山崎晃資ら：現代児童青年精神医学．永井書店，2002．
- 清水将之：子どもの精神医学ハンドブック．日本評論社，2008．
- 氏家　武ら：不登校・引きこもりの児童対象精神科デイケアの治療効果に関する一考察．札幌市医師会医学会誌 30：191-192, 2005．
- 池淵恵美：デイケアの歴史と現在．臨床精神医学 30（2）：105-110, 2001．
- 濱田竜之介ら：思春期デイケアにおける現状と諸問題．臨床精神医学 30（2）：149-157, 2001
- 近藤直子：あなたの街にも発達支援の場を―笑顔の児童デイサービス．クリエイツかもがわ，2004．

〔氏家　武〕

E　子どもの薬物療法

1. 薬物療法の原則

子どもに対する薬物療法は，統合失調症，双極性障害など薬物による治療方法が確立・承認されている場合を除き，あくまでも補助的・対症療法的に行われるものである．つまり，子ども自身への精神心理療法や家族関係の改善，環境調整などをはかっても，なかなか症状が改善・緩和しな

いときに初めて薬物療法の併用を考慮すべきであると考える．そのようなときの注意点を以下にあげる．

a. インフォームドコンセント

どのような症状に対しどんな薬を用いるのか，その根拠は何か，その薬物によってどのような効果が期待できるのか．このようなことに加えて，薬物の安全性や副作用などについても家族と可能な限り子ども本人にもわかりやすく説明し，口頭ないしは文書で同意を得ることが望ましい．

b. 小児期特有の薬用量

子どもにおける薬物の作用，副作用の現れ方は成人とは異なるものがあり，常に子どもの成長・発達に対する影響を考慮する必要がある．例えば，一般的に子どもの薬物の代謝速度は成人より速いため，薬物の効果時間が短く，より多量の投与を要するといわれている．

c. コンプライアンス

子どもは服薬を自立的に行うことが困難なことが多い．そのため，子どもに服薬を任せると期待した効果が得られず，副作用のモニタリングが困難なことがある．また，思春期・青年期の子どもでは時としてさまざまな理由で多量服薬してしまうことがある．このようなことを回避するためには，薬の管理と与薬を確実に養育者に実行してもらう必要がある．

d. 処方する医師の態度

子どもに適切な薬物療法を行うためには，精神身体症状の成り立ちを十分に理解する必要がある．また，投薬を行う際には上記のようにインフォームドコンセントを得たり，コンプライアンスを向上させる工夫が必要である．そのためには子どもと養育者の話にしっかりと耳を傾け，丁寧に話をしなければならない．このような共感的・受容的な姿勢は支持的な

精神療法に限りなく近い．信頼感のある医師-患者関係ができたうえでの薬物療法は，薬効以上の治療効果が期待できるものである．

2. 発達障害・行動障害の薬物療法

現時点では，発達障害や行動障害そのものに対する根治的な薬物療法はない．しかし，発達障害や行動障害のなかには，対人関係や環境の調整をはかってもなかなか改善し得ない場合がある．そのようなとき，特に情緒行動障害が激しいために子ども自身や養育者・療育者に過度の負担や危険が及ぶ場合は，副作用に十分注意しながら薬物療法を行うことも必要となる．その場合は薬物療法によって期待できる効果だけではなく，その必要性と副作用などについて養育者に十分な説明を行い，適切なインフォームドコンセントを行う必要がある．また，副作用のモニターをしっかり行うために，養育者のほかにも学校教師や療育担当者と連絡を密にとることが必要である．さらに，投与すべき薬物の選択にあたっては，養育者や療育者が訴える困難にのみ迎合して薬物を選択してはならない．子どもが体験しているであろう苦痛を感じとって的確な薬物を選択する必要がある．以下に発達障害や行動障害に伴う諸症状に対して効果が期待できる薬物について簡単に説明する．

(1) ピモジド pimozide

これは自閉症や知的障害などの，①行動，情動，意欲，対人関係にみられる異常行動，②睡眠，食事，排泄，言語などにみられる諸症状，③常同症状に有効であるとされ，小児にも適応がある．副作用として不随意運動，心電図異常，顔面浮腫などが多い．また，クラリスロマイシンやフルボキサミンなどとの併用は禁忌で，併用薬に注意を要する．

(2) フルボキサミン fluvoxamine（SSRI：選択的セロトニン再取り込み阻害薬）

これはうつ病，うつ状態，強迫性障害，社会不安障害に適応があり，広汎性発達障害にみられるこだわり行動（強迫性障害の診断に当てはまる場合）

に適応がある．副作用として吐き気，頭痛などが起きやすく，ピモジドとの併用は禁忌である．ただし，24歳未満の者への投与については希死念慮の悪化などの危険性があり慎重に行う必要がある．

(3) メチルフェニデート徐放錠 metylphenidate

これは6歳から18歳までの注意欠陥多動性障害（ADHD）に適応があり，注意障害・衝動性・多動症状だけでなく，二次的なさまざまな情緒行動障害にも効果が認められる．副作用として食欲不振や成長障害，頭痛，吐気などが起きやすいことから，投与は原則として登校日のみとするのが一般的である．

(4) アトモキセチン atomoxetine

メチルフェニデート徐放錠と同様，6歳から18歳までの注意欠陥多動障害に適応があり，特に注意障害に対する効果が優れていると言われる．また，1日2回連日に服用を続けるため，週末や下校後の家庭内での諸症状にも効果が期待できる．副作用として食欲不振や頭痛，吐気，眠気などが起こることがある．

(5) その他

興奮，攻撃，暴力，衝動行為，不安，恐怖，抑うつ，強迫症状，こだわりなどに対して非定型抗精神病薬（リスペリドンなど），フェノチアジン系薬剤，ブチロフェノン系薬剤，スルピリド，バルプロ酸ナトリウム，カルバマゼピン，抗うつ薬などを用いて奏効することがある．

ADHD症状に対して上記のメチルフェニデート徐放錠とアトモキセチン以外に，非定型抗精神病薬（リスペリドンなど），バルプロ酸ナトリウム，カルバマゼピン，抗うつ薬などを用いることがある．睡眠障害には種々の催眠剤や抗不安薬，少量の抗精神病薬が効果ある．乳幼児期の激しいかんしゃく，夜泣き，チック，興奮，不眠症などには抑肝散（加陳皮半夏）が有効である．

a. 事例紹介：薬物療法併用によりADHD症状と付随する情緒行動障害が著明改善した例

- D　6歳（小学1年生）男児（初診時）
- 初診時主訴：「授業中に教室から勝手に出て行く」「気に入らないことがあると物を投げたり，他児に殴る・蹴るなどの乱暴をする」
- 初診までの経過：

　　1歳で歩けるようになったときから多動で落ち着きがなく，どこへ行くかわからないため親は手を離せなかった．行動が乱暴で，思いどおりにならないと激しいかんしゃくを起こした．そのため父親は厳しくしつけ，時に体罰を加えていた．幼稚園でも手がかかるため，障害児枠で受け入れを許されていた．小学校に入学してから，専門医受診を勧められた．

- 発達歴：胎生37週，生下時体重2,900g，仮死なし．始歩1歳，始語1歳で言語・運動発達の遅れなし．
- 既往歴：6歳時に溶連菌感染症に罹患．その他特記すべき事項なし．
- 家族歴：両親と弟の4人家族．弟が低出生体重児で片麻痺あり．
- 性格傾向：好き嫌いがはっきりしていて，好きなこと（積み木，ミニカー）にはとても熱中する．
- 初診時現症：

　　診察室で勝手に立ち歩き，机にある診察用具を勝手にさわったり，シャーカステンのスイッチを勝手に押す．椅子に座るように指示すると応じるが，落ち着きなく身体を動かす．質問しないのに勝手にしゃべったり，質問の途中で答えることがある．理学的所見に異常なく，神経学的微候なし．

- 知能検査（WISC-Ⅲ）：VIQ 100，PIQ 97，FIQ 99
- 医学的診断：ADHD
- 治療経過：

　　両親にADHDの診断を告知し，学校担任と連絡をとり，学校での様子，学校での対応を確認したところ，「学校では担任1人では勝手な行動を抑えることができず，常時教頭かほかの職員が相手をしている．どうしても教室

に戻りたがらない場合は職員室で遊び相手をしている．気分のむらが激しく，荒れているときにはかなり凶暴になり，教師にもかかってくることがある．ほかの子どもたちから恐れられている」ということであった．このような経過からメチルフェニデート（リタリン®）による薬物療法の適応ありと判断し，両親の了解を得て2学期から投薬開始した．

メチルフェニデート（リタリン®）投与（朝10 mg, 昼5 mg）後，状態はやや落ち着いたが，まだ勝手に教室から出て行くことが時々あり，やはり思いどおりにならないと暴れることが続いた．小学2年生になってから，ADHDや高機能自閉症（HFA）の同年齢児童のグループセラピー（SSTと社会性の向上を目標）を併用した．教室内にいることは多くなったが，授業を聞かずに1人で好き勝手なことをして過ごし，やはり思いどおりにならないときに乱暴することが続いた．

小学3年生になって担任がやさしい女性に替わったところ，Dはまた勝手な行動がエスカレートし，注意されると怒って激しく暴れるようになった．教室にいても授業を聴こうとしないため，教頭が時々，保健室，職員室，図書室などで勉強を教えたり遊び相手をする体制を整えた．それでも気に入らないことがあると乱暴するため，メチルフェニデート（リタリン®）を増量（1日量20 mg）し，バルプロ酸ナトリウムを併用（1日量400 mg）した．しかし，著しい効果は認められなかった．

小学5年生になって自尊心の低下が目立ち（学校での勉強の遅れ，相手にされない仲間はずれに起因する），いらいらして突然興奮して暴れ，無関係な人や物に対してまで破壊的な行動が目だつようになった．そこでリスペリドンを1回0.5 mg, 1日2回投与したところ，突然の激越や破壊的行動が激減し，穏やかに過ごせるようになった．

しかし，本人が教室で過ごすと精神状態が不安定になることを自覚するようになり，小学6年生になっても自分から希望して教室外（職員室，図書室など）で穏やかに過ごすことが続いた．ところが，このままでは中学校に進学しても通常学級に在籍を続けるのは難しいのではないかという危機感が学

校教師，親双方に募るようになった．そこで，2学期末に教師，親，本人の話し合いで，3学期からできるだけ授業に参加して中学校に備えることになった．

1月にリタリン®20 mg（1日量）からコンサータ®（メチルフェニデート）18 mg（1日量）に変更した．2週間後には「3学期はわりと落ち着き，がんばって教室で授業を少し受けた．でも一度爆発した！」とDから報告があり，27 mgに増量した．その2週間後には「だいぶ落ち着いた．教室で全部授業を受けた！」．さらにその2週間後の診察では「卒業式の練習も皆と一緒にやってる！」「中学はきっと大丈夫！」と自信をみせていた．

中学生になってからの最初の診察では，「毎日楽しく過ごしている．教室から出ることもなく，皆と一緒に普通に勉強している」とDは言っていた．しかし実際には，一度隣のクラスの元同級生に「ウルサイから消えろ！」と言われて腹を立て相手を殴ったり，興奮して教室を飛び出すこともあるため，薬物療法は用量を変えず経過をみることとした．1学期の終わり頃には教室から勝手に出たりけんかをすることはなくなった．テストの成績も上がり，クラスで中位に入るようになった．2学期になってもよい状態が続いたため，リスパダール®投与量を1日0.5 mgに半減し，コンサータ®投与量を1日27 mgから18 mgに減量した．その後もトラブルなく安定した学校生活が続いており，最近の診察ではDは「先生，理科のテストで100点とった！僕はもう大丈夫だと思う．薬も必要ないよ」と言っている．

3. 心身症の薬物療法

心身症に対する標準的な薬物療法は確立されていない．心身症の成り立ちは体質的な要因と家族・環境要因が複雑に絡んでいるので，心身症全般に共通する薬物療法はないと考えられる．

しかし，個々のケースにおいては直接的な身体症状の緩和をターゲットにしたり，心理社会的なストレスによる精神状態の安定をはかるために薬物療法を補助的に用いることが有効な場合もある．安易な薬物療法を勧め

るものではないが，子どもや家族への支援と学校との連携対応をしっかり行っていても精神身体症状が改善されない場合には，薬物投与によるプラスとマイナスをしっかり評価検討して併用を考えるとよいだろう．実際，心身症における身体症状に対しては対症療法的な薬物療法は有効な場合がある．

筆者は子どもの心身症を葛藤回避型と身体表現型に分類することを提唱している．薬物療法が有効なことが多いのは主に身体表現型であり，葛藤回避型は無効なことが多い．それは葛藤回避型の心身症はその背景に二次的な疾病利得が潜在し，それを解決することなしには改善が見込めないからである．

a. 事例紹介：薬物療法と支持的精神療法，親カウンセリングを行って治療した身体表現型心身症の例

- E子　13歳（中学2年生）女児（初診時）
- 主　訴：腹痛，下痢，吐き気
- 家　族：会社経営の父（48歳），専業主婦の母（42歳）
- 発症経過：

　中学2年生の4月中旬から毎朝のように登校前になると腹痛，下痢，吐き気を訴えるようになった．症状の訴えが長く続くためかかりつけの小児科を受診したところ，急性胃腸炎と診断されて投薬を受けた．それによって症状の訴えがやや緩和し，遅刻や早退をしながらもなんとか登校していた．しかし，5月下旬から朝の腹部症状の訴えが強くなり，学校に行けないほどになったため，小児科医より筆者のもとに紹介された．

- 初診時の様子：

　診察でE子に経過について質問しても両親の顔を見るばかりで何も話をせず，それを見た母親が代わりにいろいろと話をしてくれた．母親によると，4月に不本意に生活委員に選ばれて皆の前で発表する仕事がとても負担だったこと，卓球部の練習が厳しくて途中でトイレに行かせてもらえず辞めたい

と悩んでいたことが明らかになった．

● 治療経過：

　腹部症状を主体とする不登校を伴った心身症と診断し，両親の了解のもと薬物療法と親カウンセリング，個別の心理療法を並行して行うことにした．しかし，E子自身が心理面接で話をするのが苦痛だと訴え，数回で中断することになった．その後は薬物療法と本人，家族への簡単なカウンセリングのみの治療を行うことにした．

　薬物は登校前に強力な止痢薬（ロペラミド）を予防的に投与し，絶対に下痢しないことを保証しE子を安心させて登校を促した．同時に，マイナートランキライザーと抗うつ薬を併用した．両親には焦って登校を強要してはならないが，症状が和らぎ登校できそうなら，E子がより安心できるよう付き添って登校すべきであると話した．学校にも手紙を書き，E子が希望するときには必ずトイレへ行くことを許可してもらい，不安なときには保健室で安心して受け入れてもらえるようにした．

　そのような対応を行ったところ，E子は週に2日程度症状が落ち着いた午後から登校するようになった．しかしそれを見た父親が，「行けるじゃないか．それなら毎日，朝から行け」と叱責し，母親もE子をかばわなかったところ，翌日からまた症状が激しくなり全く登校できなくなった．それに対して，両親に，E子は故意に学校を休んでいるのではないこと，症状は緊張すると自然に身体が反応してしまうこと，親の役割はE子の緊張感を和らげ，少しでも症状をセルフコントロールして登校できる自信をつけさせることであることを説明した．それによって症状の訴えは和らぎ1学期が過ぎた．夏休みに元気に過ごすE子を見て，父親がまた「2学期からはもっとがんばる」と言わせたところ，症状が再発した．再度父親に子どもへの対応を説明し，E子の立ち直りを見守るようにアドバイスした．その後もこのような調子で一進一退の状態が続いたが，親に辛抱強く子どもをポジティブに評価するよう励まし続け，3学期になってだいぶ落ち着いた．

　そこでマイナートランキライザーと抗うつ薬を漸減し，3か月で投与を中

止した．E子は止痢薬（ロペラミド）の服用を中止するのを非常に不安がったが，症状が再発すればいつでも再開することを保証した．そして実際，新学期には全く服薬しなくても元気に登校することができ，E子も安心して通院治療を終結することができた．

【文　献】

- 風祭　元：第3版向精神薬療法ハンドブック．南江堂，1999．
- 吉田一郎：小児薬物療法ハンドブック．中外医学社，2006．
- Wilens, T. E.：わかりやすい子どもの精神科薬物療法ガイドブック．岡田　俊ら訳，星和書店，2006．
- 氏家　武：小児科診療第64巻増刊号—小児の症候群．ADHD症候群．p.454，診断と治療社，2001．
- 氏家　武：学校における子どものメンタルヘルス対策マニュアル，日本小児精神医学研究会編集委員会編，小児心身症．pp.88-96，ひとなる書房，2001．
- 氏家　武：発達障害，特に自閉症に伴う行動障害—その理解と対応．発達障害研究 23（4）：236-245．2002．
- 星加明徳ら：よくわかる子どもの心身症—診療のすすめ方．永井書店，2003．
- 柳澤正義ら：小児科外来診療のコツと落し穴2．メンタルヘルスケア．中山書店，2004．
- 小林陽之助：子どもの心身症ガイドブック．中央法規出版，2004．
- ADHDの診断・治療指針に関する研究会　齋藤万比古ら編：注意欠如・多動性障害（ADHD）診断・治療ガイドライン第3版．じほう，2008．

〔氏家　武〕

Chapter 6
さあ，はじめよう！心の診療の実践

A 乳幼児の精神的問題とその具体的な対処方法

　現在に通じる乳幼児の精神保健への関心は，1940年代のスピッツ（Spitz, R.）によるホスピタリズムの研究から始まった．その後，イギリスのボウルビー（Bowlby, J.）により，アタッチメント（愛着）の概念が提唱され，エインスワース（Ainsworth, M. D. S.），メイン（Main, M.）などの研究者により研究が進められた．次いで，1970年代後半になり乳幼児精神医学 infant psychiatry の研究が爆発的に進められるようになり，1980年代に入るといくつかの代表的な教科書も散見するようになった．1994年には，『ZERO to THREE　乳幼児の精神保健と発達障害の診断基準：0歳から3歳まで』も発刊され，現在，世界中で翻訳されている．

　これらの詳細については，文献[1-6]を参考にしていただき，ここでは上記の基礎知識のうえに，外来患児の6割強が3歳までの乳幼児である小児科診療所を15年続けてきた筆者の経験をもとに報告する．

1. 乳幼児の精神的な問題

　養育者が精神的な問題を心配して乳幼児を専門機関に連れてくるときは，大半の場合，子どもの示す問題は，情緒，行動，関係性あるいは発達に関するものである．乳児の場合よく観察される問題は，不機嫌や臍仙痛，摂食行動や睡眠などの問題，あるいは発育不全などの生理学的な機能の不調を主訴として来院することが多い．幼児になると，攻撃性や反抗挑戦的な行動，衝動的あるいは多動などの行動上の問題や，微細運動の稚拙さ，摂食行動，睡眠パターン，排泄行動などを中心とした日常生活習慣における問題などに加え，養育者の期待する子ども像にそぐわないことなどが主訴となる．

　このほかに，低出生体重児，先天的な外表奇形や染色体異常症，心臓疾患や食道裂孔など外部からわかりにくい異常，仮死や新生児けいれん，新生児感染症など出生直後から問題を抱えた乳児など慢性疾患のトータルケアに関係する問題や，医療ネグレクトを含むマルトリートメントなどがある．

　養育者自身の問題として，若年・高齢初産，経済的困窮，家庭内暴力や性虐待を含む被虐待経験の既往，うつ病や統合失調症などの精神疾患，摂食障害や種々の人格障害，その他の神経症，薬物依存やアルコール依存を含む物質常用，懲役などがある．

　いずれにしても，子どもが自分の気になることを自ら訴えて来院することはなく，来院当初は，子どもにかかわる大人や養育者自身が気になる点が主訴となる．また，受診経路も，乳幼児精神保健に関する専門機関を初めから受診することは少なく，かかりつけの小児科診療所を最初に受診することがほとんどである．したがって，小児医療のプライマリケアにかかわるすべての医師は，一般診療の合間に訪れるこのような親子に対応できる必要がある．

2. 具体的な対処方法

　乳幼児精神保健の臨床では，子どもの日常生活の環境として，養育者が重要な役割を担う．そのため医師は，子どもに関する生育歴や発達歴を確認しながら，養育者がどのようなタイプの人かをおおまかに評価していかなくてはならない．筆者は，養育者とのコミュニケーションの手段として，母子手帳の使用を重視している．特に，第1子の場合，養育者が子どもの各年齢における発達について精通していることは少ない．母子手帳に記載されている子どもの発達に関するマイルストーン，子どものケアとして重要な乳幼児健診や予防接種の記録を養育者とともに確認しながら，養育者としてすべきことを伝え，養育者なりのやり方で，そこそこ good enough にできており，子どもの日々の成長を養育者なりに楽しめているときは，大きな心配はないと考えている．

a. 0歳～2歳6か月までの子どもの問題

　この年齢までの子どもとの面接は，初めから個別の面接は考えにくく，通常，一般診療外来で，養育者に抱かれた子どもとの出会いがはじまりとなる．医師は必要以上に元気にならないように注意しながらも，根底は明るい雰囲気で，「こんにちはー．小児科の○○です．子どもさんは□□さんですね」などと声をかける．養育者の応答の仕方などから緊張の度合いなどを感じとりながら，「今日は，どのようなことで受診されましたか」と声をかけ，養育者の考える子どもの気になる点（主訴）をオープンな質問（相手により何とでも答えられる質問）で尋ね，確認する．この段階で，養育者が一気に話を始めたときは，できるだけ遮らないで傾聴に努める．ひととおり話が進んだら，話を経時的とエピソードの関連性とである程度整理し，医師が語り，養育者の来院理由を医師が理解できているか確認をとる．

　養育者の話が進まないときや，ひととおりの話の確認が終了したら，「子

どもさんについて，もう少し知りたいので教えてください」と伝え，できれば母子手帳を見ながら，妊娠中・出産時の状況，その後の発達歴を確認していく．以下（①〜⑦），母子手帳の項目に沿って述べる．

❶ 子の保護者

記載がない・記載の訂正や消去・両親の名字が異なるなどが所見となるが，最初の段階ではそのことにふれずに，その後の応対をみながら確認する．

❷ 妊婦の健康状態等・いままでの妊娠，妊婦の職業と環境

記載の程度をさらっと確認する．所見としては未記入が一番多い．

❸ 妊娠中の経過

1回目の受診が妊娠第何週であったか・その後の受診の状況・転医の状態などを確認しながら，話としては，つわりの程度・妊娠高血圧症候群の有無・感染などを，「妊娠中は何か気になることがありましたか」というオープンな質問で尋ね，確認する．時折，養育者から，「それはどういう意味ですか」など逆に突っ込まれるような返答がくることがあるが，そのときは，前述のつわりや妊娠高血圧症候群のような身体的な問題に話題を向けながら，必要に応じ，「その他に何かありましたか」と尋ねる．返答としては，「それは大変でしたね」など，あくまでも養育者をねぎらうような言葉かけや態度で接していく．

❹ 出産の状態

次に，妊娠期間や出産時の児の状態などを確認しながら，出産時の養育者の思いを確認する．内容としては，大変だった・思ったより楽だった・二度と経験したくないなど，さまざまな表現をするが，おおまかにwonderful・happy・unhappy・miserable・awful などに分け，必要に応じ詳しく話を聞いていく．ここでも，養育者をねぎらうような言葉かけや尊重する態度が重要である．

❺ 出産後の母体の経過

マタニティブルーズや産褥精神病に配慮するが，このような言葉は直接

使わず，「出産後のお母さんの状態は大丈夫でしたか」などのオープンな質問で声をかける．ケアが必要な養育者の場合，このあたりで，不安や焦燥感・不快などの感情表出をしてくることが多くなる．状況を判断しながら，その場で話を深めるか，別の時間をとり話を聞くようにするか，話題を変えるかなどの判断をする．

❻ 早期新生児期（生後1週間以内）の経過

続いて，黄疸の状況・退院時の状態などを確認する．帰宅後の授乳状況・睡眠パターンなどを確認しながら，養育者が新生児のケアを1人で行っているのか，支援体制があるのかなどを確認する．

❼ その他

すでに測定している客観的なデータを母子手帳の発育曲線に直接書き込みながら発育曲線の見方を伝え，予防接種状況の確認や予防接種スケジュールの考え方，養育者が困ったとき利用できる地域の子育て支援システムなどを伝えていく．

次に，乳幼児健診の受診状況や既往歴を確認しながら，子どもの体質や発達についての知識や子どもの扱い方の技術を養育者がどの程度もっているかみていく．

一方，以上のような養育者とのやりとりのなかで，子どもが退屈してくるとぐずる，動く，逃げようとするなどの行動を示すが，そのような子どもの動きに対し，声かけや身体を揺するなどの方法を用いるなど，養育者がどのような対応をするかを直接観察しながら，養育者と子どもの愛着行動における相互関係もみていく．

これらの発達の流れのなかで，養育者の考える子どもの気になる点（主訴）が，どの時期から，どのような経過で出現し，それに対してどのような対応をそれまで養育者がしてきたかを確認する．同時に，2歳6か月までの問題行動として多く観察される，摂食行動・排泄行動・睡眠パターン・言葉の獲得の程度・母子相互関係などに気になる点はないか確認し，

総合的な見立てを行っていく．必要に応じ，同年代の子どもをもつ養育者，4～5家族の小集団で60～90分間同時に遊ばせながら，コミュニケーションスキルを中心に観察していく．

　以上のようなやりとりを通し，おおまかではあるが，養育者に次のような点がそろっているか確認する．

　①養育者自身が健康である
　②他人とのコミュニケーションがうまくとれる
　③自分が困ったとき助けを求めることができる
　④子どもの健康や発達に対する知識や子どもの扱い方の技術が十分
　　good enough である
　⑤経済的に困ってはいない
　⑥患児のきょうだいにも大きな問題がない
　⑦家族への支援システムが存在する
　⑧家族の結びつきがしっかりしている
　⑨地域の活動や集団との関係が良好である
　⑩養育者自身の家族ともうまくいっている

　子どもに関しては，一般的な診察を行いながら，医師の声かけに対する反応・おもちゃへの反応・不安を感じたときの養育者への愛着行動パターンを確認する．この年齢までの子どもの発達における各要素に関しては，次のようなものを，この順序で確認していく．

　①身体的発育（発育曲線で必ず確認する[7]）
　②視覚・聴覚を中心とした感覚器系・運動器系の成熟度
　③社会性の発達（愛着行動の発達）
　④認知能力の発達
　⑤言葉の獲得の程度

　これらを，この年齢までの状態としてシステムレビューし，子どもの基礎能力を把握する．そのうえで，養育者の述べる子どもの状態と医師の捉えた子どもの状態に差異を認めた場合は，より慎重な対応が必要である．

その際，医師の見立てを一方的に養育者に伝えるのではなく，養育者が問題として捉えている子どもの問題点をともに見つめ，養育者の視点を徐々に改善していく姿勢が重要である．

事例紹介：生後4か月女児（第1子）

　当院，初診は24生日．顔の湿疹を気にして来院．通常の問診を行い，妊娠中，出生時，その後の授乳状況などにも問題なく，乳児湿疹として対応した．母親は少し疲れた様子であったが，問診への応答もよく，また看護師の説明への理解もよく，特に問題なしと判断していた．その後受診はなかったが，生後1か月半頃より，「泣き方がおかしい」「目やにが多い」「口の中が白い（鵞口瘡）」「おむつかぶれ（乳児寄生菌紅斑）」「足がガクガクする．けいれんじゃないか（ミオクローヌス）」「指先の皮が薄くはがれている．火傷じゃないか」などを主訴に，2～3日に1回，多いときは日に2回ほど受診することもあった．

　最後のエピソードの後，看護師に，「私がおかしいのですかね」とポツンとつぶやいて帰ったことがわかり，市町村保健師による家庭訪問を計画していたところ，3日後の朝，「母親が首を絞めてしまったが，息はしている」と救急車から連絡があり，錯乱状態の母親が強く当院受診を訴え，父親と本児，救急隊員で受診した．

　患児の状態が無事であるのを確認した後，父親から状況の確認していたところ，救急隊からの通報を受けた刑事4人が冬の外来でいっぱいの待合室に，大声で児の名前を呼びながらドタドタと入って来た．あまりの無分別な行動に，ほかの患者への配慮を促すと，若い刑事が「先生は隠す気ですか」と怒鳴り，いきなり患児の写真を撮り始めた．

　父親に説明した後，患児は市中病院小児科へ保護入院，母親はうつ病の診断で精神科に入院した．以後，精神科医，保健師，父親と小児科医（筆者）でフォローを続けた．父方祖父母からは離婚の話が出たが，父親との連携で離婚もせずにすんだ．母親入院中より，保健所保健師，市町村保健師，当院

看護師，筆者，父親で母親の入院先の病院にて面接を繰り返した．母親退院後，なるべく通常の親子が利用する場所でのフォローを心がけ，小児科外来，乳幼児健診（集団），幼児精密健診の場で，フォローを続けた．現在，小学生になるが，第2子，第3子も生まれ，母子ともに順調に経過している．

　母親は被虐待経験をもち，父方祖父母からも結婚話が出たときから結婚を反対されていたにもかかわらず，父親の強い希望で，同居はしないことを前提に結婚に踏み切っていた．しかし患児を妊娠した後，父親は職を失い，結局実家に帰った．妊娠中から母親は強い孤独感を味わっていたが，出産後眠れない状態が続き，上記の状態となっていった．当院受診時，年配の看護師が1つ1つ丁寧に，母親のやり方を否定せず応対し，「何かあったら，すぐおいで」と言ってくれた言葉が，患児の首を絞めてしまったときも頭に浮かび，当院受診を強く訴え続けたと語った．その後も，「あのときは病気だったんよ．今は違うから大丈夫」といって，あんなことをした自分を普通に扱ってくれた看護師さんが救いだったと母親は回顧している．

b. 2歳6か月～5歳0か月までの子どもの問題

　この年齢においても2歳6か月までに確認した内容は同じように確認する．この年齢でも身体的な発育や神経運動学的な成熟度（協調運動の成熟および利き手の確立）の確認は必要である．そのうえで，象徴化機能の増加としての言葉の発達，特に，言語そのものの発達と言語を用いた思考力の発達に注目する．これらを正しく把握するためには，子どもの年齢に応じた遊びの発達（遊びの展開）を理解しなければならない．

　子どもの遊びの発達には，次のような段階がある．
① exploring play：目についた興味のあるものを次々とさわったり，引っ張り出したり，口に入れたりする遊び
② movement play：身体を動かす遊び
③ fantasy・feeling play：空想や感情的な遊び
④ make-believe play：信頼感に基づく遊び

⑤ imitation play：模倣遊び
⑥ social play：対人関係に基づく社会的な遊び
⑦ play in the problem-solving of children 3-5 years old：3〜5歳の子どもにおける問題解決志向の遊び
⑧ creative and constructive play：創造的で積み上げていく遊び
⑨ game with rules：ルールのある遊び

　前項で述べた小集団における遊びにおいて，患児が示す遊びのパターンから，遊びの発達においてどの段階にいるか確認する．同時に，子どもの遊び方に対する養育者のかかわり方（声かけや手出しのタイミング・見守り方・教育的な支援の仕方・失敗や危険な場合の声のかけ方など）を評価し，日頃の遊びの場面での状態を確認する．

　このような場で確認できた患児の行動様式 behavioral style に基づく個体差 individuality に対し，養育者の願う理想の子ども像がどの程度合致しているかを確認し，ここでも養育者の患児に対する思いに配慮しながら助言を行う．この年齢までの子どもの問題の多くが，このような子どもの行動様式と養育者の期待や理想との不一致で生じている．

　また，このような小集団において，他児の動きや発達段階を確認し，他児と養育者との相互関係を直接見ることのほうが，多くの時間をかけたカウンセリングより養育者にとって有効なことが多いのがこの年齢の特徴である．もちろん，養育者とは小集団での活動だけでなく，個別の面接も行い，小集団活動を通して得た養育者の気づきを確認し，患児にあった対応ができるように支援することが重要である．

　最近の養育者の状態として，子どもの発達の知識は多いのに，目の前の子どもの状態に合わせてうまく知識を使えなかったり，養育者自身が子どもとの遊び方を模倣して遊んだり，困ったときに助けを求めたりすることが苦手な人を多くみかけるようになった．ネグレクトの事例の多くに，この傾向があり，早い段階での介入が望まれる．

　この年齢の事例は，Chapter 4-B（p.91）で紹介している．

3. 乳幼児精神保健活動における連携

　乳幼児の精神保健活動においては，市町村保健師（母子保健・乳幼児健診・幼児精密健診・要保護児童対策地域協議会，予防接種などの担当），保健所保健師，児童相談所，地域の中核病院の小児科医，精神科医，教育委員会（社会教育：地域家庭相談員，特別支援教育，不登校対策を中心とした適応指導教室，非行問題担当など），主任児童委員，各種子育て支援機関（地域子育て支援センター，校区ごとの子育て支援サークル，つどいの広場など），児童家庭支援センター，乳児院，児童養護施設，里親，警察など多くの人たちとの連携が重要である[8]．

　2008（平成20）年4月から始まった「こんにちは赤ちゃん訪問事業」は，乳幼児精神保健活動において重要な役目を担うものである．妊娠届けと母子手帳の交付時に，市町村保健師が直接母親から予診をとり，出生後，遅くても生後4か月までに，原則，全例，家庭訪問を実施し，乳幼児健診や予防接種などの母子保健情報および子育て情報などを提供するとともに，母子の状態を直接観察しながら，必要なケアを提供するものである．乳幼児精神保健におけるさまざまな問題の早期発見・早期介入とケアに，大きな力を発揮することが期待されている[9]．

【文　献】

1) 清水將之ら：赤ちゃんのこころ―乳幼児精神医学の誕生．星和書店，2001．
2) 小此木啓吾ら：乳幼児精神医学の方法論．岩崎学術出版社，1994．
3) 渡辺久子ら：別冊発達，乳幼児精神保健の新しい風．ミネルヴァ書房，2001．
4) 本間博彰：乳幼児と親のメンタルヘルス―乳幼児精神医学から子育て支援を考える．明石書店，2007．
5) 本城秀次ら訳：精神保健と発達障害の診断基準―0歳から3歳まで．ミネルヴァ書房，2000．
6) ZERO TO THREE：http://www.zerotothree.org/site/PageServer?pagename=homepage
7) 井上登生：子ども虐待の臨床―医学的診断と対応，Failure to Thrive．坂井聖二

8) 井上登生：よくわかる子どもの心身症─診療のすすめ方，各種関連機関との連携．星加明徳ら編，pp.70-79，永井書店，2003．
9) 井上登生：小規模市町村における子ども虐待の予防と社会的養護．小児の精神と神経 49：26-32, 2009．

〔井上登生〕

B 関係性障害の捉え方と対処方法

　関係性障害の視点は，社会化の研究において早くから注目されていたが，1989年にサメロフ（Sameroff, A. J.）とエムデ（Emde, R. N.）により報告された，「relationship disturbances」の考え方[1-2]が，その火付け役になった．わが国では，1969（昭和44）年に心理学者の詫摩による『親と子のあいだ』というまさに「relationship 関係性」そのものに言及した報告[3]がある．その後，1990年代後半になって，鯨岡が『関係発達論の構築』[4]をまとめた．医療界からは，小林が東海大学健康科学部において，Mother-Infant Unit（MIU）を設立し，主に自閉症児を対象としながら，関係性障害の研究[5]を行っている．
　ここでは，症例を呈示し，関係性障害につき説明する．

1. 事例紹介

- A　1か月男児
- エピソード1：

　　Aは1か月男児．姉2人（15歳，13歳），父（45歳），母（43歳）のときの子どもである．もともと外資系のキャリアウーマンであった母親は

28歳と30歳で姉2人を産んだ後，2年後には仕事に復帰し，5年間のブランクと2人の子どもの母親であることを感じさせない働きぶりでキャリアを重ねていた．40歳を超える頃より，同じ年代の男性社員への会社の扱いが自分に対するものと違うことに少しずつ気づき，がむしゃらに働いてきた過去とこれから先の自分のあるべき姿に憂いを感じていた．ちょうどその頃，夫婦で飲み会に出かけ，久しぶりに酔っぱらった状態で外泊し，Aを妊娠してしまった．

　母親はAの妊娠の継続に最初難を示していたが，父親も2人の姉も子どもの出産を強く望み，これから先の会社での自分の状況を考えると，ここで再度ゆっくり子育てをしてもよいかと思うようになっていた．つわりはひどかったが，特に入院することもなく順調に経過していた．また，男児の可能性が高いことがわかり，家族みんなで，母親の状態を気遣いながら妊娠の継続を喜んでいた．

　妊娠後期になり染色体異常症の可能性があることがわかり，まず父親だけに主治医から事実が告げられた．久しぶりの出産のためか，父親の素振りで何かを感じとったのか，母親は妊娠7か月に入った頃より精神的に不安定になり，高齢出産の影響を心配したり，やはり生むべきではなかったのではないかと気に病むことが多くなっていた．父親は母親の状態を気遣い，このことは母親には告げず出産に踏み切った．

　37週，2,700gで出生．特に心臓病などの合併症は認めなかった．顔貌も医師にはすぐわかるが，猿線などを含む手足の小奇形も目立たない程度であった．黄疸も軽度で，母親の希望もあり，生後5日で退院となった．退院後，母親は哺乳力の弱さや泣き声が弱いことを気にしていたが，体重は徐々に増えていた．ただ，皮膚の色がほかの新生児に比べると赤黒く，少し冷えると大理石模様となりやすい，身体がやわらかく手足がくにゃくにゃする，いつも舌を出しているなどを気にしていたが，父親や姉たちのサポートもあり1か月健診まで病院受診もしなかった．

　母親の心配も強かったので，1か月健診には父親も付き添い受診した．た

またま産科の主治医が急病で休み，大学病院の若い代診の医師が担当だった．また，担当の助産師も不在だった．母親は上記のような気になる点を医師に伝えた．医師はAをチラリとみて，「染色体異常症が考えられますね」と即答した．そばにいた父親は医師の返事に驚いたが，母親もいるその場では何も言えず，ただ経緯を見守ることしかできなかった．医師は，顔貌，手足の所見，皮膚色，身体のやわらかさなど次々と所見を述べ，以上のことから染色体異常症が考えられるので検査が必要ですねと伝えた．母親はその場で泣き崩れ，看護師が介助しようとしたが，その手を振り切って，Aを抱きかかえ病院を飛び出した．父親は，看護師に後でもう一度受診することだけ告げ，そのまま母親とAを追いかけた．母親は車の横でAを強く抱きしめてしゃがみ込み，父親が声をかけても，「さわらないで！」と怒鳴り，「ごめんね，ごめんね」と呪文のように繰り返しながら動こうとしなかった．父親はとにかく車に母親とAを乗せ，家に連れて帰った．

　帰宅途中の車中で，父親が声をかけようとしても，「うるさい！　黙って！」と叫び，「ごめんね，ごめんね」とつぶやき続けた．自宅に着いても，母親はAと2人で部屋に閉じこもり，父親を一切受け付けず，2人の姉が帰宅して初めて顔をあげ，長女に抱きつき，今日の出来事を涙ながらに語った．父親が近づこうとすると，「近づくな！」と叫び，長女がアイコンタクトで父親に退室を促し，父親が出て行くと，しばらくして母親は長女の腕のなかで寝入ってしまった．

● 解　説：

　図1は関係性障害の各要因（子ども側の要因，養育者側の要因，相互の関係性の要因）を示している．Aの場合，染色体異常症があるので「子ども側の要因」となるが，エピソード1の状態までは，母親はなんとなくAの状態への不自然さを感じていたものの，はっきりとした異常としては捉えていなかった．父親はAの状態について知ってはいたが，Aに対しても，母親に対しても，思慮に富んだ接し方をしており，過剰な負担をかけているとは思えない対応をしていた．さらに，通常，1か月健診に父親がついて行くことは

> **子ども側の要因**
> 先天性障害，低出生体重児（養育者との分離期間が長い，合併症が多いなど），慢性疾患や広汎性発達障害や知的障害などの発達障害のある子ども，育てにくい子ども difficult child，情緒信号を発する力が弱い子ども，養育者への微笑み返しや喜びの発声などの報酬 rewards に乏しい子ども，など

> **養育者側の要因**
> 妊娠前からの統合失調症，うつ病などの精神障害，パーソナリティー障害，摂食障害，物質依存，反社会的行動や被虐待経験などのある母親，子どもの発する情緒信号を読みとれない，誤って読みとる母親，世代間伝達の問題がある母親，自分の感情を子どもに投影しすぎる母親，など

> **相互の関係性の要因**
> 婚姻外の妊娠，望まない妊娠，両親の不和，母親を取り巻く社会経済的な環境の問題

図1　関係性障害の各要因

少ないが，この父親はついて行っている．産科の医師の突然の告知がきっかけとなり母親は大きく動揺しているが，母親は，なぜ，父親に対してここまで拒否的になったのだろうか．そこで，母親の生育歴に目を向けてみよう．

● エピソード2：

　Aの母親は，伝統的な日本古来の家長制度の残る家族のなかで育った．そこでは，きょうだいにおいても男子が優遇されていた．きょうだいは，兄2人，姉，Aの母親，弟の5人きょうだいであった．兄2人は，家の跡取りとして優遇されて育てられ，姉も1人目の女児であったせいか，子どもの頃からのさまざまな行事にすべて新しい洋服や飾り物を与えられていた．ところがAの母親はいつも姉のお古ばかりで，いつかは私にも新しいものを買ってくれるだろうと期待していたが，いつもお古ばかりであった．長兄と17歳，Aの母親と7歳違いの弟ができ，弟は兄のお古をもらうのであろうと思っていたら，弟は最後の子どもとして優遇されて育てられた．

Aの母親は，小学校低学年までは，どうしたら両親の期待に添えるかをいつも気にし，そのための努力を続けていた．小学校高学年のとき，Aの母親の誕生日が忘れられるという事件が起き，そのとき初めて家族の前で大泣きし，自分がどれだけがまんしてきたかということを訴えたとのことだった．最初は同情的に話を聞いていた両親やきょうだいたちであったが，あまりしつこくAの母親が訴えるので，最終的には父親が「そんなにいやなら出て行け」と怒鳴りあげ，それに抵抗したAの母親は父親に殴る蹴るの折檻を受け，Aの母親を連れて，母親がしばらく実家に帰ったというエピソードがあった．4〜5日で自宅に戻ったが，皆の前で詫びを言わされ，また前のような生活に戻ったとのことだった．

　Aの母親は，以後，このような家は早く出て自分で生きていくことを決意し，必死に勉強し，有名国立大学に奨学金制度を利用して進学した．その後，前述の外資系キャリアウーマンとしての活躍をしていた．

　夫とは仕事を通して出会ったが，結婚して子どもができても仕事を続けることを確約して生活を始めた．父親は約束を守り，2人の子どもをもうけた後も積極的にAの母親を支援し，職場復帰した．Aを妊娠した頃の母親は，仕事場でも，どう見ても自分より能力的に劣る後輩の男性社員がどんどん昇進したり，Aの母親のミスではない失敗の責任をとらされたりして，あれほど嫌っていた男性優遇の社会に疲れ果てていた．また，Aの妊娠も少なくとも当初は望んだ妊娠ではなく，夫との飲み会後のハプニング的な出来事であったため，なんとなく受け入れがたい感じを持ち続けていた．ただ，2人の姉が強く望んだことでもあり，自分としても納得して産んだはずだったのに，このようなことになり，産科医からの突然の告知のときに，一気に夫（というより男性）への拒絶感につながったとのことだった．Aの母親は，「困難なときが来るといつも自分で乗り越えてきた．自分の父親から守られていると感じたことはなかった」と述べた．

●解　説：
　このエピソード2で語られたAの母親のヒストリーを聞くと，産科医から

の告知後の母親の言動には理解が進む．この状態*（脚注参照）こそが，Aの母親の生育歴における関係性障害の爪痕が，現時点での家族の問題に影響を与えているといえる．一方，父親は母親から母親の家族についての話は何度か聞いていたが，エピソード1の状況において，エピソード2にあるような背景が自分への拒否につながっているとは考えてもいなかった．

- エピソード3：

　エピソード1の後，Aの母親は，必死になってAの療育に専念するようになった．本を読みあさり，インターネットを駆使し，Aにとってよいと思われることはためらうことなく導入した．Aの独特の微笑みは，最初のうちは母親の気持ちを救ってくれた．しかし，生後4か月，7か月と月日が経つごとに，Aの運動発達の遅れとともに知的な発達の遅れも目だつようになってきた．同時に，Aの微笑みも母親にとっては知的な遅れの表れとしかとれなくなり，人前にAを連れて出て行くことを拒むようになってきた．

　父親との性生活も全く閉ざされ，父親がAの介助をすることも拒み，姉2人の将来を悲観し，Aと自分の籍を姉2人と別にしようと考え始めたりした．療育のために施設には通ったが，訓練担当の手技に自分で集めた知識をもとに1つ1つ口を挟むことが多かった．結局，訓練中は「母親は席をはずすように」と言われるまでになった．

　それでも母親は実家に助けを求めることもしなかった．母親の友人たちも，他人の言うことに全く耳を貸さない母親の姿に，1人，また1人と母親のそばを離れていった．Aが1歳をすぎる頃より，歩行開始が遅いことを気にしていた母親は入眠障害や中途覚醒に苦しむようになり，徐々にアルコールを隠し飲むようになった．父親が母親の体調を気遣って声をかけると，逆に父親を罵倒し，よけいにアルコールを飲むようになった．

　このような経過のなかで，1歳6か月健診に来ないAと母親を心配した市

---

* : 若い代診の男性医師からAの診断告知を突然受けた母親がパニックとなり，母親自身の子ども時代，就職後と男性優位のなかでの男性への不信感が爆発し，父親自身には大きな問題はないのに，男性である父親そのものを受け入れられなくなった状態．

町村保健師が家庭訪問を行ったところ，体重増加不良で衰弱したAを発見し，市中病院小児科へ緊急保護入院となった．その2日後，母親は深い傷のリストカットを行い，母親も精神科入院となった．

父親にエピソード1以後の経過を確認すると，父親が何を言っても母親は全く耳を貸さず，暴れたり，物を壊したり，暴言を吐いたりの状態だった．このような状態になると，姉2人もかえって怯えたりするので，徐々に父親は母親に声かけをしなくなった．いつか落ち着くだろうと思い，父親は仕事に専念することにした．姉2人，特に長女は母親にべったりだったが，次女は父親がいない間の母親の話をいろいろと父親にもしてくれ，父親はそれをもとにできることをしていた．父親がいないと母親はAだけでなく，姉2人の世話もそれなりにしていたようなので，父親も買い物や片づけなどできることだけをしていたとのことだった．ただ，Aが1歳をすぎる頃より，長女は不登校ぎみとなっていた．母親が入院した後，父親が長女から落ち着いてゆっくり話を聞くと，母親が自殺するかもしれないということが気になって学校を休んでいたと涙ながらに話してくれたとのことだった．

● 解　説：

関係性の問題は，その重症度で動揺 pertubation，阻害 disturbance，障害 disorder に分類されるが，エピソード3までくると，この症例は関係性障害といってよいと思われる．エピソード1までは，母親自身の生育環境における関係性障害を背景とした動揺の状態と考えられたが，エピソード3になると，子ども自身の要因と母親自身の要因が深くかかわりあい，関係性阻害が障害へと発展している．また，そのことが，姉2人（特に長女）のライフコースにも影響を及ぼしている．エピソード1の直後，助産師から市町村保健師に連絡があり，母親とコンタクトがとれていたら，少しは異なった展開になっていたかもしれない症例である．Chapter 6-A（p.176）でもふれたが，今後の「こんにちは赤ちゃん訪問事業」に期待される課題と思われる．

関係性は相互関係 interactional relationship のなかで培われてくる．関係性障害は，①関係性の体験のために個人に症状が出る，②症状のために日常生活に障害が出る，③関係性の当事者（養育者と子ども）の相互作用が柔軟ではなく，感受性に欠ける，④関係性が当事者の正常発達を抑制する，などのなかで生じてくる．

　関係性障害の存在を早期に発見し，それぞれの状態にあった介入を徐々に行い，そのことによる関係性の変容を適切に見分けながら，セラピストの思いを一方的に押しつけるのではなく，それぞれの個体に合致した変容をアレンジしていくことが重要と考える．

【文　献】
1) Sameroff, A. J., et al. eds.：Relationship disturbances in early childhood；A developmental approach. Basic Books, 1989.
2) Sameroff, A. J., et al. eds.：Treating Parent-Infant Relationship Problems；Strategies for Intervention. The Guilford Press, 2004.
3) 詫摩武俊：親と子のあいだ．雷鳥社，1969．
4) 鯨岡　峻：関係発達論の構築．ミネルヴァ書房，1999．
5) 小林隆児：自閉症の関係障害臨床—母と子のあいだを治療する．ミネルヴァ書房，2000．

〔井上登生〕

C 社会化を促すために

　社会化を促すために必要なことは，子どもと養育者双方の，年齢と社会化における発達段階のズレをセラピストがうまく見分けることである．同時に，前節 Chapter 6-B の最後で述べたように，「子どもと養育者」あるいは「子どもと保育者」など子どものケアをする人との「間（あいだ）」をつなぐ作業を阻害する状況をセラピストが認識し，そのうえで無理のな

い支援を行うことが重要となる．ここでは，Chapter 3-A（p.41～）で述べた社会化理論を参考に，0歳から3歳までの各年齢において必要なポイントにつき，健全な養育者，定型発達をきたすことのできる子ども，第1子という条件で述べる．

1. 1歳未満 the first year of life

「The first year of life」，いったい，世界中でどのくらいの量の本が，このタイトルで出版されたのだろうかと思うほど，1歳未満の母子相互関係は重要である（現在では，養育者 caregiver-子ども関係と呼ばれることが増えているが，ここでは子どものアドボケーター advocator；代弁者としての小児科医としての願いも込めて，母子と表現する）．

この段階では，Chapter 6-B の図1（p.180）で述べたような，子ども自身，養育者，あるいは双方の「間（あいだ）」にある，関係性の阻害因子をセラピストは評価しなければならない．そのうえで，下記のようなポイントが重要となる．

a. 視線を合わせる，タッチ，声かけ，抱っこ

生後7～8か月の人見知りが出現する頃まで，視線を合わせる eye to eye contact，タッチ，声かけ，抱っこは養育者から乳児に与える最も重要な刺激となる．空腹・排尿・排便・寒い・暑い・不安・寂しいなど乳児は不快に感じるとき泣き声をあげる．母親が穏やかな声かけをしながら，乳児をさすり，乳児の不快な状態を快にかえてくれ，抱っこしてくれる．気持ちよくなった乳児は，泣きやみ，ニッと笑う．それを見て，母親はさらに声をかけ，乳児の身体を軽く揺すりながら，顔をのぞき込む．双方の視線が合い，乳児はさらにニッと笑い，キャッキャッと声を出す．このように母と子の間で紡がれていくやりとりが，この時期における社会化を促すためには重要である．

このやりとりを通じて，乳児は自分が困ったときに助けてくれるのは母

親であることを認識していく．この過程が安全基地 security basement の確認ときずなの形成 bonding formation に欠くことのできないものとなる．

乳児，養育者，あるいは双方の関係性に，このやりとりを紡いでいくために必要な要素の障害があると，社会化の促進に弊害が生じてくる．

b. 人見知り

生後6～8か月になると，母親や日頃いつもかかわりをもってくれる家族以外の人を見ると，乳児は怖がったり，いやがったりして泣き出し，母親が抱っこしてくれるとピタッと泣きやむという行動が観察される．このことを人見知りと呼ぶ．この行動は，乳児の社会認知能力が1段階上がったことを意味する．この行動が続く2～3か月の間に，このような行動を示した乳児に母親が安定した声かけと抱っこを提供し続けることが重要となる．この時期に，抱き癖がつくなどの理由で無理矢理乳児を引き離したりすると，乳児は安全基地として確立しつつある母親に対して不安を残したり，それが進むと母親を求めなくなったりする行動がみられ，安全基地の機能に不具合が生じる．母親には人見知りの意味を伝え，落ち着いて，ゆったりと，乳児に声かけをしながら抱きしめてあげる対応の仕方を伝えるようにする．

c. 家庭内での母子分離の練習と安全基地の確認行動への対応

人見知りが一段落すると，寝返り・這い這い・つかまり立ちなどの運動機能の発達に伴い，安全基地である母親と一緒にいる空間のなかで，乳児が母親から離れて自分の興味のあるものにふれたり，引っ張り出したり，倒して音を立てたりする探求心からくる遊びをするようになる．この段階では，乳児がけがをしないように配慮しながら，目の行き届く範囲で自由に遊ばせるようにする．物音や突然の来客などで乳児が泣き出した場合は，安定した声かけをしながら，安全基地である母親が不安定でない雰囲気

を乳児と共有していくようにする．言葉は理解していないが，母親のかもし出す雰囲気や声のトーンを感じとり，乳児は安心・安全を感じとる．この時期に，必要以上に「ダメ」などの禁止句や叱ることが増えると，子どもの探求心が抑制されるようになる．

d． 言語発達の促進

　早い子どもの場合，生後1か月半（6週）くらいから，母親が抱っこしながら声をかけていると意図的に母親の口のほうに手を伸ばし始める．また乳児の発する声を母親がまねして発声すると，その音に呼応して声を出し続ける行動が確認される．乳児の脳への母親の音声による選択的刺激のはじまりである．乳児への言葉かけは，母親だけでなく，普通の大人もマザリーズ motherese（母親語）という，ゆっくりしたテンポ・高いピッチ・誇張したイントネーション・短い単語などを特徴とした独特な語りかけをする．また，乳児が言葉を理解していない段階でも，会話をしているように交互にやりとりするような声かけをする．

　前述の人見知りが出てくる社会認知の発達段階に乳児が達すると，乳児と一緒に過ごすさまざまな場面で，物事に対し乳児と共同注視をしながら，事物や行為や事物の特徴などにラベルづけをする行動が母親には確認される．さらに，「痛いねー」「バッチイねー」「パチンしようね」など情緒を理解したようなやりとりが行われる．例えば，乳児のほうから物を渡してくると，母親は「ハイ，ありがとう」「うれしいー」など，誇張した喜びの声や表情を乳児に示す．続いて，「ハイ，どうぞ」とニコニコしながら，乳児にそれを返す遊びを続ける．このような行動や雰囲気の母子相互間で続けられるやりとりが，乳児の内言語の発達に大変重要な意味をもっている．

　母子相互間の定型発達ではごく普通に観察されるこのような行動は，順調な場合は1日に何十回となく繰り返される．しかしながら，乳児，養育者，あるいは双方の関係性において，このやりとりを紡いでいくために必

要な要素の障害があると，その機会は極端に減ってくる．最近の外来臨床で気になる事例として，サイレントベビー silent baby の問題がある．この物静かな乳児に対して母親が示す行動として，「手がかからないので楽です」と言い，授乳やおむつ換えなどの行為以外は，母親はパソコン仕事をしたり，テレビや DVD を見たりと，乳児との共同注視をする場面がほとんどない事例が増えている．このような事例の場合，物静かな乳児においてこそ，母親からの能動的な声かけや共同注視が必要であることを母親に伝え，母親の乳児のケアにおける知識を増やすだけで問題が解消することもあるので，保健師や看護師，小児科医などはこのような事例の存在に注意し，積極的なケアの提供が必要である．

2. 1歳～2歳6か月

この時期は，それまでに確立された安全基地機能を基盤とし，子どもの社会化を促す重要な時期となる．乳児は幼児となり，運動面でも歩行が始まり，食行動においても大人と同じような物を食べるようになる．言語面でも，はっきりとした単語が出るようになり，模倣から行動の習得までの期間が短くなる．他人がわからない幼児の要求や言葉も母親にはよくわかるという，乳児との関係づくりに手間暇をかけてきた母親にとって，毎日が喜びの連続の時期となる．

a. 安全基地の確認行動ときずなの形成

幼児は毎日の日課や母子間に形成された遊びなど構造化された決まり切ったパターンを繰り返していくうちに，そのパターンでのコミュニケーションや音と意味の対応に気がついてくる．そうなると，幼児は言われている言葉やフレーズを理解して，その場にあった動作や言葉を発声し，そのたびに安全基地である母親から誉められたり，抱きしめられたり，頭をなでられたりといった報酬をもらうようになる．この繰り返しのなかで，幼児は母親が特に喜ぶ行動を理解し，さまざまな場所や状況でその行動

や言葉を示すようになる．この母子間のやりとりを介し，コミュニケーション能力が高まってくる．また，この段階の幼児も，困ったり，不安を感じる状況があると泣くという行動を通して，安全基地である母親のケアを求める．母親が「あわてず，騒がず，落ち着いて」声かけをしながら対応すると幼児は安心・安全を確認し，次の行動へ移っていく．

　このやりとりのなかで，母親のなかに幼児に対する絶対的な「かわいい」という想いと，「この子には私が必要」「私でないとダメ」「私が守る」というきずなの形成上欠くことのできない想いが形成されてくる．

　この母子相互関係上，おそらく最も重要なきずなの形成が確立してくると社会化を促す支援は比較的やりやすくなる．最近大きな注目を集めるようになってきた児童虐待におけるネグレクトや心理的虐待などマルトリートメントの問題は，社会化の発達段階におけるここまでの過程がうまくいっていない事例が多く，これらを評価するためには，このような視点で母子相互における関係性を確認しなければならない．そのうえで，子ども側，養育者側，関係性のなかで，足りないものを補う支援が社会化を促すこととなる．

b. 近隣期

　1歳6か月までに母子相互における安定した関係が形成されると，子どもは身振りだけでなく，意味内容をもった言葉を理解するようになる．母親と子どもはさまざまな場面で，同じ対象に注意を向ける共同注視 joint attention と呼ばれる作業を日々の生活のなかで繰り返し，爆発的にコミュニケーションスキルを伸ばしていく．

　この段階になると，母親は母子相互関係だけでなく，親しい仲間や母方祖父母やきょうだいなど母親があまり緊張することなく接することのできる他人の所へ子どもとともに出かけることが増えてくる．子どもは，新しい場所や人に対し，最初は緊張し母親にしがみついていることが多いが，安全基地である母親がいつもと同じような安定した雰囲気や声のトーンで

過ごしていると，子どもも徐々にその空間や人に慣れてくる．そうなると他人が抱っこしても怖がらなくなるが，母親の姿が見えなくなる，声かけや急に身体を揺らされるなどの行動で激しく泣き出し，母親が抱っこするまで落ち着かないという行動もよく観察される状況である．このとき，母親が抱っこしてすぐ泣きやむ状況を見て，周りの人が，「さすがはお母さんね」「○○ちゃんは，お母さんが大好きね」などの声かけをしてもらうと母親は嬉しくなり，きずなの形成は深まっていく．一方，同じ場面で，「甘やかしているなあ」「○○ちゃんは，弱虫やなあ」「こんな状態にしていたら，先が大変よ」などの声かけをされると安全基地である母親に不安や迷いが生じることがある．

このような日々の臨床でよく遭遇することの積み上げが，この時期の関係性障害の発症に大きく関与しており，社会化を促すためには注意が必要である．

3. 3歳前後

以上述べてきた母子相互関係における安全基地の確認ときずなの形成が順調に進むと，通常，2歳6か月頃より，いわゆる一次反抗期が出現する．Chapter 3-A でも述べた，幼児から母親に対する「いやー」の連発行動である．この行動は，前述のきずなの形成までの母子相互関係の発達が順調にきた証であるので，母親には次のように説明する．

①そろそろお母さんから離れる練習をする発達段階に入ってきましたね．
②一次反抗期は，きずなの確認行動として位置づけられます．
③お母さんから離れて行動する時間が長くなる前に，お母さんが自分にとって本当に安全基地かなって子どもが確認しているのです．
④子どもは「いやー，いやー」を連発して，安全基地であるはずのお母さんに，気持ちのうえでの揺さぶりをかけているのです．とは言っても，大人のように，意図的に困らせようとしているのではなく，社会

化の発達段階で，autonomy というのですが，「自分で何でもやりたい」という気持ちが強くなるときに出てくる行動なのです．
⑤この行動が始まったら，お母さんは，「母子相互関係の発達がうまくいったのだなあ」と考えてください．そのうえで，落ち着いて，いつものとおりの安定した声かけで，「ハイハイ，自分の好きなようにしてください」とやさしく接してください．このようなときによく見かけるお母さんたちの行動として，「どうしたの？」「どうしたいの？」「どっちなの？」「アーすれば，コー言い，コーすれば，アー言い，お母さん，どうしたらいいかわからない」「こんな状態が一日中なんです．私もどうにかなりそうです」などがありますが，全然心配はありません．子どもも実はどうしていいかわからないのです．ただ，自分でやりたいのです．ですから，このようなときは，子どもが自分なりにやっているときは見守ってあげて，助けを求めるときはちょっと手伝ってあげて，またいやがったら本人にまかせて，というふうに接してください．結局，うまくいかず，子どもが怒ったり，泣き出したりしたら，「悔しかったねー」「残念やったねー」とやさしく声をかけながら抱きしめてあげたり，時には対象物をパチンと叩いて，「やっつけてやったよー」などの感情表現をしてください．

このような説明を小児科医や看護師，保健師，保育士，幼稚園教諭など幼児にかかわる専門家が母親を包み込む holding するような接し方で行うと，母親も安心して子どもにかかわれるようになる．小児科の臨床場面では，父方祖父母や時に母方祖父母からも母親が責められたり，自信をなくすような声かけをされたりする光景を見かけることが多くある．このような祖父母系と両親系の間の関係性の問題も，社会化を促すためには欠くことのできない評価対象である．

ここでは，乳幼児，特に0歳から3歳までを中心に述べた．国の方針では，働く女性の支援と題して，0歳児から保育所などに預けやすくする政策がとられている．人生最初の3年間がいかに重要かということは欧米では明確に打ち出され，働く女性の確保のため乳幼児早期から親子を分離させなければならないとき，母親に替わる安定した養育者を子どものために提供できるサービスも同時に充実させている．故内藤寿七郎先生を世界に輩出したわが国の小児科医や児童精神科医は，乳幼児の代弁者として0歳から3歳までの乳幼児の牙城をわが国の未来のためにも死守しなければならない．

〔井上登生〕

D 愛着，喪失，トラウマ

1. 愛着 attachment

a. 愛着の概念

　ボウルビー（Bowlby, J.）（1958）による愛着の概念は，「ヒトと類人猿の乳幼児には母性的愛情を求める行動（愛着行動 attachment behaviour）が普遍的に存在する．そして，それは親子関係の基本的特徴をなし，特定の1人の人物に向けられる傾向をもつ．また，それは二次的に学習されるものではなく，一次的な内因的生得的行動パターンである」とされる．そして，乳幼児に先天的に備わる愛着行動の構成要素は，①吸う sucking，②しがみつく clinging，③後を追う following，④泣く crying，⑤微笑する smiling の5つである．特に，出生直後の新生児期から観察される①②③の3つの本能的な反応要素を接近行動パターンと呼び，これらは養育者を焦点とする相互作用のなかで統合され，養育者に対する愛着を強化する．④⑤は養育者を乳児に接近させて母性行動を誘発する信号行動で

ある．このような親子の相互作用は，相手の本能的欲求を誘発する誘発者の役割と，相手の欲求の緊張を解消する養育者の役割を相互に演じあう相互循環的な過程と考えられる．

　そのように考えると，愛着とは乳幼児の安全が脅かされることによって活性化される子どもの行動パターンであるともいえる．無力な子どもが養育者に近づき養育者の母性的愛情を誘発して保護されることで，自分の身を危険から守るという種の保存のために有用な行動である．それは進化論的に適合する行動であり，遺伝的に組み込まれている行動と考えられている．人生の初期に養育者によって子どもに十分な愛着行動を引き出されるような対応がなされると，親子間に安心できる愛着関係ができあがる．そして，子どもは養育者を安全基地として利用し，不安なときや危険なときにそこに戻る行動を繰り返すようになる．最終的にはこのようにしてできあがる愛着パターンの形成が，その後の対人関係性における内的作業モデルとなると考えられている．

　愛着形成の基本は子どものニーズに合わせて，同調 attunment してもらいながら抱かれることにより，包み込まれた安心感が育つことにある．愛着対象の温かさやにおいやわらかさの感覚のなかで包み込まれることにより，子どもは自己を包含する感覚が生まれる．自分の気持ちを抑えられずに泣いているときに抱かれ同調されてあやされることで，自分をある一定の範囲に収めることも学習していく．同調とは波長を合わせることである．例えば，分娩直後の母親には自然と子どもが自分のほうを向くと子どものほうを向き，子どもが別のほうを向くと目をそらせるという同調がみられるし，声を出せるようになった子どもは大人と同じようなリズムで対応する．愛着対象が子どもに同調し，子どもも愛着対象に同調しているのである．この同調はコミュニケーション，特に非言語的コミュニケーションの基本となる．また，それによって感情が伝わり，感情レベルでの共感性の基本ともなる．愛着対象に自分の感情を受け止めてもらい，鏡のように返してもらうこと（ミラーリング）を通して，子どもたちは自分の感情

を認識していくと考えられる.

b. 愛着のパターン

　子どもは乳幼児期の間，安全基地としての養育者に支えられながら活発に探索と愛着を繰り返す．そして最終的に親子の間に固有の愛着のパターンができる．このようにしてできあがる愛着の個人差に関して，エインスワース（Ainsworth, M. D. S.）ら（1978）は分離再会場面を作り出すstrange situation procedure（SSP）を用いて3つの特徴的な愛着のパターンに分類した[1]．SSPとは実験的に構造的場面を作り出して，それに対する子どもの反応をみる手法のことである．部屋の大きさなどの物理的条件も一定であり，プロセスとしてもそれぞれの場面の時間まで一定になっている．そのなかでの面接者との出会い，養育者との分離・再会への反応を観察するのである．その結果，子どもの愛着パターンは次の3つに分類できることがわかった．回避型（A）はすべての場面を通して養育者とのかかわりが乏しく，養育者を安全基地として利用することがなく，養育者との分離抵抗に不安を示さない．また，再会時にも養育者に対して無関心か回避的な行動をとる一群である．安全型（B）は分離前には養育者を安全基地として探索行動を行い，分離に対して抵抗や不安を示し，養育者との再会時には接触によって分離不安を解消することができる一群である．抵抗型（C）はすべての場面を通して不安が高く，養育者がいても探索行動は乏しい．養育者との再会時には接触によっても情緒の安定がはかれず，接触を求める一方で激しく抵抗する特徴を示す一群である．

　これらの研究はほとんどが一般的な養育をしている家庭でなされていたが，1986年にメイン（Main, M.）とソロモン（Solomon, J.）が病理的な養育家庭の子どもを対象にした研究を行った[2]．その結果，上記の3つの愛着パターンのほかに，新たに未組織／未方向型（Disorganized/Disoriented；D）の存在が判明した．すなわち，病理的な家庭で育った子どもに認められる未組織／未方向型（D）は非常に不可解で相矛盾す

る行動をとるもので，例えば顔をそむけたままで養育者に接近する，養育者に強い分離抵抗を示すにもかかわらず再会時には養育者を回避する，見知らぬ他者に不安を抱いても養育者に近寄らない，方向が定まらず目的なく歩き回る，などが認められるというものである．

2. 愛着対象の喪失

a. 子どもの喪失体験

　自分と精神的に結びつきの強い大切な人（愛着対象）を失った人が体験する心理的過程は，喪失体験と呼ばれる独特のものである．通常，成人の喪失体験は次のような過程をとるのが一般的である．まず，特に予期していなかった喪失の場合には強いショックを受け，信じがたいという反応を起こす．つまり，自我がその現実を受容できず，否認の心理的防衛機制が働く．しかし，次第に現実を受容できるようになり，痛みの感情，つまり悲哀が表現されるようになる．喪の作業とは，失った人のイメージへの心理的しがみつきから徐々に脱け出し，失った人のよいイメージが一連の記憶に残り，別の人と親しい関係を形成することができるようになることである．

　しかし，この喪の作業は常に心的な痛みを伴うため，必ずしも現実を受容し乗り越えていく過程にまで至らないことがある．特に小児期の自我は未発達であり，大切な人を失ったときの子どもの反応は成人の正常な喪の過程とは異なると考えられている．子どもにとって養育者を失うことは自己の一部を失うことに匹敵し，自己を支えるための存在を失い自己愛障害に至る危険性が高い．その結果，子どもの喪失体験では自己評価が低下することが多く，また子どもの自己中心性から，養育者を失うことが自分の責任であると考えがちであることも自己評価の低下につながる．

b. 子どもの喪の過程とその後に影響する要因

　愛着対象を失うことは，それが死によるものであろうと離婚や失踪によ

るものであろうと，子どもにとって非常に大きな痛手になることは想像にかたくない．その愛着対象とのかかわりを断念して新しい愛着関係を構築する作業は，相当の苦痛を伴うものであり専門的な支援を要することが多い．

　通常は，たとえ子どもが愛着対象を失っても，それまでのその子どもの愛着形成がよい場合は，新たに養育をしてくれるよい対象が与えられればその人に対して守ってもらえるという信頼をもち，新しい安全基地を形成できることが多い．一方，それまでの愛着形成に問題がある場合には，失った養育者への複雑な感情が残り，新しい養育者を信頼できず新たな安全基地をうまくつくれないことが多い．すなわち，失った人とのそれまでの愛着形成のパターンがその後の喪の過程に重要な影響を与えるのである．

　臨床的に最も困難な問題を呈することが多いのは虐待者である養育者の喪失である．そのような場合，子どもは誰にも頼ることができず，フラッシュバックや解離症状が強くなり，虐待者の養育者が常に自分のそばにいるような感覚に襲われることもある．時には，亡くなった養育者の声を聞く，影を見るといった幻覚が出現したり，怒りが自己に向いて自傷行為につながったりすることもある．また，幼児期に歪んだ愛着形成がなされた子どもが養育者を喪失して施設に入所してきたときには，養育者の喪失に対する喪の作業が感じられず，脱抑制型愛着障害の症状が強くなり，愛着対象がいない子どものような反応になることも経験される．

　子どもにとっては，喪失体験後の生活の変化は大きな影響をもたらす．子どもにとってどのように守られているかは生き残りのために重要である．安心できる家，安心できる人間関係，安心できる生活が必要である．愛着対象を喪失したときこそ，子どもの安心に気を遣わなければならない．しかし，子どもにとっての喪失体験はほかの家族にとっても喪失体験であるため，子どもへの影響が忘れられることがある．また，「子どもは強い」「子どもは傷ついていない」などの妄信もある．喪失体験は子どもにとっ

ての危機状態と考え，そのときこそよいケアでの愛着形成が必要なときと考えるべきである．

3. トラウマ

　トラウマとは，死ぬかもしれないと思われるほどの通常とはかけ離れた出来事に対する精神反応であり，戦争，犯罪被害など特別な状況に対する特別な反応として研究がなされてきた．トラウマの概念に相当する医学的診断用語としては，「反応性愛着障害」「急性ストレス障害」「外傷後ストレス障害 post-traumatic stress disorder（PTSD）」がアメリカの精神医学会による1980年のDSM-Ⅲから用いられている[3]．しかし，反応性愛着障害は幼児期を想定した診断名であり，PTSDは戦争や犯罪被害を経験した成人を想定した診断基準である．そのため，子ども全般にトラウマがどのように生じ，どのような症状が形成されるのかが判明しておらず，内面を表現することが困難な子どもに成人と同じ診断基準を当てはめる妥当性が検討されていない状況がある．

　また，よい愛着形成は子どもにトラウマ耐性をつくる．一方，虐待を受けた子どもは愛着形成に問題を残し，それゆえに些細な刺激がトラウマになりやすい「易トラウマ性」をもつことになる．トラウマを受けることで安心して他者を信頼して自己を守ってもらおうとする愛着形成が阻害される悪循環が生じることになる．このようなことから，トラウマと愛着は深く相互に関係しあう問題であり，子どもの観点からみた特有のトラウマへの反応を理解する必要がある．

a. 子どものトラウマ反応

　トラウマ反応は通常2つのタイプに分類される[4]．災害や事故のような1回の重大な事件による単回性トラウマは典型的なPTSDの症状を呈しやすく，Ⅰ型トラウマと分類される．一方，虐待や戦争被害のように繰り返されるトラウマはⅡ型トラウマと分類され，典型的なPTSD症状を示す

ことは少なく，否認や解離や無方向の強い怒りなどの症状が多いとされる．

子どものトラウマ反応は強い分離不安や退行が認められることが特徴的である．分離不安反応は，子どもに危機が訪れて自分の周りが安全ではないと感じ，愛着対象にしがみついて守ってもらいたいという心理的防衛反応の現れである．また，退行はより安全に守ってもらえていた発達段階に戻ろうとする，これも無意識の防衛反応の1つである．すでに安全を取り戻している社会であるにもかかわらず，それを信じることができずに愛着対象を求め続けることになれば，それは不適応行動として現れる．愛着形成に問題があって他者を信じられない子どもの場合は，自分が危険にさらされても周りの大人に守ってもらおうとはせず，そこで固まった状態になってしまう．実際，虐待を受けて施設にいる子どもたちのなかには，危険が訪れても他者に助けを求めることができずに凍りついたように固まってしまう子どもは多い．そしてそのような子どもたちは，過覚醒が非常に強い一方で，特定の問題に対する悪夢などの記憶の進入症状や回避・麻痺といった症状を示すことは少ない．かえって，危険な状況に自分を近づけてしまうことすらある．このように，愛着形成が十分な子どもとそうでない子どもではトラウマ反応は異なる．

以上のことから，子どものトラウマ反応とその後の精神的影響は，単回性か継続したものかという要因だけではなく，それまでの愛着形成，愛着への裏切りや喪失の並存，子どもにとって適応しなければならない日常性であるかどうかなどというファクターによって大きく影響されると考えられるのである．

b. 虐待と愛着問題-トラウマ複合（ATC）[5]

前述のように愛着の問題とトラウマ反応は相互に深い関係がある．愛着の歪みがあって安全基地がよい形で形成されず易トラウマ性をもっている子どもが，繰り返しトラウマを受けることになると，さらに他者を信じられなくなり愛着形成に障壁が生じるという悪循環ができあがる．このよう

な子どもは「守られていない自己」という感覚を強く抱き，これが虐待を受けて育った子どもの大きな特徴となる．筆者はこれを愛着問題-トラウマ複合（attachment problems-trauma complex，以下ATC）と呼んでいる．特に，児童虐待は，トラウマを受ける場が本来守られる場である家庭である点で強いATCをきたすことが多い．

　ATCは子どもの精神発達に重大な影響を及ぼす．特に自己感の発達に大きな障害となり，それにより他者とのかかわりに問題を生じる．そのプロセスは以下のように考えられる．

　愛着の最も重要な機能である安全に守られるということが達成されないことから，子どもは外界が安全であるという安心感をもつことができない．特に他者を信じることができなくなる．その結果，外界は何が起きるかわからない恐怖の場であるという意識をもってしまう．一般の子どもは大人がいれば安心できるのであるが，ATCの子どもは大人がいると，その大人が何をしてくるかに関しても警戒していなければならない．つまり，常に過覚醒の状態を作り出しているのである．そして，小さな刺激にも自分を守る臨戦態勢をつくって反応して動かなければならない．それが注意転動となって集中力に問題をきたし，注意欠陥多動性障害（ADHD）と同じような行動パターンになることがある．その場その場で反応して自分を守ることに精一杯の子どもは長期的な展望をもつことが困難になり，行動が刹那的になる．愛着形成のよい一般の子どもは行動の問題で大人に注意されると，次回は怒られないような行動をとろうとする．しかし，ATCの子どもは恐怖をもち臨戦態勢に入る．恐怖感が強すぎると解離となることもある．いずれの場合でも，なぜ注意されているかのプロセスを意識する余裕はなく，その場を切り抜けることで精一杯となる．長期的な展望はなく，次回はその行動をしないようにする行動変容にはつながらない．つまり，怒っても，その目的を達成することはできなくなるのである．それがさらに養育者の怒りを買ってトラウマの重積となる危険性も生じるのである．

ATCの子どもは愛着対象を求めているため，安全であると判断すると相手に近づきすぎる．一方で，同じ相手であっても，相手が自分の予期に反して自分に近づくと，身体が固まり，回避反応をとることが多い．例えば，後ろから近づいて肩をたたくと激しくびくっとするなどの行動がみられる．このように，自分を守ることに一生懸命になっているにもかかわらず，子どもは弱い存在であり，守りきれないことが多い．その結果，無力感をもち，うつ状態に至る子どももいる．虐待を受けて育った子どもは一般に自己評価が低い．養育者から否定されて育つことで養育者から価値がないというメッセージを受けている影響も大きい．

　また，ATCの子どもは，他者の力を借りることができず，自分の力で守ろうとしても自我の処理能力を超えた刺激を受け続ける結果となるため，否認や解離といった直面化を避ける手段をとり続けざるを得ない．その結果，もっと適応的な防衛が育ってくるはずの年齢になっても，否認や解離が動員されやすくなる．例えば，勉強など努力が必要な時期になっても，それがあると解離してしまい，努力することが困難になることもある．また，常に危険にさらされ，裏切られ続けている子どもにとっては，非常に強い怒りをもち，誰かを傷つけるところまでいかないとおさまらない状況になることがある．さらに，養育者からの心理的同調が得られないで育った子どもは自己の感情の調節が困難となり，怒りのコントロールが利かなくなる危険性をもつ．感情の自己調節だけではなく，睡眠覚醒リズム，食事のリズムやむらのなさなど，自律系の調節にも障害が生じる．また，感情や自律系の調節の困難さは，自己の調節に基づく統合がうまく発達しない危険性にもつながる．愛着形成のために必要な同調の体験が少ない子どもは同調に基づく感情の同時性の獲得が少なく，他者の感情をあたかも自分の感情として感じる能力が低下する危険がある．これらのことが一緒になると，相手の痛みを感じられずに，自己制御できず怒りを他者に向ける危険性が生じるのである．

　トラウマを受けることにより，強い刺激には無感覚になる一方で，過覚

醒によって小さな刺激や予期する刺激に対しては敏感になる．乳幼児期は外部からの刺激に合わせて情報処理器官である脳の機能が発達する時期である．そのような時期に入力される情報が安定したものでないと，その情報処理機能の発達に影響がある可能性は否定できない．自己の刺激反応系がスムースではなくなる危険があると同時に，その後の学習に影響する可能性もある．また，愛着関係の発達のなかで，子どもの感情が養育者によって反映されることによって自己の感情が分化し，自己および他者の感情の認識が進むと考えられる．しかし，虐待を受けると子どもの自己や他者の感情を認識する能力は低下する．トラウマ記憶のなかの感情の認識はさらに低下することになる．

その場その場を生きていくATCの子どもは自己の時間的連続性を発達させることが困難になり，自己の連続感の発達が困難になる．また，危機に際して組織立って一定の方向をもった統合された行動につながらないまま成長していくことで，子どもは自己の統合された主体感やまとまった感覚や全体感を得ることが困難になっていく．さらに，同調による共感性の発達が遅れることで間主観性の発達への影響が懸念される．また，自己の感情と他者の感情を感じられる能力も低下し，他者との距離感の問題や自己調節の困難さやトラウマによる自己の身体感の混乱などから心身の境界を感じる能力にも影響する危険がある．つまり自己感の発達のすべての面に大きな影響を与える危険がある．

c．ATCを抱える子どもの治療

ATCに至っている子どもの治療は，愛着形成の促進とトラウマからの回復が同時になされることが必要となる．実際，虐待を受けて養護施設に入所している子どもの治療のなかで，ケアワーカーが身体接触を多くして安心感を熟成することを集中して行うと，子どものトラウマの表現が促進され，そこに上手に介入することでトラウマからの回復につながったと考えられる例が少なくない．両方を意識した治療が必要なのである．また，

ATCは象徴化が進む以前の乳児期からの問題であり，トラウマによる身体感覚の混乱が身体像の発達を阻害しているということを考えると，身体的アプローチも推奨される．身体接触や同調を印象づける身体的かかわり，あるいは身体の境界を確かめる対応などで身体像を確立し，冷たい，暖かい，心地よいなど，身体の各部署の感覚を確かめるような治療法も意味がある．また，感覚統合障害に至っている子どもには感覚統合療法が有効なこともある．

　それに加えて，ATCとなっている子どもの二次的な症状に対して，認知を利用したアプローチも必要となる．前述したように，感情の認識を高める治療，自己の時間的連続性を高めるためのログの採用やカレンダーの利用，自己の境界を意識するための他者との距離感をはかるトレーニングなどである．もちろん，安心感の育成，関係性の促進，トラウマからの回復を求めた治療が行われることが条件である．基本的なアプローチを抜きに二次的な問題への治療を行っても砂上の楼閣になる危険性がある．

　ATCの治療は，愛着に方向づけられた治療が欠かせない．愛着の治療は関係性の治療である．したがって，子どもだけを対象に治療を行っても，それだけでは関係性の治療が進むわけではない．愛着対象となるべき人へのアプローチが欠かせない．子どもの生活のなかで関係性を育み，他者を信頼できるようになるための支援が必要となる．つまり，家庭にいる子どもの場合は親や家族への支援，施設や里親のもとで生活している子どもの場合は施設の担当職員や里親に対する支援が必要になる．親子関係に焦点を当てているうちに，親自身の過去の問題が反映されていることに気づくことも多い．それに対するケアも求められる．

4. 事例紹介

　B子は5歳女児．父親から母親への家庭内暴力，父親から兄（8歳）への暴力と性的虐待のなかで育った．父親はB子には暴力を振るわなかったというが，母親が父親のもとから逃げた後から，兄からの暴力と性的な虐待を受

けるようになった．それにより，兄は児童相談所の保護を受けたが，B子は家庭に残り，母親および母親の内縁の夫から暴力を受けるようになった．B子は喘息で短期入院を繰り返し，退院をいやがったB子の状況から不審に思った医師がC/L医師に相談．C/L医師が母親と面接し，上記の状況が明らかとなった．

　B子は病棟では問題児であった．発作が一段落すると病棟スタッフの予想がつかない行動をとり，他児の部屋に入ったり，さわってはいけないものをさわったりする．そのために喘息発作が改善するとできるだけ早く退院させられていた現状であった．児童相談所に通告して，その結果が出るまでの間しばらく入院を続けながら，精神的評価を行った．B子の精神的状態は典型的なATCであり，自己の連続性がなく，時間感覚がなく，行動の組織化が発達しておらず，他者を信じることができない状態であった．さらに，性化行動も認められていた．病棟では母親の内縁の夫や母親が子どもに暴力を振るうこともあり，病院は子どもが安全とは考えていなかったが，児童相談所の決定に時間がかかり，2か月近くの入院となった．その間，病棟と医師で工夫を行い，生活の構造化を行い，それに加えて，時間感覚を発達させるためのカレンダーの使用，連続性を発達させるための半日ごとの振り返り，自己の感情認識を発達させるための絵を利用した方法などを採用した．その結果，昨日，今日，明日までの時間感覚が発達し，感情認識も進んだ．しかしながら，予測のつかない行動や感情爆発は続いていた．2か月後に児童相談所の保護となった．

【文　献】

1) Ainsworth, M.D.S., et al.：Patterns of attachment；A psychological study of the strange situation. Lawrence Erlbaum Associates, 1978.
2) Main, M., et al.：Discovery of a new, insecure-disorganized/disoriented attachment pattern, Affective development in infancy. Brazelton, T. B., et al. eds., Ablex, 1986.
3) American Psychiatric Association：Diagnostic and Statistical Manual of

Mental Disorders 3rd ed. (DSM-Ⅲ), 1980.
4) Terr L. C.: Childhood traumas; An out line and overview. Am J Psychiatry 148:10-20, 1991
5) 庄司順一ら：アタッチメント──子ども虐待・トラウマ・対象喪失・社会的養護をめぐって．明石書店，2008．

〔氏家　武，奥山眞紀子〕

E 自閉症

　自閉症に関する医学的記載は1943年にアメリカの児童精神科医，カナー（Kanner, L.）が，それまで知的障害や精神病と診断されていた子どもたちのなかで，「生来的に他の人と情緒的な交流がもてず，1人遊びを好み，自分の殻に閉じこもる」という特徴的な行動を示す子どもたちを情緒接触の障害（後に，幼児自閉症）として区別したのが最初である．近年，自閉症は疾病構造の特徴からその概念が拡散する傾向にあり，典型的な自閉症から個性に近い状態までを含めた自閉症スペクトル障害として把握されるようになってきている．

1. 自閉症に特徴的な症状

　自閉症では，①社会性の障害，②コミュニケーションの障害，そして，③限定的で反復的な行動や関心という3つの領域にさまざまな症状が3歳以前から認められ，それらの症状は変化・改善することはあっても多くの場合生涯続くものである．

a. 社会性の障害

　社会性の障害は他者との相互作用のあり方に関するもので，幼児期には

1人遊びを好む，視線が合いにくい，養育者への関心が乏しい，困ったときに養育者を求めないなどの問題として気づかれる．学齢期になると年齢相応の友達ができない，周囲に配慮せず自分中心の行動をする，恥ずかしいことを平気でするなどの問題として表れる．また，知的能力が高くても，他者の感情を察して適切に反応することが苦手で，親密な友情関係を築き上げることが難しいなどの問題がみられるものである．

b. コミュニケーションの障害

コミュニケーションに必要な能力が広い範囲にわたって障害されるため，単なる話し言葉の遅れだけではなく，言葉の理解やジェスチャーを含めた非言語的コミュニケーション能力全般の発達に障害が及ぶ．自閉症の子どもの約30%が有意味語を獲得することができず，話せるようになったとしても反響言語（エコラリア，単語や語句のおうむ返し），代名詞の逆転，言葉の誤用，造語などがみられる．また，自分の興味のあることや状況と無関係なことを一方的に話すことが多いため，会話にならないことが特徴的である．言葉の抑揚や声の調子も独特で一本調子だったりロボット様の口調だったりする．

c. 限定的で反復的な行動や関心

これには，変化に対する抵抗（例えば家具のわずかな配置換えによって激しいかんしゃくを起こすなど），寝る前の儀式へのこだわり，手をヒラヒラさせたりくるくる回転するなどの常同行動，物を一列に並べる遊びに没頭する，道路標識・マーク・地名・駅名・時刻表・車種などに没頭するなどが含まれる．多くの自閉症の子どもはほかの子どもと一緒にごっこ遊びや想像性のある遊びをしない．

2. 自閉症の症候学的特徴

自閉症の有病率は，自閉症スペクトラム障害として認識されるように

なって著しく増加し，調査方法によって1,000人に0.5〜15人と違いが認められている．男性に多く認められ，男女比はおよそ3〜10：1である．

自閉症の早期徴候に関する研究では，多くの例でかなり初期の頃から発達になんらかの異常が認められることが明らかになっている．一方，少数ではあるが健常またはほぼ健常な発達の時期を経た後に自閉症状が出現するケース（折れ線型）もある．

自閉症の大半には知的障害と多動性障害が併発して認められる．また，思春期にてんかん発作を起こすことが多く，知的障害を伴う自閉症の25％，正常知能の自閉症の約5％に認められる．さらに，自閉症の子どもはその発達経過中にさまざまな情緒・行動障害を起こすことがある．それらの多くは，自閉症という障害が正しく理解されないために不適切で否定的な養育や教育が行われることや，いじめや仲間はずれなど自尊感情を損なうような環境要因によって二次的に派生するものである．

3. 自閉症の病因

自閉症の病因はいまだ解明されていないが，自閉症の約10〜15％，特に重度の知的障害を併発する自閉症になんらかの疾患が認められる．一方，医学的障害を伴わない典型的な自閉症の多くでは，遺伝的要因が最も重要と考えられている．双生児研究では遺伝率が90％を超えることが明らかになっており，単一遺伝子ではなく相互作用する複数の感受性遺伝子によるものであることがほぼ確実である．

自閉症の一次的な心理学的障害を解明する研究も進んでおり，有力な理論は自閉症の一次的欠損は"心の理論"にあるというものである．これは，自閉症では他者の行動を予測し説明するために自己と他者を区別して考える能力に欠損があるとしている．また，前頭葉機能の1つである実行機能が障害されているとする説もあり，これは自閉症では計画し組織化するスキルにおける一連の障害があるというものである．

4. 自閉症療育の基本的な考え方と予後

　早期療育の中心は，養育者に自閉症について正しく理解してもらい，親子間の相互作用を活発化することである．それを援助するために療育施設を利用して専門スタッフが相互作用活性化のモデルを示したり，親子相互作用の活性化を支えることが重要である．また，家庭でみられるさまざまな行動上の問題に対しては行動療法を取り入れたペアレントトレーニングが有効で，こだわり，かんしゃく，攻撃的行動，儀式行動などを減らすことができる．また，親の会への導入も重要で，同じような子どもをもつ養育者同士の出会いと支え合い，情報交換などが役に立つと思われる．

　自閉症の子どもの約70％は5歳頃までに有意味語を獲得するが，それ以降に言葉を獲得することはきわめてまれである．社会性の改善も半数に認められるが，逆に"積極奇異"的な対人関係を示すことが多くなる．成人の自閉症の約10％は就労可能となり社会的に自立できるようになる．時には結婚し家庭を築くこともある．このような長期的な社会的自立は知的発達と相関すると考えられ，知的発達に大きな制限がある自閉症の子どもは成人期になっても重度の社会的障害が残り独立して生活することが困難なことが多い．

5. 事例紹介：対人過敏性を背景に強迫症状の悪化と暴力的噴出をきたした自閉症児の例

　自閉症にみられるさまざまな行動障害はすべてが内因的なものではなく，多くの場合は自閉症の子どもが他者とともに成長発達する過程でこれらの要因が複雑に絡みあって進展してくるものである．その治療にあたっては，常に多面的に行動障害の背景に潜む意味合いを考えながらアプローチする必要性があると考える．ここで，対人過敏性を背景に思春期になって強迫症状の悪化と暴力的噴出をきたした自閉症の子どもの治療例を提示し，その行動障害の諸症状についてその成り立ちと実際の治療経過につい

て紹介する．
- C　男児
- 初診時年齢：15歳（中学3年生）
- 診　断：自閉症
- 乳幼児期：

　周産期，乳児期には異常なく始歩が1歳と運動発達は順調だった．しかし，人見知りはせず言葉の発達が遅かった．2歳すぎて言葉が出始め，3歳頃までおうむ返しが頻繁だった．視線も合いづらく声をかけても自分の遊びに夢中で応じないことが多かったが，3歳児健診では異常なしといわれた．3歳すぎから幼稚園に通ったが，Cはそこではタレントのジェスチャーを真似したりマークや地図に強い関心を抱いていた．

- 小学生の頃：

　普通学級に入学したが，勉強に対する意欲は強く成績も優秀だった．しかし，言動はマイペースで自分の思いどおりにならないとパニックを起こし，集団行動が苦手だった．それでも，学業がきわめて優秀だったことからCは先生や仲間からはよく受け入れられていた．

- 中学生の頃：

　中学生になった頃から思うように学校の成績が伸びず気にするようになった．また，行事で皆と一緒に行動することをますますいやがるようになり，行事の前にはいらいらして声を荒げたり興奮するようになった．Cが中学3年生になり，担任からしっかり勉強しないと高校には入れないと言われてから，自分の勉強時間や内容について強迫的に親に確認するようになった．また，同級生を強く意識するようになり，皆が徹夜して勉強していると訴え自分も同じように勉強したがった．試験前には特にいらいらして些細なことで親に暴言を吐いたり執拗に確認を求めた．さらに，過去の不愉快な思い出をよく口にするようになり，親がその言い訳をしたりCの思い込みを否定しようとするとよけい興奮した．彼の受験に対する不安を軽減させるために親と担任が相談し，受験は彼の実力で楽に合格できる高校を選んだ．それでもC

は安心せず，パニックがエスカレートするため筆者のもとに紹介されてきた．

● 治療経過：

初診面接ではCは受験に対する不安や自分の思いを一方的に多弁にしゃべり続けたが，制止にはきちんと応じ言葉によるコミュニケーションは可能であった．Cの基本障害を自閉症と診断し，現在の不安と強迫症状は受験のプレッシャーと他者の存在の脅威によるものと考え，少量の精神安定剤を投与した．それと同時に，高校入学は心配ないことと同級生も脅威ではないことをCに繰り返し説明し，安全を保証するような支持的な精神療法を継続した．そうすることによってその後間もなく精神状態は落ち着き，受験前日はかなり興奮したもののなんとか受験を終えることができた．しかし，今度は試験の結果が気になり，強迫症状はますますエスカレートした．その後，高校に合格したことを知って精神状態は落ち着いた．

● 高　校：

高校でも成績は優秀だったが，同級生には相手かまわず自分の興味あることを一方的に話しかけ，逆に自分に興味・関心がないことには返事もしないため，間もなくCはクラス内では孤立するようになった．その後，テストのたびに成績を気にしていらいらすることが多くなり，授業中に物音を立ててほかの生徒の勉強を妨害する行為を頻繁に繰り返すようになった．また，自分の失敗をほかの生徒のせいにして言い逃れしたり，同級生のいやがることを言ったり執拗に質問するため，男子生徒と殴り合いになることもあった．一方，家ではいつもテストや成績のことが頭から離れずくよくよ気にし，手洗い，歯磨き，確認などの強迫行為がエスカレートしていった．その後，Cが生徒会の役員に立候補すると言い出し，教師がそれをやめさせようとしたところ興奮しパニック状態となった．さらに，それを抑えようとした教師に対してCはいきなり殴る，蹴るなどの暴力を振い，警察が駆けつけてようやくその場が収まった．その後，学校ではこれ以上Cを受け入れるのは困難であるという結論を出し，そういわれた両親が困惑して再度筆者のもとを受診した．

筆者は薬物療法と支持的精神療法を再開し，学校教師らと面接の機会をもった．そこで，教師にCの自閉症としての特有の心理について説明し理解を求めた．すなわち，Cに対して否定的な不快感情を誘発するような働きかけをやめてもらい，些細なことでもCをポジティブに評価し，同級生から認められるような係を任せてもらうようにした．それによってCは校内の清掃ボランティア委員長となることができた．Cはその役割に非常に満足し，その後の精神状態はかなり落ち着いたのである．

　卒業後Cは大学に進学し社会福祉学を学んだ．そしてその後は障害者として生活していくことを決心し，療育手帳を取得して小規模作業所に通所している．時に不眠や強迫行為などが認められるため通院治療は継続しているが，小規模作業所に楽しく通っている．

● **考　察**：

　Cは知能テストでは知能指数（IQ）100を超える高機能自閉症のハンディキャップをもつ青年である．小学校までは学業が優秀だったため学校での受け入れは比較的よく，Cの自己中心的な言動は集団生活のなかで大きな問題とはならなかった．しかし，対人過敏性は幼児期から認められ，中学生になって同級生が学業面でCの優位性を脅かし始めたこと，Cの自己中心的な言動が同級生から受け入れられなくなってきたこと，同級生との集団行動によりいっそう強い苦痛を感じるようになったことで急速に過敏性が増悪したと考えられる．それでも，Cは対人過敏性によってもたらされる不安をさまざまな強迫行為や確認癖などによってなんとか防衛しようとしていたわけである．しかし，生徒会役員の立候補を阻止された瞬間にその防衛が破綻し，一気に興奮と暴力が噴出したものと考えられる．

6. 事例紹介：社会性障害に対する早期療育によって自閉性が著明に改善した例

　まれではあるが，自閉症の子どものなかには，発達経過のなかで自閉性が著明に改善し知的発達も良好な経過をたどるケースがある．特に，社会

性の障害を改善して二次的に生じる言語認知障害を最小限に防ぐために，幼児期早期から療育施設を利用して専門スタッフが相互作用活性化のモデルを示し，親子間の相互作用の活性化を支えることによってそのような発達改善が期待できると考えられる．ここでは，幼児期早期からこのような療育を開始し，著明に発達改善した事例を紹介する．

- D 男児
- 周生期：

　妊娠39週＋6日，自然分娩で出生したが，生下時体重が4,152gのLFD児だった．その他には周生期異常は認められていない．

- 乳児期：

　乳児期はあやしても反応が弱かったと感じたと初診時に親が答えているが，ほかには特に異常は認められていない．始歩は生後10か月．

- 幼児期：

　1歳頃からマンマ，ブーブーなどの発語がみられたが，名前を呼んでも振り向かず，1歳6か月頃には言葉を言わなくなった．1歳頃から新しい場所や見知らぬ人に対して不安がり，いやがって泣くことが多かったが，自分の気に入った物を持たせると落ち着いていた．

　1歳6か月検診で言葉の遅れを指摘されたが，経過をみるにとどまった．2歳になっても発語がなく行動がマイペースで，物を一直線に並べるなど自分の好きなことを1人で黙々とやっているため親が心配して保健所に相談した．2歳すぎに発語が認められ視線も合うようになったが，名前を呼んでも振り返らず，2歳8か月時に初めて筆者の病院を受診した．

- 初診時現症：2歳8か月時

　診察室に入ると突然泣き出し，母親にしがみついた．スタッフがおもちゃを見せて遊びに誘うと，母親にしがみついたままおもちゃに手を出して遠くへ放り投げることを繰り返した．母親に抱っこされているうちに，スタッフが見せる壁紙に興味を示し泣きやみ，スタッフがおもしろいことをするとそれに応じて喜び笑顔を見せるようになった．そのうち，1人でおもちゃを手

にとって遊び出し，母親と離れても平気な様子だった．
- コミュニケーション能力：オワリ，チョーダイ，ジュースなど10個ぐらいの語彙があるが，構音は不良．状況の理解はよさそうだが，言葉の理解ははっきりせず呼名には応じない．要求は指差しできず，相手の手をとるクレーン現象が認められた．即時型反響言語が認められた．バイバイのジェスチャーはできた．
- 社会性：2歳6か月頃から母親への後追いが激しくなった．見知らぬ人の前では泣くことが多く，母親にしがみつきが認められた．他者への興味関心は強くなく，自分から働きかけることはない．慣れてくると他者と多少やりとりはでき，情緒的な簡単なコミュニケーションが成立した．
- 興味関心の偏り：物を一直線に並べる遊びに没頭し，じゃまされるとパニックになった．

● **通院後の経過：**

　週1回の発達障害児のグループセラピーに参加することになったが，集団に入れず泣いて母親にしがみつく状態が数か月続いた．母親に抱かれているときは，自分の顔に母親の髪の毛のふれる感触を楽しんでいるようだった．徐々に母親から離れられるようになったが，集団の遊びには入らず物並べに没頭し，物の列が壊されるとパニックになった．しかし，その後半年位で他児と一緒に短時間の設定保育を楽しめるようになった．

　3歳7か月から幼稚園に通い始めた．母子分離はさほど困難ではなく，1か月ほどで担任に抱っこされて喜んだり，ブロック並べやぬいぐるみに乗って他児との交流も認められるようになった．この頃から急に語彙が増え，単語で要求したり簡単な質問に答えるようになった．しかし，自分の教室に対するこだわりは強く，自分中心の好き勝手な行動は多かった．グループセラピーではさらなる母子分離をはかり，積極的にスタッフが接近を試みたが，視線を合わせるのをいやがり，執拗に母親を求めスタッフから逃げようとした．しかし，姉に協力してもらいながら母子分離を強引に進めたところ，3か月くらいで全く泣かずにグループセラピーに参加できるようになった．

4歳頃は幼稚園には楽しみに通っていたが，こだわりがエスカレートした．園バスに乗らないと気がすまず，降りた後は決まったスーパーで必ずガムを買ったり，パンツの中に排便することにこだわった．しかし，情緒的なコミュニケーションはかなりよくなり，遠くから「せんせー」と言って駆け寄って来たり，おうむ返しの返答に気持ちがこもるようになった．

4歳半からグループセラピーをやめ，臨床心理士による個別の言語認知療法を週1回受けるようになった．幼稚園は2年目を迎え担任が変わったが大きな混乱はなく，仲のよい友達が1人できて毎日一緒に楽しく遊んでいた．同時に，母親への甘えが強くなり，自分ができることもなんでも母親にやってもらい喜んでいた．言葉による会話はかなりしっかりできるようになり，平仮名や漢字も覚え始めた．言語認知療法では視知覚系の課題はよくできたが，言語課題はいやがり無理するとパニックになることが多く，しばしばセラピーを中断せざるを得なかった．

5歳頃から自分のことを「オレ」と言ったり名前を使うようになり，かなりしっかり言葉で自己主張できるようになった．文字カードを使うとしりとり遊びもでき，教えていないのに片仮名が全部読めるようになった．絵本は内容を理解しながら抑揚をつけて上手に読めるようになった．5歳すぎて急にトイレで排便するようになったが，今度は「なんでも一番」にこだわり始めた．

5歳半から再びグループセラピーに参加した．この頃は，からかわれると恥ずかしがったり，誉められると喜んだりして情緒表現が豊かで自然になり，自閉性はほとんど感じさせなくなった．しかし，グループ内では遊びのルールが理解できないとパニックになり，他児が強く出ると引き下がっておとなしくなり自己主張ができなかった．

小学校は地元の普通学級に入学した．授業中先生にあてられると的外れな返答が多く，自分から手を挙げて発言することはなかった．給食時間に嫌いな牛乳をがまんして飲んだら皆から拍手され，以来いやがらずに飲むようになった．しかし，同級生とは対等に会話ができず孤立することが多かった．

勉強がわからず学校に行くのをいやがることもあったが，母親が根気よく教えることで要領を覚え，なんとかついていけるようになった．本人は同級生と一緒に遊びたがったがなかなか受け入れられず，入学後半年頃からテレビゲームに1人で没頭するようになった．それを親が禁止してゲーム機を隠したところパニックとなり，知らない家に勝手に入ってテレビゲームをやることもあり親が対処に苦慮した．

しかし，小学2年生の頃から徐々に同級生と一緒に遊べるようになり，テレビゲームへのこだわりも落ち着き，時間を決めてやれるようになった．心理テストの結果，ほぼキャッチアップした状態と考え，個別の言語認知療法は終結となった．現在は，年に数度定期的に経過を聴く程度になっている．

a. 発達改善のメカニズムに関する考察

自閉症の主たる病因は先天的な脳の器質的障害と考えられているが，臨床的に自閉症と診断し得る年齢は早くても1歳前後である．それは，自閉症を特徴づける症状や行動が形成されるには生後1，2年間の一定の時間を要するからである．自閉症の基本的な問題はおそらく出生と同時に潜在的に存在しているのだろうが，その問題が子どもの健常な精神発達を阻害し，自閉症に特異的な症状を形成するまでにはなんらかの発達プロセスを要するのである．だからこそ，自閉症状の発現時期やその程度は個々の育つ環境によって1人1人大きな違いがあり，症状のバリエーションもきわめて多彩なのだと思われる．そういう意味で，自閉症の子どもの心は発達とともに形づくられ，その心のあり方はその子の全生涯にわたって発達とともにさまざまに修飾されていくものであろう．

健常児の精神発達の仕組みを児童精神医学の観点から説明すると，健常な新生児は生まれながらにして情動的にも感覚的にも人を求める力をもっていることが判明しており，筆者はこれを対人指向性と呼んでいる．かつては，新生児には愛着行動という生得的に養育者に対して母性的な愛情を求める行動が備っていて，それが積極的に働いて養育者の母性的

行動を引き出しているのだと考えられていた．最近では，このような関係は互いが影響しあってそのあり方を変えていくものであるといわれている．つまり，対人指向性はこのような養育者と子どもの交互作用の原点にあって，子どもと養育者との自然な人間的な関係を発達させる基点になっている．そして，そこから始まる養育者との交互作用によって子どもは自己や外界を健常に知覚し認知するようになり，健常な精神が発達していくことになるのである．

ところが，自閉症の子どもにはこの対人指向性に相当するような社会性の能力が生得的に弱いのではないかということが，最近行われた自閉症の子どもの早期徴候に関する調査で明らかになってきた．つまり，対人指向性が弱い子どもは，将来，自閉症になるリスクが高いといえるのである．生後間もない新生児の対人指向性が弱いということは，その子どもは養育者を引きつけたり養育者へ働きかけたりすることが乏しく，親子の健全な交互作用がスタートするのを妨げてしまうことを意味する．そして，親子の健全な交互作用が活発に働かなければ，その子どもは自己や養育者をいつまでも意識することなく，常に自己世界のなかだけで外界を知覚・認知するようになる．このような状態が長く続けば，最終的には，間主観性や共感性と呼ばれる親子関係を基本とする情緒的コミュニケーションの発達障害が生じることになる．そして，この情緒的コミュニケーションの発達障害が自閉症の中核となると考えられるのである．近年，自閉症の中核的な問題を言語・認知障害から社会性の障害，すなわちコミュニケーションの発達障害として捉え直す大きな変化が起きている．そもそも，コミュニケーションは相手との間に発達するものであることから，自閉症におけるコミュニケーション障害を子ども側の一方的な障害と捉えるのではなく，養育者や他者との交互作用の問題，すなわち自閉症における関係性の障害として捉えようというわけである．筆者はその基点に対人指向性の弱さを想定して自閉症の成り立ちを考えている．

元来，人間は外界からの刺激を受けてその性質に規定される受動的な

存在ではなく，それに対して次の自分の反応も変容させながら自分から外界に働きかけ，その結果，自分の知覚的経験を編成していく能動的な存在である．自己認識の発達には主観的・感覚運動的経験だけではなく，社会的経験を豊かにもつことが重要で，他者認識と相互に結びついて初めて可能となる．そう考えると，対人指向性の弱さに端を発する親子の交互作用の減弱による間主観性や共感性の発達障害をいかにくい止めるかが，自閉症を予防する手段の鍵となる．また，自閉症を改善するための療育的手がかりは，自閉症の子どもと養育者や療育者との交互作用をいかに活性化できるかということに求められる．言い換えると，自己中心的思考が優勢な自閉症の子どもに他者を意識させ，ひいては自己を意識させていくことが自己認識を形成する基盤となり，養育者や療育者との間に情緒的な人間関係を作り上げて行くことが自己他者認識の発達をもたらし，自閉症を改善する基盤となると思われるのである．

実際に，幼少児期に自閉症と診断されながら発達経過中に顕著な変化を遂げて健常化していくような子どもでは，発達経過のなかでなんらかの契機により対人指向性が回復し，この対人指向性が環境との健康な交互作用を復活させ，他者との情緒的な交流によって言語や認知機能も豊かに発達している．こう考えると，自閉症の基本的な問題が生得な障害であっても，発達支援によって症状が改善する可能性も十分にあると思われる．このようなことから，自閉症の療育の基本は，子どもと養育者および療育者との間に情緒的な対人関係を形成することであり，ハイリスク児と環境との自然な交互作用を引き起こし，間主観性や共感性の発達障害の進行を断ち切るような早期療育的介入が，きわめて有効な予防的な手段となるのではないかと思われる．

【文 献】

- American Psychiatric Association：精神疾患の分類と診断の手引き—DSM-Ⅳ．高橋三郎ら訳, pp.100-106, 医学書院, 1995.

- Adrien, J.L., et al.：Autism and family home movies；preliminary findings. J Autism and Dev Dis 21：43-49, 1991.
- Grandin, T.：社会性とコミュニケーションを育てる自閉症療育，自閉症の人たちの学習スタイル―自伝的立場から．安達　潤ら訳，松柏社，1999.
- 浜田寿美男：私というものの成り立ち．ミネルヴァ書房，1992.
- Kanner, L.：Autistic disturbances on affective contact. Nerv Child 2：217-250, 1943.
- Kanner, L., et al.：How far can autistic children go in matters of social adaptation? J Autism and Dev Dis 2：9-33, 1972.
- 鯨岡　峻：原初的コミュニケーションの諸相．ミネルヴァ書房，1997.
- 黒川新二：自閉症の早期療育について．精神科治療学 8：343-345, 1993.
- 小林隆児：自閉症の発達精神病理と治療．岩崎学術出版社，1999.
- 小林隆児：自閉症の関係障害臨床―母と子のあいだを治療する．ミネルヴァ書房，2000.
- 小林隆児：自閉症と行動障害―関係臨床障害からの接近．岩崎学術出版社，2001.
- Lord, C., et al.：Child and Adolescent Psychiatry, Autism Spectrum Disorders. Rutter, M., et al. eds., pp.636-663, BlackwellScience, 2002.
- Stern, D. N.：The Interpersonal World；A view from psychoanalysis and developmental infant. Basic Books Ins, 1985.
- 山崎晃資ら：自閉症の初期徴候に関する研究―ホーム・ビデオ記録による研究，5公－5．児童・思春期における行動・情緒障害の病態解析及び治療に関する研究（主任研究者：栗田　広），平成7年度研究報告書．pp.11-23, 1996.
- Wing, L.：早期小児自閉症．久保紘章訳，三陽社，1980.
- 太田昌孝：発達障害医学の進歩 13，自閉症などの経過における精神と行動障害の出現．有馬正高ら編，診断と治療社，pp.29-37, 2001.
- 杉山登志郎ら：暴力的な噴出を繰り返す Asperger 症候群の症例検討．小児の精神と神経 40：303-312, 2000.
- 杉山登志郎：自閉症に見られる特異な記憶想起現象―自閉症の time slip 現象．精神神経学雑誌 96：281-297, 1994.
- 氏家　武：自閉症早期療育の基本―児童精神医学の観点から．小児の精神と神経 40：153-162, 2000.
- 氏家　武：発達障害，特に自閉症に伴う行動障害―その理解と対応．発達障害研究 23（4）：236-245, 2002.
- Goodman, R., et al.：Child Psychiatry. Blackewll Publishing, 2005.

〔氏家　武〕

F 不登校

1. 不登校をめぐる概念の変遷

1941年にアメリカの児童精神科医であるジョンソン（Johnson, A. M.）らが、「非行や退学とは異なり、大きな不安を伴い長期にわたって学校を休み続ける情緒的障害」を学校恐怖症 school phobia と呼んだのが不登校に関する概念のはじまりである。彼らは、その最初の報告のなかで、「学校恐怖症といわれる症候群の子どもたちは学校にいることで強い不安を生じ、治療をしなければ数週間から年余にわたって学校を休み、家で母親のそばを離れることを拒み、何が怖いのか聞かれても子どもは言葉では説明できず、親や教師は事態を理解できないように思われる」と記載し、基本的な発症要因は親子関係の障害であると考えた。

その後、日本を含めた各国で報告が相次いだが、その発症要因としては親子関係の障害だけではなく、家族関係、学校のあり方、教育制度、社会環境などの問題まで考えられるようになった。そのため、学校恐怖症という狭義の概念に代わり、「心理的な理由により学校に行くことを拒み、さまざまな身体的・精神的症状を呈する現象」を広く「登校拒否 school refusal」と呼ぶようになった。これは、さまざまな不安を伴う長期休校状態を呈する1つの症候群とみなされ、なんらかの精神病理的問題を有するため精神医学的な対応が必要と考えられた。

しかし、その後も日本においては長期休校を続ける生徒が増加し続け、特に通常の学校に行かないこと以外にはなんら精神身体症状を呈することのない生徒が増加するようになった。それに伴い、長期休校状態の子どものうち、「諸種疾患や家庭事情による就学不能や非行による怠学などを除く、学校へ行かないという現象全般」を「不登校」と言い表すようになった。現在、文部科学省では「不登校」を「病気以外の理由で1年間に30

日以上欠席した場合」と定義している．このような概念の変化とともに，不登校の子どもと養育者への対応は，医学モデルに基づいた治療から教育・福祉的支援が積極的に行われるように変化している．

日本では近年子どもの数が減少傾向にあるなか，不登校の子どもは一向に減る様相がない．文部科学省の調査では，不登校の児童生徒数は2001（平成13）年度をピークに一時減少し，割合もほぼ横這いで推移していたが，2006（平成18）年度から再び増加に転じた．そして2007（平成19）年度には不登校の小学生は2万3,926人（0.34％），中学生は10万5,328人（2.91％）と過去最高を記録している．

2. 医学的観点からみた不登校とその対応

以上のように「不登校」はなんらかの精神病理学的な症状を伴うものから，（無理してまで学校には行かなくてもよいというような）価値観の多様さやもっぱら環境的要因によるものまで実に多岐にわたる状態を含むものである．過去の日本の医学モデルのなかでは「登校拒否」という診断名が一般的に用いられ，精神医学的アプローチが積極的に行われた時期があった．しかし，アメリカ精神医学協会の疾患分類には「不登校」に相当する項目は一度も取り上げられたことはない．これはこのような状態が日本のような文化社会における特異な現象であり，生物学的な基盤を有する医学疾病モデルに当てはまりにくいものであることを示すものと考えられる．

しかし，臨床的に「不登校」を主訴に専門科を受診する子どもに対し，アメリカ精神医学協会の疾患分類を用いて精神医学的評価を行うと，なかには「小児の過剰不安障害」「社会恐怖」「分離不安障害」「身体化障害」「適応障害」「気分変調性障害」「転換性障害」「反抗挑戦性障害」「選択性緘黙」などと診断される可能がある．そして，このように診断される「不登校」の子どもへの医療的支援の目標は不登校そのものの解消というよりも，これらの精神障害の治療が主体となる．また，「不登校」への医療的支援が必要な理由のもう1つの根拠は，多くの不登校の予後調査で明らかになった事実に基

づく.すなわち,不登校の子どもがその後回復して良好な社会適応が可能になるのはおおよそ70%といわれ,後に統合失調症や躁うつ病,人格障害などが少なからず認められるようになることが判明している.このようなことから,不登校の子どものなかには,未熟な社会性の発達を促進して社会適応を改善し,より重篤な精神障害への移行を予防するような医療的支援が必要な場合がある.

3. 不登校の子どもと養育者への治療アプローチ

a. 予　防

　心気症的症状を訴えて子どもが小児科を受診したときに,不登校を伴っているかどうかを確認することが重要である.学校を休まざるを得ないほどの症状なのか,症状の訴えは登校前も休んだ後も同じなのか,学校のある日もない日も症状の訴えは同じようなのかなどを確認し,不登校が始まったばかりと思われるときは安易に学校を休ませるべきではない.子どもと養育者に対して器質的異常が疑われないことを強調して身体症状に対する不安を払拭し,安心して登校することを促し,もし登校に対する子どもの不安が強ければ,子どもが安心できるよう養育者が同伴することを促してもよい.養育者には子どもが不登校のはじまりの可能性があることを伝え,背景に契機となるストレス(いじめや友達関係・勉強・家族の悩みなど)がないかどうか考えてもらう.契機となるストレスが複雑なものでなければ,このときに養育者が的確に問題を解決できれば不登校が解消されることもある.また,不登校が強く疑われるときには,不安を助長しないよう医学的検査を最小限にとどめ,診察や検査の結果に異常がないからといって学校を休んでいることに対して養育者や子どもを責めたり叱ってはならない.

b. 初期段階

　不登校の心理が次第に明らかになってきた初期段階でも,子どもはなぜ

登校できないのか自覚していないことが多い．不登校の子どもの多くは，学校には行かなければならないということは十分承知している．しかし，登校に際して非常に大きな不安を抱いているので心理的には強い葛藤状態に置かれている．このようなときには，「なぜ学校に行けないのか」とか「学校を休んでいることをどう考えているのか」などと本人を問い詰めることはせず，どのようにしたら子どもが比較的楽に登校できるかを養育者が教師と一緒に考えるようアドバイスするのがよい．不登校期間が1〜2か月くらいなら積極的に登校を励ますほうが早期に学校へ復帰することが多いが，このとき，あくまでも援助するという気持ちを養育者がもつことが大切である．また，不登校の子どもへの対応が母親任せになっている家庭では，父親にも取り組みに真剣に参加してもらうのがよい．父親の真剣な態度が，子どもが困難を克服しようとするモデルになるからである．また，この段階では，医療機関や相談機関に子どもを無理に受診させる必要はなく，学校と家庭の連携により問題が解決する場合が多い．

c. 長期化した段階

不登校が長期化している場合にはその取り組みは全く別となる．この段階では子どもに登校を促すのではなく，自分の殻に閉じこもってしまった子どもの気持ちを理解し受容する対応が必要である．このような精神心理療法的なアプローチは専門家に委ねられなければならないが，受容的な態度は子どもを取り巻くすべての大人が身につけなければならない．大人が不登校の子どもを受容し見守ることによって子どもの精神状態は次第に安定し，多くの子どもはやがて立ち直りの道を探し始めるようになる．そのときに，子どもの精神状態や能力，社会性にふさわしい居場所を子どもと一緒に探すことが大事である．つまり，この段階での治療の目標は必ずしも登校再開とはならず，新たな社会参加の場を発見していくことになる場合もある．どのような場合でも養育者と学校と治療者との連携は必要不可欠であり，子どもが安心して生活できる場を見いだすことが重要である．

4. 事例紹介：不登校を主訴に医療的支援を受けた例

- E子　11歳（小学6年生）女児（初診時）
- **主　訴**：食欲不振，頭痛，腹痛，立ちくらみ，微熱，吐き気
- **発症経過**：

　　E子は小学5年生の3学期頃からなんとなく食欲がなくなり，頭痛や腹痛，立ちくらみ，微熱，吐き気などを訴えて学校を休むことが多くなった．小児科を受診して検査を受けたが異常なく，漢方薬の投与を受けたが症状は改善しなかった．学校に行こうとするとよけい具合が悪くなると訴え，小学6年生の新学期から全く登校できなくなったため，小児科から紹介されて筆者のクリニックを受診することになった．

- **既往歴**：

　　もともと内向的でおとなしく，家族にも自分の気持ちをはっきり言えなかった．学校では自発的に発言することはほとんどなく，一緒に遊ぶ友達もあまりいなかった．しかし，学校に行き渋ることは全くなかった．

- **心理検査の所見**：

　　知的発達に比較して情緒発達が幼く，家庭や学校で正当な自己主張ができず，自分の感情を強く抑圧する傾向が認められた．

- **治療経過**：

　　医学的な診断は起立性調節障害症状を前景にした不登校を伴う心身症と考えられ，起立性調節障害に対する薬物療法に加えて，心理士による心理療法と医師による親カウンセリングが並行して行われることになった．

　　それによってE子の身体症状の訴えがやや緩和し，促されて相談室や保健室を利用して登校するようになった．しかし，学校へ行っても具合が悪くなって早退したり学校を休むことは多かった．その後，中学校に進学してからさらに身体症状の訴えが強まり，中学1年生の3学期から完全な不登校になった．人の目を気にして1人では全く外出できず自宅に引きこもるようになり，

母親に付き添ってもらう通院もいやがるようになり，中学2年生から通院も途絶えがちになった．

その後，中学3年生の9月頃から自宅にいても些細なことで不安になって過換気発作を起こすようになった．さらに10月頃から漠然とした強い不安を抱き，「身体がこわい」と言って食事もほとんどとろうとしなくなった．11月になっても回復しないため心配した母親がE子を連れてようやく診察にやってきた．

このときの診察の結果は「うつ病による混迷状態」で，すぐに抗うつ薬による治療が開始された．E子は徐々に元気を取り戻し，笑顔がみられ時々テレビを見たり家事を手伝ったりするようになった．中学校は全く登校しないまま卒業となったが，自分から通信制高校に通いたいと言い出し，自分で受験の願書を出した．

中学校を卒業したE子は外出しても少し気が楽になり，買い物で人の目をあまり気にしなくなった．自宅でもPCを操作したりCDを聴くなど自分の好きなことをして楽しく過ごせるようになった．それまで通院は母親が運転する車でないと来られなかったが，筆者に促されてJRを利用して母親と一緒に通院するようになった．それで自信がついたようで，スクーリングもJRを利用し母親と一緒に行くこともできるようになった．いろいろなことに意欲的になり，PCを利用して自分のHPを公開することもできるようになった．

しかし，その後も精神身体状態は一進一退が続き，時に過換気発作，幻聴様の訴え，気分の落ち込み，食欲低下などの訴えが多かった．抗うつ薬，漢方薬，抗精神病薬などの薬物療法と支持的精神療法，親カウンセリングを継続し1年くらい小康状態が続いた．スクーリングは母親に付き添ってもらいなんとか継続することができ，高校2年生の秋には思い切って修学旅行に参加した．しかし，旅行中は同級生と一緒に食事がとれず落ち込み，帰ってからしばらく微熱，咽頭異物感・閉塞感，食欲低下が続いた．高校2年生の3学期頃にようやく精神身体状態が回復し，それを見計らって筆者が自身のク

リニックに併設している児童思春期専門の精神科デイケアに通ってみるよう提案した．E子は当初はずいぶん迷ったが，1か月後にようやく見学参加が実現した．

　母親に付き添われて「ゆっくり〜な」の見学参加を体験した．表情はかなり緊張していたが，1時間くらい皆の様子をじっと見ていた．見学後の診察では「おもしろそうだった．春からなんとか通ってみたい．それまでに1人で電車に乗って通院できるように練習する」と語っていた．しかし，なんとか「ゆっくり〜な」に通えるようになりたいという気持ちはあるものの，その後もしばらく体調不良の日々が続いた．そして2か月後にようやく2度目の見学参加（別グループ）を体験した．3度目の見学参加ではスタッフが皆の前で感想を求めたところ，少し困った表情をみせながらも笑顔で「楽しそうでした」と語ることができた．そしていよいよ次回から本格的に参加することになり，自分で目標を「皆の前で話せるようになること」と設定した．

　本格参加の初日，E子は1人で電車に乗って来た．初回は自発的な発言はないものの，聞かれたことに対してはしっかりと応答していた．診察では「緊張するけどなんとか1人でJRで来ることができた．ギリギリの感じです」と答えていた．その後もE子はがんばって1人で電車で通院し，2，3回目で表情にゆとりがみられるようになり，皆の前で挨拶をしたり自己紹介ができるようになった．しかし，まだ皆の前で食事をとることができず，料理，お菓子づくりのプログラムには参加できなかった．また，体力に自信がなく半日のみの参加が続き，外出プログラムにも参加できなかった．

　3か月後の診察では「体調もよいし，ゆっくり〜なが楽しい．家にいるよりずっと楽しいし，1人で電車で通院するのももう慣れた」と語っていた．その3か月後にはおにぎりとお茶を持参し，皆の前で食べるようになった．体力にも自信がつき，午前，午後ともに参加できるプログラムであれば一日中参加できるようになってきた．また，E子が自ら誘い，自分と同じ町に住む仲間と一緒に帰るようになった．クリスマス会のときには，初めて調理に参加し，料理やケーキは食べないがジュースは飲んで楽しんでいた．さらに

その3か月後には料理やお菓子づくりのプログラムにも参加するようになった．しかし，つくったものは食べず，おにぎりとお茶を持参し食べていた．外出以外のプログラムには休まずに一日中参加できるようになり，朝のミーティングでは自分の出来事について皆の前で話せるようになった．

E子はこの春に通信制の高校を無事卒業した．診察では「進学はせずゆっくり〜なを続け，体力をつけてアルバイトできるようになりたい」と語った．その後も現在に至るまでほぼ毎週1日ゆっくり〜なに通い続けている．最近の診察では「ゆっくり〜なに通わない日は，がんばって自転車に乗って遠出して体力をつけるようにしている．調子が悪くないので薬を減らしてみたい」と言うまでになった．

- **医学的診断とその治療：**

E子は小学校高学年のときに，起立性調節障害症状と不登校を前景にした心身症を発症した．その後，中学生になって強い社会不安障害のため完全な不登校となり，中学3年生のときにうつ病を発症した．さらに過換気発作が頻発した時期があったり，幻聴様の訴えが認められたときもあり，その治療中にきわめて多彩な臨床症状が認められた．

そのような状態に対し，長期にわたる薬物療法，精神療法，親カウンセリング，精神科デイケアなどによる治療が行われた．そのような多面的な治療によってE子の精神身体症状は徐々に落ち着き，特に精神科デイケア「ゆっくり〜な」に通うことによって人前で自己主張する自信を得た．それによってようやく同世代集団のなかで対等に生活していく社会性を習得し，社会復帰が可能となったと思われる．

5. 児童思春期の不登校・引きこもり児童専門の精神科デイケア

精神科デイケア（以下DCと略す）とは，在宅の慢性精神障害者に対して，一般外来治療では十分提供できない医学的心理社会的治療を，週数日1日数時間以上かけて包括的に実施する集団治療の場の1つである．

通常のDCの治療対象疾患の中心は統合失調症であるが，筆者（氏家）のクリニックでは1999（平成11）年8月より児童思春期の不登校・引きこもり児童を対象にした小規模精神科デイケア「ゆっくり～な」を併設している．その治療構造を簡単に説明する．

【対象】不登校や引きこもりのために長期にわたって社会参加が困難なっている子ども（小学校高学年～高校生年齢）を対象にし，1日10名程度を受け入れている．

【スタッフ】心理士，看護師などスタッフは常時3名が配属されている．

【実施日と時間】週2日（火・金），9時30分～15時30分に行っている．

【利用の仕方】主治医とDCスタッフによるアセスメントを行い，治療上DCの活用が望ましいか，DCの治療構造に適しているかどうかを判断する．利用する子どもと家族にもDC見学を実施し，子どもと家族の意思を尊重しながら導入を決定する．

【プログラム】DC利用者の年齢や医学的診断は多岐にわたっており，利用者それぞれのニーズに対応できるようさまざまな工夫を行っている．利用者の年齢，能力，病態やエネルギー水準の差に応じた幅のあるプログラムを取り入れている．1年間を通じて最初は受身的な体験から徐々に主体的に活動を楽しめるような工夫をしている．また，月1回のプログラムの話し合いを設け，参加者の意見も取り入れている．

このような児童思春期の不登校・引きこもり専門の精神科デイケア治療機序は次のように考えられる．

a. 同じような悩みを抱える人たちとの出会い

不登校や引きこもりなどに陥っている子どもたちは，そのために自信を失い，自己評価が著しく低下していることが多い．学校に行けていないことに後ろめたさを感じ，家族に対して罪悪感を抱き，自分を責める気持ち

が強いこともある．また，長期にわたって社会参加が困難になっているため，孤独感が強く，将来に対して絶望感を抱いている場合もある．

そのように孤立している子どもたちが，DCという小集団に参加し，自分と同じような状況に置かれ同じような悩みを抱える人たちと出会うことによって，先にあげたさまざまな否定的感情がいやされることになる可能性がある．また，同じような状況に置かれた他者と自分を見比べることによって，自分を見つめ直す契機をつかむこともある．

b. 集団のなかで安心して自己を表現する

心が傷つき心を閉ざした子どもたちが立ち直るためには，安心して自分の気持ちや感情を表現し発散することが大切である．それによって，自分を縛りつけている心の傷（トラウマ）や悩みが解消されるからである．また，自己を表現することは自信を回復する大きな契機ともなる．

このとき重要なことは，自己表現はあくまでも本人の意思に任せるべきであり，強制するべきものではないことである．自己表現が比較的抵抗なくできるような作業や遊び，空間を工夫する必要があり，他者の自己表現をしっかりと受け止められる集団を形成する必要がある．

c. さまざまな活動を通して達成感を得る

不登校や引きこもりが長期に続くと，生活に目標がなくなり，生きる楽しみや意味を失っていくことが多い．また，何もできない自分がいやになり自信を失ってしまうこともある．そのようなこどもたちがさまざまな活動を体験して充実感や達成感を味わうことは，生きる目標を見いだしやり直す意欲や自信を取り戻す契機になる．

DCではさまざまなプログラムを用意して，どの子どもにも参加でき楽しめる活動を用意している．活動の内容は子どもたちの希望を積極的に取り入れ，最初は受身的な体験から徐々に主体的に活動を楽しめるような工夫をしている．その最終段階として，積極的な社会参加（ボランティア活

動や作業所見学など)につながる活動を取り入れている.

d. スタッフが new object になる

　子どもたちがDCで過ごす時間が長くなると,スタッフとの間に信頼関係が生まれる.そうすると,現実的な問題の相談相手としてだけでなく,自分の養育者とはまた違った大人としてスタッフの姿やかかわりを自分の心のうちに内在化するようになる.

　スタッフは子どもたちのよい目標(new object)となるのであり,スタッフはそのように振舞うことを自覚しながら子どもたちと接する必要がある.

e. 進路や将来の展望を描く

　DCは不登校や引きこもりの子どもたちのために地域に開かれた安全な空間であるが,あくまでも立ち直りのための中間施設である.作業や仲間,スタッフとの交流を通じて自分にふさわしいと思える進路や展望を模索するようになり,DCでは現実的な目標を実現できるようサポートすることが最終目標となる.そのため,個別のケースワークや家族への支援も積極的に行って社会参加に向けて最後のサポートが必要となる.

【文　献】

- 若林慎一郎:児童期の精神科臨床,若林慎一郎編,登校拒否.金剛出版,1983.
- 齋藤万比古:こころの科学87,不登校だった子どもたちのその後.日本評論社,1999.
- 氏家　武ら:不登校・ひきこもり児童に対するグループ活動による支援.財団法人安田生命社会事業団研究助成論文集34:207-208,1999.
- 日下優実子ら:不登校,ひきこもり児童に対する精神科デイケアの試み.北海道児童青年精神保健学会誌14:51-55,2000.
- 氏家　武:児童期の引きこもり.北海道児童青年精神保健学会誌16:69-70,2002.
- 氏家　武ら:不登校・引きこもりの児童対象精神科デイケアの治療効果に関する一考察.札幌市医師会医学会誌30:191-192,2005.

- 池淵恵美：デイケアの歴史と現在．臨床精神医学 30（2）：105-110，2001．
- 濱田竜之介ら：思春期デイケアにおける現状と諸問題．臨床精神医学 30（2）：149-157，2001．

〔氏家　武〕

G 子どもの摂食障害

1. 小児期にみられやすい摂食障害

　小児期にみられやすい摂食障害には，①異味症（異食症），②反芻性障害，③幼児期および小児期早期の哺育障害，④過食（単純性肥満症），⑤神経性無食欲症（神経性食欲不振症，拒食症，思春期やせ症などとも呼ばれる），⑥神経性大食症（過食症）などがある．

　これらの摂食障害はどの病態においても著しいやせの状態を招きやすい．そしてそれが常態化することにより消化器系機能の減退・回復能力の低下，消化器系疾患の発症，身長の伸びの停止，長期月経停止，骨粗鬆症，甲状腺機能低下，汎血球減少，電解質異常などの深刻な身体器質的障害を残すおそれがある．また，やせの常態化の脳精神機能への影響として，食物・体重・カロリーなどへの没頭，不安抑うつ気分・焦燥感の増大，希死念慮・自殺未遂・既遂，学業不振，注意力散漫などがあり，これらに対する予防的な配慮が欠かせない．さらに，これらの摂食障害の背景にはどの病態にも親子関係・家族関係の問題が色濃く影響しており，治療としては子どもの心身両面と養育者への支援を含めた包括的な治療を要することが多い．

　ここではこれらの疾患のなかで特に治療の難しい哺育障害と，神経性無食欲症の治療について解説する．

2. 幼児期および小児期早期の哺育障害
a. 症候学的な特徴とその基盤にある背景病理

　この障害は少なくとも1か月以上にわたって十分に食べられないことが持続し，体重増加が全くないか，著しい体重減少を伴うものである．その原因は消化器系やその他の一般身体疾患によるものでも，ほかの精神疾患や貧困などでの食物摂取不足によるものでもない．その基本病態は幼児の哺育困難とそれに対する養育者の葛藤が基盤にあると考えられ，特に6歳未満の乳幼児に発症しやすいものである．

　哺育障害の子どもにみられる特徴は，①哺育障害の幼児は食事中いらいらしていて，それをなだめてうまく食べさせるのが困難なことが多く，②無感情で退行（赤ちゃん返り）しているようにみえることもあり，③精神身体発達全般の遅れがみられることもある．また，親子の相互関係の問題がその幼児の哺育の問題に関係していたり，悪化させる要因になっていることが多い．すなわち，養育者の食べさせ方が乱暴だったり機械的に食べさせるなど食べ物の与え方が不適切である場合，幼児の食物拒否（偏食や咀嚼・嚥下困難も含めて）に対して感情的に反応してしまう場合，ひどいときには不適切養育（虐待）と受け取れる場合もある．

　哺育障害は，栄養状態が不良だと情緒が不安定になったり精神運動発達に影響を及ぼすことがあり，それによって哺育の困難さがさらに悪化することになる．また，幼児の側に睡眠障害，咀嚼・嚥下の困難，吐きやすさ，過敏な性格傾向，精神運動発達遅延などの問題があれば，ますます哺育障害が起きやすくなる．

　以上のことから，哺育障害の治療は子どもと養育者双方への心身両面の支援が不可欠であり，時に多職種による包括的な治療アプローチを要することがある．

b. 哺育障害の親子への治療アプローチのポイント

　乳幼児期の哺育障害はさまざまな原因で起こり得る．従来の研究からは養育者側の育児能力の欠如やストレスの高さなどに加えて，子ども側の過敏性や反応性の低さがあり，その結果としての親子相互作用の非適合が主因として明らかになっている．

　また，乳幼児の精神発達のなかで特に哺育の問題が生じやすい時期があると考えられる．まず，新生児期は乳児の生物学的な気質傾向としての脆弱性（吸啜力の弱さ，口の小ささ，口腔内の過敏性など）と授乳環境との不一致が重なって哺育障害が生じやすい．このようなことが新生児期にあると，子どもには摂食行動に不快体験が刷り込まれてしまう．次の時期は乳児が情緒的に養育者を特別な存在として認知できるようになる6～7か月頃である．通常この時期に離乳・卒乳が始まることが多いが，それが順調に進まないと親子のやりとりのなかで子どもの摂食体験に不快感が生じることになる．同時に，養育者との情緒的な問題が持ち込まれ，それが子どもの摂食行動にさまざまな悪影響を及ぼすことになる．さらに，幼児が養育者から心理的に分離独立する1～2歳の時期である．この時期に子どもは自由歩行を獲得し，外界に対する探索行動が活発化する．言語の飛躍的な発達に伴って養育者との交流に身体的な距離を保てるようになる．その一方で，養育者と離れていることの不安も強まり再び養育者に接近するという，親子関係に非常に矛盾をはらむ時期でもある．このようなときにも子どもの摂食行動に親子の情緒的な問題が持ち込まれやすい．最後は，家族以外の対人交流が活発となる3歳以降の時期である．この時期に分離不安をうまく乗り越えて養育者から子ども集団へと関心を移すことができるようになれば，親子関係障害に裏打ちされた摂食障害は改善へと向かいやすい．

　以上のようなことから，治療はこれらの発達の時期に合わせて養育者に見通しを与え，その時々に応じて具体的に助言していくことが大きなポイントになる．また，初期には小児科医との積極的な連携によって早めに経

管栄養療法や補助栄養剤を併用し，そうすることによって子どもの栄養状態や発育についての養育者の自責感と不安を取り除き，哺育をめぐる現実的な親子関係のこじれを軽減しいていくことは非常に重要なことである．子どもの栄養面の管理を治療者に依存させることで，食事場面に養育者の情緒反応を持ち込むことを防ぐことができ，同時に子どもが摂食を拒否することを情緒的な養育者支配の手段にしていくことを回避できる．

3. 神経性無食欲症（神経性食欲不振症，拒食症，思春期やせ症）

a. 症候学的な特徴と精神病理

　神経性無食欲症では，年齢と身長に対する健常体重を維持することを拒否し，体重が不足しているにもかかわらず，体重が増えることや肥満に対する強い恐怖心がうかがわれる．また，自分自身のボディイメージに障害が認められ，自分の体重や体型に対する過剰な評価，やせの重大さの否認がうかがわれる．その結果，著しいやせ（健常体重・標準体重の−20％以上）と女性の場合は3か月以上にわたって無月経が続き，前思春期例や男児では第二次性徴の遅れが認められるものである．

　サブタイプとして制限型と大食・排出型があり，制限型は不食（健常体重を維持するために必要な摂食量を摂らない）を続けるもので，大食・排出型は大食（通常の食事とは別に大量の食物を短時間に貪るもので，自分ではそれをコントロールできない．無茶食い，binge eating ともいう）と，不食あるいは過剰な運動や下剤・利尿薬などを用いて体重を減らす行為を繰り返すものである．制限型で発症する例の約半数がその経過中に大食・排出型に移行する．

　神経性無食欲症は通常思春期の女性に多くみられ，90％以上が女性といわれているが，時に前思春期発症例や男児例もみられることがあり，有病率は0.5〜1.0％である．その病因はいまだ解明されていないが，遺伝と文化的要因双方の関与が考えられている．うつ病，強迫性障害，境界性

人格障害などの併発が認められることがあり，飢餓，自殺，電解質異常などで死亡する例も少なくない．

b. 神経性無食欲症（制限型）の事例紹介

- F子　13歳女児（初診時）．両親と妹の4人家族．
- 生育成・既往歴：妹が不登校．初潮12歳．学業成績は優秀で，幼児期からピアノを習い，コンクールで優勝経験あり．
- 発症経過：

中学1年生から通い始めた塾で皆の目を気にして排便をがまんしたことがあり，以来，塾の前に腹痛を訴えるようになった．また，風邪をひいたが無理して参加した宿泊学習で食事がまずくて食べられなかった．その後から毎日のように腹痛を訴え著しい食欲不振が続き，身長160 cm，体重43 kgが4か月で34 kgに減少し，無月経となったため総合病院小児科を受診した．

- 治療経過：

著しいやせと食欲不振が認められたが，その他の身体異常・異常摂食行動や精神症状は認められなかった．小児科担当医は外来通院治療を考えたが，著しいやせを心配する親の強い希望で入院治療を行った．自己摂食だけでは体重回復は無理と考えられ，経管栄養療法を併用することにした．同時に行動療法を導入して体重の回復をはかることにした．治療チームでは看護スタッフが意識して母性的なかかわりを行うことになった．

F子は経管栄養療法に対する拒否はないものの自分が食べられないことに対する悩みはなく，看護スタッフとも全く話をせず要求は付き添いの母親がすべて代弁していた．病棟内ではほかの患者との交流も全くなく，逆に他患と一緒の入院生活が苦痛だと母親を通して訴えるようになった．2週間もすると行動療法のルールを守れなくなり，わずかな体重増加で「もう大丈夫」と言い張り，母親もF子の強い要求に抗いきれず一方的に退院してしまった．

しかし，退院後もまた胃部不快感を訴えてさらに体重が著しく低下したため，1週間後に親が再入院を希望して連れてきた．そこで対応に苦慮した小

児科医から筆者に診察の依頼があり，すぐに筆者のクリニックを受診してもらい，詳細な病歴聴取や精神医学的な評価を行った．

それによって，次のようなことがＦ子の背景病理として明らかになった．すなわちＦ子は幼児期から学業優秀でピアノの才能もあり，親からの期待が大きかった．そのためＦ子が幼いときから親は過保護ぎみに育て，Ｆ子自身も神経質で依存心が強く，親子相互に依存関係ができていた．ところが，Ｆ子が中学に入学する少し前から，学校でいじめを受けた妹が不登校となった．そのため親は妹に手がかかるようになり，親の関心が急に妹へ向かってしまった．そしてそのときにＦ子は１人で塾に通うことになった．

Ｆ子はそれまで親への依存が強く，塾という社会的な自立が求められる場に参加することに強い不安を抱き，その不安を食欲不振という形で身体化したものと考えられた．また，食べられないでいることで無意識のうちに親の関心を妹から自分に向けさせ，この食欲不振の訴えには疾病利得があるとも考えられた．さらに，自分がちゃんとお世話をしてあげなかったばかりに，Ｆ子を病気にさせてしまったという強い罪悪感が母親に認められた．そのため，母親自身の不安も増し，Ｆ子の言うことは何でもきいてあげなければ，という気持ちに駆り立てられていた．

このようなことが判明したため，「Ｆ子の病気を治すためには自立させる必要がある」ことを母親に話し，母親のＦ子を心配する気持ちを尊重しながらもＦ子の自立を促す必要性について理解をはかった．入院治療はＦ子単独で行うことにし，Ｆ子に行動療法のルールについて再度説明し，母親の付き添いなし，面会時間の制限，要求は自分で直接看護スタッフに伝えること，経管栄養療法は行わず自己摂食だけに切り替えるなどＦ子の自立を促進する環境を整えた．そして週１回筆者のクリニックへ母子で通院し，必要に応じて筆者が小児科病棟を訪問して小児科医や看護スタッフと適宜カンファレンスを行うことにした．看護スタッフにはＦ子に積極的に関与しながらも，身体愁訴に振り回されないこと，摂食に関しては見守る姿勢を貫くようアドバイスした．

このような再入院の治療構造をF子は当初はいやがっていたが，母親がいないぶん同室の患者や看護スタッフと少しずつ話をするようになった．スタッフの温かい見守りのなかで，F子は徐々に不安なく自己摂食できるようになり，経管栄養療法を導入せず自分で目標に従って摂食量を増やすことができるようになった．また，面接で病棟の不満を述べることもできるようになり，体重は順調に回復し3か月で40 kgとなって退院した．その後数年間外来で経過をみたが，摂食障害の再発は認められなかった．

c. 神経性無食欲症（大食・排出型）の事例紹介

- G子　13歳女児（初診時）
- **生育歴・既往歴**：
　G子が乳児期に父親が病気で亡くなり，母親が就労のため姉と一緒に乳児期から保育園に通園した．初潮は11歳．元気でたくましく育ち，学校の成績もよく，親の手のかからない子どもだった．
- **家族歴**：母子家庭で，5歳年上の姉が高校生のときに神経性無食欲症となり精神科で治療を受けたことがある．
- **発症経過**：
　中学に入り自分の体型が小太りなことを気にし，同級生と一緒に極端なダイエットを始めた．同級生はすぐに諦めたが，G子は徹底したダイエットを続け，5月の学校検診では身長151 cmで50 kgあった体重を4か月で38 kgまで落とした．しかし，それと同時に月経が停止し疲労感を自覚するようになり，登校でも息切れするようになった．それでもG子は「自分は病気じゃない！」と訴えて病院を受診するのをいやがったが，母親に説得されて筆者が専門外来を行っている総合病院小児科を初診するに至った．
- **外来での治療経過**：
　肥満恐怖が強く衝動性も高いと思われたため，体重にはあまり焦点を当てず信頼関係構築を主たる目標にして外来通院精神療法を開始した．しかし，内省はまったく深まらず，原因不明の下痢が続き体重が31 kgまでに低下し

た．体力の低下が著しく，登校に強い疲労感を訴えるようになった．そのため初診から3か月後に，下痢の原因検索と多少の体力の回復をはかるために小児科病棟に入院を依頼した．

● **心理背景**：

　心理検査では強迫的な自己優位性の欲求があり，その根底には母子家庭で常に母親からの愛情を得るための従順さと感情抑制があるものと考えられた．実際，父親がG子の乳児期に病気で亡くなっており，母親が就労（介護職）しなければならず，そのためG子は乳児期から保育園に預けられることが多かった．しかしG子は母親には寂しがる姿を一切見せることはなく，いつも明るいよい子だった．一生懸命家事を手伝い，将来は母親と同じ介護の仕事に就きたいと言い，勉学にも励んでいた．ところが，強迫的なダイエットによって急に体重を減らして体力を失くし，母親に心配をかけることになってしまった．G子はそのように母親に迷惑をかけた自分自身に対して強い罪悪感を抱き，心配しようとする母親に対して両価的な気持ち，すなわち，依存して甘えたい気持ちと迷惑をかけたくない気持ちを抱いて動揺する．母親もまた，G子を看病してやりたい気持ちと仕事を続けなければならない苦しみに動揺するようになった．しかしG子は強迫的なダイエットが破綻し，リバウンドによる排出行動（過食嘔吐）の高まりとともに，さまざまな面で抑えつけていた衝動が堰を切ったように溢れ出して自己制御を失うに至ったものと思われた．

● **入院治療経過**：

　母親との分離不安が非常に強く，母親からも長期にならなければ仕事を休んででも付き添いたいという申し出があった．そのため母子入院から開始し徐々に母子分離をはかることにしたが，母親代わりになるべき看護スタッフには心を開こうとしなかった．入院後の摂食状況は自己申告では比較的良好と思われたが，原因不明の下痢が続き体重は一向に回復しなかった．

　入院してから2週間後に，食事の後に毎回すぐにトイレに行くことを不審に思った看護師が，G子がトイレで嘔吐しているのを発見し，それをとがめ

るというハプニングが起きた．それに対しG子は監視されるような入院治療をいやがり，母親に強く退院を要求するようになった．いまだ体力の回復ははかられていなかったが，母親もこれ以上仕事を休んでG子の付き添いを継続することは困難になっており，併せて母親はこれまでの養育に強い罪悪感を抱いていたため，償いのようにG子の要求を受け入れようとした．

しかし一度表面化したG子の食行動異常はエスカレートする一方で，下剤の乱用が発覚し，隠れ食いと嘔吐を繰り返すようになった．ところが，そのようなG子の様子を見た母親は，今度は退院後に不安を感じ退院をためらうようになった．そしてそれを知ったG子は失意し，無断離院して行方不明になった．

結局，筆者を含めた治療スタッフの誰とも安定した関係を築けず，体重回復への強い不安とダブルバインドな母子関係のために，無断離院，下剤の乱用，自殺企図などの行動化がエスカレートした．そのため，小児科の治療構造ではG子の行動を制限できず，入院して2か月後に児童精神科病院へ転院となった．

● その後の経過：

G子は約1年間，児童精神科の閉鎖病棟で入院治療を受けた．閉鎖病棟という構造によってダブルバインドな母子関係が断ち切られ，G子は自己実現に向けて病棟のスタッフやほかの患者との交流が進み，母親によっては満たされなかった愛情希求の空白を代償的に埋めることができるようになった．また，母親も仕事に専念しながらG子との面会を楽しみと感じられるようになった．

退院を間近に控えて試験外泊を許可されたG子はある日筆者のもとを訪れてくれた．ぽっちゃりとした体形に戻ったG子は，悪びれた様子もなく小児科での入院生活を懐かしんでいた．

d. 神経性無食欲症の治療の基本

最初に記したとおり，小児期の摂食障害のなかでも神経性無食欲症は

著しいやせの状態を招きやすく，それによって精神身体面に重篤な障害をきたすことが多い．したがって，その治療の基本は食行動の改善と健常体重の回復にある．そしてそれと並行して家族関係の問題を扱ったり環境調整を行う．

(1) 食行動の改善と健常体重の回復をはかるときのポイント

神経性無食欲症の精神病理はケースによってさまざまである．自分の異常なやせや体力低下に気がつき治療の必要性を比較的容易に受け入れるケースもあれば，強い肥満恐怖や著しいボディイメージの障害のためかたくなに健常体重まで回復することを拒否するケースもある．そこで個々の精神病理を正確に見極め，子どもに受け入れられる形で治療にうまく導入できるかどうか重要なポイントとなる．

最初に，やせの常態化によって生じているさまざまな精神身体面の障害の危険性について強調し，健常体重を回復する必要があることを子どもにわかりやすく根気よく説明することである．そのときの注意点として，体重や体型より栄養失調，血液異常，無月経，低身長などを治療の目標とするほうが治療への抵抗を少しでも和らげることができる．特に前思春期や思春期早期の子どもには，体重が増えることは太ることではなく身長が伸びることにつながることを強調するのがよい．また，当面は体重増加よりも減少をくい止めることを目標とし，実際に急激に体重が増えないレベルの適切な栄養摂取量を明示することである．また，1回の摂食量を多くすることが難しい場合は少量の食事を頻回に摂取してもよいこと，吸収のよい流動食や栄養剤でもよいこと，食べる内容は最初はカロリーを重視するよりも子どもが好きなものでよいことを伝え，食べることに不安を抱かせないよう保証することが重要である．同時に養育者に対しては，体重回復を急ぐ必要はなく，子どもに摂食を無理強いしないこと，食卓が家族にとって団欒の場となるよう努めるようアドバイスするとよい．

通常，このようなアプローチが通用するケースは精神病理が比較的軽く，養育者の不安・混乱も少ない場合である．多くのケースでは病院を受診す

る時点で深刻な低体重・低栄養状態となっており，自己摂食による体重回復は困難なことが多い．その場合は入院による管理治療が必要となる．

　入院治療を行うにあたって重要なことは，食行動を改善し体重回復を目ざす治療を受けることに子どもが同意できるかどうかを見極めること，治療者がうまく子どもを説得して治療の同意を得ることができるかどうかである．同意が得られれば，自己摂食でも経管栄養療法でも高カロリー輸液療法でも行動療法を導入することにより比較的容易に治療することができる．このときの重要なポイントは，子どもの不安が強い場合には体重の回復を急がないことであり，時には現状維持ができることを目標にしてもよい．実際，体重を現状維持できるほどの摂食量があれば徐々にでも体重は回復に向かうことが多い．

　このような治療は通常，制限型のほうがうまく治療に導入しやすい．大食・排出型では体重を強制的に増やされるような治療を受けると，異常な食行動がエスカレートし，精神症状が悪化したりさまざまな行動化が生じることが多く，入院治療継続が不可能になったり自己退院となることが多い．また，制限型でも後に大食・排出型に移行しそうなケースも同様である．このようなケースの場合，食行動の改善と健常体重の回復をはかることを最初の治療目標にするのではなく，背景にある個人精神病理や家族病理を扱うような精神療法や家族療法を行うべきである．

(2) 養育者を支援するときのポイント

　養育者に神経性無食欲症の精神病理をよく説明することが一番重要なことである．子どもがやせすぎているのは食べることや体重が増えることに対して病的な不安を抱いているためであり，食べないことを叱ったり無理に食べることを勧めてもその不安は解消しないことをしっかり養育者に理解してもらうことである．また，どうしたら子どもが安心して少しでも食べようという気持ちになるよう養育者がしてあげられるか，どうしたら子どもが養育者に悩みを打ち明けられるかなどを考えてもらい，子どもの味方になって一緒に摂食障害を乗り越えようという態度を養育者にもって

もらうことが重要である．

　神経性無食欲症の子どもの背景にある精神心理的問題はさまざまである．自我自律機能の1つとしての摂食行動そのものの発達が障害されているケースでは，養育者の過保護・過干渉的な養育の結果として子どもに自律的な摂食行動が身につかないことがある．また，幼児期にネグレクトなどの不適切養育があると子どもの摂食行動が愛情希求の代理行動に置き換わって障害されることがある．子どもが思春期になって養育者から自立するときに，養育者が圧倒的な力で子どもを束縛しようとすると子どもは拒食という手段で抵抗しようとする．逆に養育者から自立することに子どもが大きな不安を抱いていると，やせることによって養育者に依存したり保護を求めようとすることもある．ほかにも家族関係や友達関係，学校などでの悩みや不安が抑圧されて強迫的な摂食障害に置き換わることもある．

　以上のように神経性無食欲症の背景にはさまざまな精神心理的問題がうかがわれる．治療者は子ども1人1人にどんな問題があるのかを明確に把握する必要がある．しかし，このような問題を養育者に直面化させるのではなく，家族が子どもと一緒になって摂食障害を克服していくプロセスのなかで自然にこの問題に向き合い，修正していけるように支援するほうが望ましいと思われる．

【文　献】

- American Psychiatric Association：精神疾患の分類と診断の手引き―DSM-Ⅳ．高橋三郎ら訳，医学書院，1995．
- 傳田健三：子どもの摂食障害―拒食と過食の心理と治療．新興医学出版社，2008．
- 傳田健三：若年発症の摂食障害に関する臨床的研究．児童青年精神医学とその近接領域 43（1）：30-52, 2002．
- 厚生労働科学研究（子ども家庭総合研究事業）思春期やせ症と思春期の不健康やせの実態把握及び対策に関する研究班：思春期やせ症の診断と治療ガイド．文光堂，2005．
- 奥山眞紀子ら編：小児科の相談と面接―心理的理解と支援のために．医歯薬出版，

1998.
- 手代木理子ら：乳幼児期の摂食の問題. こころの科学 112：76-81, 2003.
- Goodman, R., et al.：Child Psychiatry. Blackewll Publishing, 2005.
- 氏家　武：小児期における摂食障害—その特徴と心身医学的治療アプローチ. 心身医学 49（3）：201-206, 2009.

〔氏家　武〕

H 子どものうつ病

1. 最近のうつ病の概念と診断基準

　現在，うつ病の疾患概念や下位分類，その診断基準などに関してはアメリカ精神医学会のDSM-Ⅳの診断基準に基づいて考えられることが多い．それによると，うつ病の疾患概念に含まれるものとして，気分障害に分類されるうつ病性障害（さらにこれには大うつ病性障害と気分変調性障害がある）と抑うつ気分を伴う適応障害をあげることができる．

a. 大うつ病性障害

　その臨床症状は，①一日中毎日続く抑うつ気分（小児や青年ではいらいらした気分が続くことがある），②あらゆる活動に対する興味・喜びの著しい減退，③体重減少か体重増加，または食欲減退か食欲増加，④不眠または睡眠過多，⑤精神運動性の焦燥または制止（落ち着きのなさやのろさ），⑥易疲労性または気力の減退，⑦無価値感，または過剰・不適切な罪責感（妄想的なこともある），⑧思考力や集中力の減退，または決断困難，⑨死の反復思考，反復的な希死念慮，自殺企図・計画である．

b. 気分変調性障害

　その臨床症状は，①抑うつ気分がほとんど一日中続き，それのない日よ

りもある日のほうが多く，少なくとも2年間続いている，②小児や青年では，気分はいらいら感であることもあり，また期間は少なくとも1年間はなければならない，③抑うつの間，以下のうち2つまたはそれ以上が存在すること：(1)食欲減退または過食，(2)不眠または過眠，(3)気力の低下または疲労，(4)自尊心の低下，(5)集中力低下または決断困難，(6)絶望感．

c. 抑うつ気分を伴う適応障害

その臨床症状は，①はっきりと確認できるストレス因子に反応して，そのストレス因子の始まりから3か月以内に，情緒面または行動面の症状が出現すること，②これらの症状や行動は臨床的に著しく，以下のどちらかによってそれが裏づけられている：(1)そのストレス因子に曝露されたときに予測されるものをはるかに超えた苦痛，(2)社会的または職業的（学業上の）機能の著しい障害．

臨床的にはこれらa〜cの3つのカテゴリーを厳密に区別して診断を下すことは難しいことが多く，症状の程度や持続期間，契機となるストレス因子の有無などから総合的に判断することになる．また，専門家によっても「うつ病」をどのように考えるかさまざまであり，あくまでも「大うつ病性障害」に限定する場合もあれば，幅広く上記の3つの診断カテゴリーすべてを含めて総称する考え方もあるのが現状である．

2. 子どものうつ病の特徴

これらの診断基準は子どものうつ病にも当てはめられ，子どものうつ病に特有の診断基準はない．しかし，子どものうつ病の臨床的特徴として以下のことが明らかになっている．

a. 症候学

❶ 子どもに多く認められる症状

沈んだ表情，身体愁訴，自尊心の低下，恐怖症，行動抑制．

❷ 加齢とともに多く認められる症状

不快気分，日内変動，絶望感，精神運動抑制，妄想．

❸ 年齢によって出現頻度にあまり差がない症状

抑うつ気分，集中力の低下，希死念慮，睡眠障害．

b. 疫　学

❶ 発症年齢

操作的診断基準を用いると，6〜8歳からうつ病性障害の診断は可能である．

❷ 出現頻度

児童期は0.5〜2.5%，思春期青年期は2.0〜8.0%といわれている．

c. 臨床経過

臨床経過そのものは成人の場合とあまり変わらず，軽快するのに1〜2年を要することが多い．再発率が高く（30〜70%），成人になってもうつ病性障害を発症しやすい．

d. 合併する精神障害

子どものうつ病に合併して認められることの多い精神障害として，不安性障害，強迫性障害，摂食障害，注意欠陥および破壊的行動障害〔行為障害，反抗挑戦性障害，注意欠陥多動性障害（ADHD）〕などがある．

3. 子どものうつ病の治療

例えば，いじめや強い叱責など子どもがうつ病を発症した契機が明らかな場合は，まずそのストレス因を除去することが重要である．そして十分

な休息をとらせることが必要である．不登校に陥る子どものなかにうつ病に罹患している子どもは少なくなく，うつ病が不登校の主因になっている場合は登校再開を早急に促すのは望ましくない．特に自分が学校に行けないことに自責的になってうつ症状が遷延していると考えられる場合は，うつ病の所為で学校に行けない状態に陥っているので十分な休養が必要であると保証して，安心させることが重要である．

また，うつ症状の程度が重い場合には，子どもに適応のある抗うつ薬を主体に選択し，随伴する不眠や強い不安，身体症状などに対しても適切な薬物療法を併用する．家族にはうつ病の説明を行い，家庭での接し方を指導する必要があり，習い事や学校などの環境を調整して負担を軽減することも有用である．

4. 事例紹介：薬物療法を行ったうつ病の例

●H子　14歳（中学2年生）女児（初診時）
●主　訴：
　「食欲がなくなった．体がだるい．一日中ボーっとしている．無口になり笑わなくなった．何もする気がなくなった」
●発症経過：
　12月に社会の授業でカルタとりがあったが，眼鏡を忘れたためよく見えなくて全く札をとれず，腹を立てて帰ってきた．帰宅してからも気持ちがおさまらず，親が慰めても泣きじゃくり，その日から夜眠れなくなった．翌日から気持ちが落ち込み食欲がなくなり，近医で2週間点滴を受けた．その後は特別な治療を受けることなく自然に元気になっていた．

　同年2月初めに英語教師に発音が悪いため音読をやり直しさせられていやな思いをした．それ以来，そのことを気にして同級生が皆自分のことを悪く言っているように思うようになった．段々食欲がなくなり，学校に行ってもノートもとれず，笑うこともなくなり無口になった．また，体がだるいと訴え，近医を受診するも原因不明で精神安定剤の投与を受けた．しかし，その

後も何もする気がなくなり一日中ボーっとして過ごすため，1週間後に当院を受診した．

- **家族歴**：

   両親と兄（高校1年生）の4人家族．母方祖母が10年以上前からうつ病で服薬中である．

- **既往歴**：11歳（小学5年生）時，出血性大腸炎

- **発達歴**：

   妊娠・分娩・出生・周生期に異常なし．乳幼児期の精神運動発達に遅れなし．幼児期よりおとなしい子で，外に連れ出すと緊張し緘黙ぎみだった．小学校に入ってから人前で話せるようになった．初潮（12歳）後間もなくから怒りっぽくなりいらいらすることが多くなった．まじめで，自分で決めたことは必ず実行しないと気がすまず，責任感が強い．

- **初診時の臨床症状**：

   DSM-IVに列挙された11の臨床症状のうち，H子に認められた症状は，興味・喜びの減退，体重・食欲の著しい変動，睡眠障害，精神運動の焦燥・制止，易疲労性・気力の減退，そして思考力・集中力の減退である．一方，認められなかった症状は，抑うつ気分，無価値観・罪責感・（被害）妄想，そして死の反復思考である．また，1年前にも同様のエピソードが認められており，上記症状に加えて初期には亜昏迷状態を呈していた．

- **診断と治療方針**：

   初診時の臨床症状，1年前の同様のエピソード，遺伝負因などから周期性うつ病（DSM-IVでは大うつ病性障害反復性中等症：296.33，ICD-10では反復性うつ病性障害，現在中等症：F.33.1）に該当すると診断された．亜昏迷状態を呈していることと反復性であることから，抗うつ薬による薬物療法と支持的な精神療法に加え，親へのサポートも併せて行うこととした．

- **治療経過**：

   両親に，子どもの状態は抑うつ性昏迷と考えられること，反復性で遺伝負因があることから内因性うつ病であり，今後も反復する可能性があるため長

期の治療を要すると思われることを告知した．また，本人にも「うつ状態」と伝え，治療は薬物療法が中心になり，比較的長い治療経過になることを説明した．

亜昏迷に対してクロミプラミンの点滴静注を開始し，亜昏迷が解けて十分な経口摂取が可能となってからアモキサピンとスルピリドの薬物療法を開始した．それにより約1か月で登校再開が可能となった．

しかしその後，数か月に1度くらいの頻度で亜昏迷で始まるうつ状態を繰り返し，1度のうつ病相は回復までに約1か月程度の時間を要している．うつ病相と月経周期との一致は今のところ認められていない．また，明確な躁状態になることは今のところ認められていないが，うつ状態でないときは勉強やクラブ活動を相当熱心にやりこなしている．また，学級委員や種々の仕事を引き受けてしまうことも多い（断れない）．それに対し，「無理が続くとそれが限界に達したときに些細なことを契機にうつ状態に陥ることになるので，それを防ぐために普段から無理のしすぎに注意するように」とセルフコントロールを促している．

[文　献]

- American Psychiatric Association：精神疾患の分類と診断の手引き―DSM-Ⅳ．高橋三郎ら訳，医学書院，1995．
- World Health Organization：プライマリーケアにおける精神疾患の診断と治療指針―ICD-10．中根允文ら訳，ライフサイエンス社，2000．
- 奥山真紀子ら：こどものうつハンドブック．診断と治療社，2007．
- 傳田健三：子どものうつ病．金剛出版，2002．
- Goodman, R., et al.：Child Psychiatry. Blackewll Publishing, 2005.
- Harrington, R.：Child and Adolescent Psychiatry, Rutter, M., et al. eds., Affective Disorders. Blackwell Publishing, 2002.
- 氏家　武：不安障害，うつ状態，今日の小児治療指針．矢田純一ら編，pp.465-466，医学書院，2000．

〔氏家　武〕

I 小児期における コンサルテーション・ リエゾン精神医学のあり方

　身体疾患を抱える子どもと家族は，さまざまな心理的ストレスを抱え精神的異常を訴えることが少なくない．コンサルテーション・リエゾン精神医学（consultation-liaison psychiatry，以下C/L）はこのような身体疾患を抱えた患者の精神科的ニーズに応じるための分野である．C/Lの基本的な概念はアメリカにおいて1930年代から発展してきた．そのニーズは特に小児科領域において増大し，1980年代からは児童精神科専門医に必須の研修分野となっている．しかし，日本ではまだC/Lの概念が十分発展しているとはいえず，小児科領域におけるC/Lはほとんど機能していないのが現状である．それにもかかわらず，小児科領域におけるC/Lの必要性は高まっているといわれ，小児C/Lの早期の確立が求められている．

1. コンサルテーション・リエゾン精神医学（C/L）とは

　C/Lは2つのアプローチモデルから成り立っている．コンサルテーションは精神的かかわりを必要とする子どもの身体疾患担当医から相談を受けてアドバイスを行うものであり，リエゾンは医療スタッフや家族と協働して患者により包括的な治療を提供しようとするものである．C/Lはこれらの流れの総称として現在では精神科の1つの専門分野と位置づけられている．しかし，近年の医療全体のあり方として複数の専門医が医療チームを組み，家族とも協働しながら治療を行うチームアプローチが盛んになってきている．チームアプローチはけっして楽な方法ではない．治療者側のコミュニケーションとチームワークが求められるからである．そのための

カンファレンスなどに多くの時間が必要となる．しかし，チームでかかわることで子どものニーズに応えることができる．労を惜しむのではなく，子どもの心身の健康を取り戻すためのチームが必要である．

2. 小児期における C/L の特徴

小児期における C/L は慢性疾患を抱えた子どもへの対応を中心に発展し，当初は気管支喘息や糖尿病，小児癌・臓器移植などに関する臨床と研究が多く行われていた．しかし，近年は疾患単位によるアプローチではなく，「病気」により家族とともにストレスを抱えている「子ども」に対する包括的なアプローチが求められるようになっている．

小児身体医学のあり方も専門分化の流れが転じて総合的に子どもをみることが強調されるようになり，医療チームが家族や子どもと連携しながら子どもへの診療を行う形が定着してきた．その典型例が小児病院である．一時期，小児病院は各専門科の集合体であったが，現在は multidisciplinary なアプローチが主流となっている．つまり，1人の子どもに対して1つの科，1人の医師だけという対応はほとんどなくなり，子どもと家族にさまざまな職種がチームを組んで対応するようになってきている．

また，地域のヘルスケアと病院との関係に関しても新たな概念が見いだされている．アメリカ小児科学会では medical home という概念を発展させ，慢性疾患や障害のためになんらかの特別なケアを必要としている子どもたちへの総合的なケアを実践している．そのなかには当然メンタルヘルスケアも含まれており，地域と病院のメンタルヘルスケアの連携も必要であり，すべての場面で multidisciplinary なアプローチが求められているのである．以下に小児期における C/L の特徴をいくつか列挙する．

a. チームのなかでの役割を意識する

C/L 担当者はチーム全体の目標を達成する一員として役割を果たすことが求められている．患児や家族と C/L 担当者自身だけのかかわりでは

なく，常にチーム全体のことを考えなければならない．

b. チーム内のコミュニケーションをはかる

自分の得た情報や所見を相手がわかりやすいように伝える必要がある．精神医学を知らない人にもわかりやすい言葉で説明しなくてはならない．また，記録も他者が理解できるように，きちんと書かなくてはならない．

c. 必要に応じたミーティングの設定

チームのメンバーが協力するためには，一堂に会したミーティングを設定する必要が生じることがある．その必要性を判断してチームに伝えることはC/Lを担当する医師の重要な役割の1つである．

d. 患児や家族との秘密保持に制限がかかる

一般の子どもの心の診療のなかでは診察で得た患者情報はほかの医療関係者にも守秘されるのが普通であるが，C/Lでは診察によって得た情報は，基本的にはチームメンバーに共有されることが原則である．したがって，患児や家族にもその旨を理解してもらう必要がある．ただし特別な場合は，患児や家族が秘密としたいことであってチームが共有する必要がないものに関しては，伝えない約束をすることもできる．

e. 即時対応が求められる

一般の子どもの心の診療に比べてC/Lでは即時の対応が求められることが多い．まず初期対応のなかで緊急度を判定し，相談者である身体疾患担当医に問題点とその対応を早急に説明する必要がある．小児の身体疾患はその病状が急変しやすいため，短期の介入効果が求められる．症状そのものが完全に改善しなくても，一時的な行動の改善や治療者側の理解を高めることでの変化などが求められる．診察も患児の身体状況に合わせて，人形や絵画の持ち込みなどの工夫が必要となる．また，精神的診察

の場所も，通常の診察とは異なり，大部屋のベッドサイドになってしまうこともある．C/L 担当者には柔軟性が求められる．

f. 器質的疾患に関する知識も必要である

疾患そのものやその症状や治療による精神的影響も多いため，C/L 担当者はそれらの問題に精通しておく必要がある．

g. 家族への対応が重要である

子どもが身体疾患に罹患して強い不安を抱いているとき，安心して依存できる対象が存在することはきわめて重要なことである．そのため，患児を支える養育者や家族を支えることが小児 C/L にとっては重要な役割となる．また，患児と医療スタッフとの関係にも家族が大きな影響を及ぼす．家族の評価と支援が欠かせない．

3. 小児期における C/L の実際

すでに述べたように小児医療はチームによって行われるようになっており，C/L 自体も医師 1 人では限界があるため，C/L 専門の看護師，心理士，ソーシャルワーカー，病弱特別支援学校や院内学級の教師や養護教諭，保健師などとチームを組むことが望ましい．病院の特徴に合わせて子どもへのメンタルヘルスサービスを開始することが求められる．以下に小児期における C/L の実際的な手順を解説する．

a. 身体疾患担当医である相談者との話し合い

最初に子どもの治療チームのメンバー（相談者）と会い，相談の理由となった子どもの精神症状や状況を明確にする．同時に，相談者が C/L 担当者に対して何を望んでいるかを明確にすることも重要である．時に，C/L 担当医師に対して過度なあるいは的はずれな期待がなされていることもある．例えば，裁判官に近い役目や養育者を医師に従うように変える役目

などが期待されることは少なくない．C/L 担当者の役割を明確にしておく必要がある．

b．子どもと家族の診察

身体疾患担当者である相談者が患児と家族に対して C/L が開始になることを説明し，同意を得ることが必要である．C/L 担当者の突然の関与は時として患児や養育者に不安を与えることもある．"精神的に問題児だと思われた"などの不快感をもつこともある．C/L 担当者は身体の治療を行っている責任医師にどのような形で C/L 担当者を紹介すべきかをアドバイスすることも必要である．

そのうえで，基礎的な情報の収集（患児の身体疾患の経過・治療状況，家族歴・既往歴，患児や家族への医学的説明の状況，外来や病棟での患児や家族の様子など）を行い，患児の精神的状態の診察を実施する．具体的な診察のポイントを表1に示す．意識が低下していたり，極端に疲労していたりなど，病状によってはこれらすべてを評価診断することが不可能なこともある．また，家族との面接により，子どもの生育歴や子どもの変化，家庭での状況，家族とのかかわり方，親子関係などの一般情報のほか，C/L の場合には病気による子どもの変化，病気に対する家族の認識，子どもが病気になったことによる家族のストレスや家族の変化などについても情報を集めることが重要となる．

特に広汎性発達障害などの基礎障害がある場合には，病気や治療に特徴的な反応を示すことがある．また，その特徴を知ることで医療手技が順調に行えるものを，知らないためにパニックを起こさせてしまう危険もある．医療チームが特徴を知った対応をするように支援する必要がある．

c．危機介入が必要な場合

例えば，希死念慮が認められる場合，自殺企図の危険性がどの程度あるかを的確に判断して観察方法やその場の対応などをスタッフに説明する

表1 小児精神状態診察の概略

Ⅰ．外見
　A．体格（年齢との関係，思春期スパートなど）
　B．服装（ネグレクトの徴候，年齢との関係，主張，潔癖度など）
　C．運動の制限や体位（麻痺，痛みなど）
　D．癖（自閉的常同行為，チックなど）

Ⅱ．対人関係
　A．養育者との関係（一緒にいる状態，分離のときの反応，養育者の行動制限の方法）
　B．面接者との関係（信頼関係の構築，能動的か受動的か，協力的か，時間経過に伴う関係性の変化）

Ⅲ．能力
　A．知的能力（語彙，年齢相応の知識，疾患理解，想像性など）
　B．感情（優位感情，幅，状況適合性，分化度，身体表現性など）
　C．運動（粗大・微細運動，寡動，多動など）
　D．言語（表現法，障害，自発性など）
　E．注意の長さ，注意転動性，好奇心，衝動性など

Ⅳ．内容（態度，感じ方，考えなど）
　A．病気，入院，C/L の理由に対して
　B．自己に対して（外見，身体，行動，頭から離れないこと，希死念慮など）
　C．他者に対して（養育者，きょうだい，家族，医療スタッフ，仲間など）
　D．物事などに対して（ペット，所有物，自分の興味，学校など）

Ⅴ．遊びや空想
　A．遊び（遊具への興味と接近の仕方，主題：病院・病気に関係する遊び，遊びの特徴：組織化・構成，反復性，転動性など）
　B．空想（3つのお願い，夢，物語など）

Ⅵ．治療者の子どもに対する主観的反応

（文献1より）

ことは重要である．危機介入に関しては，Chapter 6-J を参照してほしい．

d．C/L に必要な判断

(1) 疾患特異的あるいは治療特異的精神症状

　全身性エリテマトーデス（SLE）や多発性硬化症やある種の栄養障害

表2 行動変化をきたす疾患

神経学的疾患
- 感染症：AIDS，脳膿瘍，Creutzfeldt-Jakob 病，脳炎，髄膜炎，脳梅毒
- 血管障害：脳血管障害，多梗塞性認知症，大きな脳静脈奇形
- 腫瘍
- 外傷：硬膜下血腫，脳内出血，前頭・側頭の脳挫傷，閉鎖性頭部外傷
- 脳水腫
- 変性疾患：Huntington 病，Pick 病，Wilson 病など
- 脱髄性疾患：多発性硬化症

その他の身体疾患
- 感染症：敗血症
- 中毒：アルコール・薬物，有機溶剤，金属中毒
- 代謝・内分泌疾患：甲状腺・副甲状腺・下垂体・副腎の障害
- 免疫疾患：SLE，AIDS
- 悪性腫瘍（間接効果）

（文献1より）

などでは気力障害やその他の精神症状からの行動変化をきたすことが指摘されている．また，ステロイド剤による気分障害や抗てんかん薬の行動障害などがよく知られているが，その他の薬剤や薬剤相互作用による精神症状にも注意が必要である．これらを**表2**，**表3**にまとめて表示する．

(2) 患児の病気に対する認識や心理的反応

患児が身体疾患をどのように認識しているかを評価することはC/Lでは非常に重要である．どのような身体的症状があり，それをどのように感じているか，それを養育者にどのように訴え，養育者がどのように対応しているか，また，病気に関してどのように説明され，どのように受け入れているかを把握する必要がある．さらに，学校などの集団での人間関係に病気がどのように影響しているかを考える必要がある．これらを**表4**に示す．

e. 家族の評価

子どもの病気は養育者にとっても自分がイメージしていた「健康な子ども」の喪失であり，養育者にとってもさまざまなストレスとなる．経済的，

表3　行動変化をきたすことの多い薬剤

鎮痛薬	meperidine，オピオイド，ペンタゾシン
抗コリン作用薬	抗ヒスタミン薬，benztropine，ビペリデン，鎮痛薬，アトロピン／ホマトロピン，belladonna，アルカロイド，フェノチアジン（特にthioridazine），プロメタジン，三環系抗うつ薬（特にアミトリプチリン）
抗けいれん薬	フェノバルビタール，バルプロ酸ナトリウム，フェニトイン，カルバマゼピン
抗炎症薬	副腎皮質刺激ホルモン（ACTH），コルチコステロイド
抗パーキンソン薬	アマンタジン，ブロモクリプチン，レボドパ
循環器病薬	カプトプリル，クロニジン，ジギタリス，ジソピラミド，リドカイン，メチルドパ，メキシレチン，プロプラノロール，レセルピン
薬物の離脱	アルコール，鎮静・催眠薬，スコポラミン，バルビツール酸系化合物，ベンゾジアゼピン，トリヘキシフェニジル，glutethimide
交感神経作用薬	アミノフィリン，amphetamines，コカイン，エフェドリン，フェニレフリン，phenylpropanolamine，テオフィリン
その他	アルコール，シメチジン，hallucinogens，メトキシフェナミン，metrizamide，yohimbine

・中枢神経に入る薬剤はほとんどすべて行動変化をきたす可能性がある．ここにあげた薬剤は行動変化の頻度が高いものである．
・欧文表記は日本未承認（販売されていない）薬剤． （文献2より）

　時間的，生活上の，そして心理的ストレスは強いものがある．そのようなストレスに養育者や家族がどのように反応し，どのような防衛をしているかは子どもにとっても重要な問題である．養育者の反応として，強すぎる罪悪感をもったり，病気を否認したり，家族内で怒りをぶつけあったりしていることもまれではない．それらを把握して評価することが必要である．また，患児や家族が医療チーム内の特定の人に怒りを向けたり，別の人に強い陽性の転移をもつことはまれではない．そのために医療チームに不和が出てしまうこともある．このようなかかわりを評価することもC/L担当者としては必要なことである．

表4　病気に伴う子どもの感情変化

Ⅰ．自分が変わることへの不安
病気によって自分が変化する．外見的変化もあれば能力の変化も内的変化もある．自己イメージが混乱し，不安になる．

Ⅱ．発達のなかで得てきた能力を失う不安
これまで発達で獲得した能力が病気で失われることがある．それが長期に続く不安が出てくる．

Ⅲ．不完全な自分になる不安
自分の身体が傷ついて戻らないことは自己愛の障害である．

Ⅳ．養育者や身近な人の愛情を失う不安
不完全な自分は愛されないのではないかと不安になる．

Ⅴ．養育者から離れることに対する不安（分離不安）
入院による親子分離は，乳児期後半から幼児期前半にかけては特に大きな不安になる．

Ⅵ．見知らぬ人とのかかわりによって生じる不安
人見知りの時期には他者とのかかわり自体が強い不安となるし，その後は新しくかかわりをもつ人に受け入れられるか不安になる．
また，思春期などでは自分の身体をまかせる不安が強くなる．

Ⅶ．身体の一部を失う不安
実際に四肢の切断があるときはもちろん，内臓の手術のときでもこの不安は強い．四肢や性器が切り取られる空想や悪夢を見る子どももいる．

Ⅷ．死に対する不安
子どもはその経験と理解による死に対する認識をもっており，語ることはなくても死に対する不安をもっていることは多い．

Ⅸ．罪悪感
子どもは自己中心的視点があり，病気の原因に自分の行為がある思い込む傾向がある．また，病気になったことで家族に迷惑をかけたと罪悪感をもつことも多い．

Ⅹ．痛みや手技に対する恐怖
痛みや手技が強い恐怖になって，トラウマ反応を引き起こすことがある．

Ⅺ．怒りと攻撃性
痛みやだるさに対するいらだちや「なぜ自分だけが？」という怒りが強くなる．

Ⅻ．抑うつ
病気が続くと無力感をもち，自己評価が低下することで，抑うつ状態となることは多い．希死念慮が出ることもまれではない．

（文献3より）

f. 具体的な介入

　初診時にトータルな精神状態の診察を行い，速やかに鑑別のための検査や情報収集を計画し，今後の治療方針について医療チームへの説明を行う．C/L では時間の余裕が少ないことが多いため，一般の診療より早めの対応が求められる．また，医療チームにわかるような言葉で十分な説明を行うことが必要である．

　介入を行うときには，目標と方法を明確にして医療チームに共有してもらう．目標は短期と長期を定め，特に短期の目標に関しては，その効果を患児本人や養育者のみならず，病棟スタッフにも定期的に評価してもらう方法を明確にする．なんらかの評価表をつくるのも有効である．それにより医療スタッフにも子どもの状態が理解しやすくなる．介入には直接治療する場合と医療チームを介して間接的に介入する場合があるが，状況に応じて使い分ける必要がある．

　直接に治療する場合は，身体疾患やその治療との相互作用に関して身体医療を担当している医師やコメディカルスタッフと十分な相談を行いながら進めることが必要である．心理療法は短期間で行動変容をはかる必要があったり，医療チームにもある程度わかりやすい方法である必要から，行動療法や認知療法などが有効であることが多い．また，患児が病気によって無力感を抱いていることが多いため，患児や家族に達成感を与えるような心理療法が望ましい．病状によって，治療の時間，頻度，場所，方法などを工夫しなければならない．身体的理由で言語的アプローチが困難なときには，日記の交換が有効な場合もある．さらに，入院中でも家族の状況は患児に大きく影響するため，家族全体へのアプローチも大切である．

　間接的介入は，上記の評価に関してわかりやすく医療チームに説明し，直接介入を他のチームメンバーに委ねる方法である．このとき C/L 担当者はチームメンバーのスーパーバイズをしっかり行う必要がある．特に，患児や家族と医療チームのかかわりの問題に関しては，患児の心理的な状

態を十分に説明して医療チームの不安を取り除き，エンパワーメントをはかることが大切である．

g. 特殊な場合

先端医療，緩和ケアなどに関して最初からチームの一員としてかかわることもある．先端医療では患児や家族が治療に耐えられるかどうかに関する精神状態や家族に関する評価，意思決定支援，患児や家族と医療者のコミュニケーションの支援，痛み治療へのアドバイスや参加，うつなどの精神症状への対応などが行われる．

4. 事例紹介

a. 治療に激しく抵抗する4歳男児の例

Iは4歳男児．急性腎疾患で入院したIが，激しく泣き叫んで採血をさせないということで，C/L医師への依頼となった．母親にそれまでの発達を聞くと，言葉の遅れはないものの，こだわりがあり，激しい癇癪を起こすことがあり，幼稚園でも他児と同じ行動がとれないことが多いとのことであった．また，融通がきかず，新しい場面が苦手であることもわかった．本人との面接はベッド上安静のために限られたものであった．年齢に比較して難しい丁寧な言葉を話すが，関係性を重視する話し方ではなかった．広汎性発達障害（アスペルガー障害の可能性が高い）と考え，生活の構造化，治療に関しても予測が立つような時間の設定，事前の説明などを行い，激しい治療抵抗は減少した．また，親には広汎性発達障害の可能性があるので，自宅から通える子どもの心の診療医および療育機関を紹介した．また，この症例を機会に，病棟の看護師および医師に対して，広汎性発達障害の特徴とその対処法の研修を行い，同じような子どもへの対応を学ぶ機会とした．

C/Lでは確定診断をつけることが目的ではない．子どもの身体医学的治療がうまくいくことを最優先させる必要がある．本児の入院は短期であったこと，アドバイスで治療が比較的よく進んだこと，また，身体的症状による心

理検査への影響を考え，確定診断のための知能検査などは行わず，長期の
フォローや療育が可能な機関を紹介することとなった．C/Lの一般診療との
相違を理解して対応する必要がある．

b. 手術前に強い不眠を訴えた下肢切断予定の14歳男児の例

　Jは14歳男児．事故後に続いた感染症で下肢を切断することになったJ
が，手術が近づくにつれて，不眠を訴えるようになった．訴えが続くため，
担当医はベンゾジアゼピン系抗不安薬の増量を続けていた．しかし，一日中
とろとろしながらも，夜寝られないと不眠を訴え続け，意味不明の言動を行
うようになり，C/L医師への依頼となった．C/Lチームが精神的な対応を
24時間行うことで医療チームの安心をとりつけ，ベンゾジアゼピン系抗不
安薬を減量し，少量の抗精神病薬を開始した．その結果，混乱した言動は減
少したが，うつ状態が明確となった．清明な意識が取り戻せたなかで，心理
面接が開始され，そのなかで，「手術で性器が切り取られる夢を見た」と語ら
れた．そのため，担当医より詳しく手術の方法を説明してもらい，性器には
何もふれないことも説明した．また，その後の義足の使用に関しても具体的
に福祉工学の人に説明してもらった．その結果，うつ状態は改善し，抗うつ
薬を使うことなく，不眠の訴えも改善した．

　子どもの心の診療の専門医自体が少ない日本では，小児C/Lはまだま
だ不十分な分野である．しかし治療が進み，病気とともに生きる子どもが
増加している現在，ニーズは高く，今後重要な分野となるであろう．20年
前のアメリカの病院ではC/L担当チームは小児病棟に常駐し，毎日回診
を行っていた．日本でも慢性疾患の割合が増加している小児医療では小
児病棟と子どもの心の専門医療チームが密にかかわることが求められる．
今後は，子どもの心の医療に精通し，小児科学の知識をもっているC/L
担当医を育て，コメディカルの育成もはかり，その発展のための研究も充

実させることが求められている.

【文　献】

1) 奥山眞紀子：リエゾンサービス，現代 児童青年精神医学．山崎晃資ら編，永井書店，2002.
2) 奥山眞紀子：病気の子どもとその家族への精神・心理的支援，小児科の相談と面接—心理的理解と支援のために．奥山眞紀子ら編，医歯薬出版，1998.
3) Rundell, J. R., et al.：American Psychiatric Press textbook of consultation-liaison psychiatry. American Psychiatric Press, 1996.

〔奥山眞紀子〕

J 危機介入：災害時精神保健，虐待，自殺企図，せん妄

　危機介入とは，その対応に緊急を要する状態であり，原因追及より危機回避を優先させた治療や支援や予防的な行動を起こすことである．その目的は何より子どもの心身の安全確保である．例えば，災害時には災害によるトラウマや不安への緊急対応や緊急介入を第一に考えて行動を起こし，その子どもが本来抱えている精神的問題への対応を本格的に行うのは危機後に回す．虐待を受けている子どもを発見したときには，虐待が起こっている原因を追及する以前に，まず子どもの安全を確保しなければならない．いくら虐待となっている親子関係が理解でき，その治療が可能であったとしてもその前に子どもが亡くなってしまったり，取り返しのつかないトラウマを負ったりしては治療としての目的は達することができない．自殺企図の場合も，その背景にあるうつを診断して投薬治療を開始したとしても，投薬の効果が出る前に，あるいはかえってそれによって出たエネルギーで自殺が達成されてしまっては，治療を続けることすらできなくなる．

せん妄状態の場合も，原因追及と並行しながらも，急性期の状態を脱すること，そして急性期の状態によって二次的な危険を回避することを第一に考えなければならない．つまり，危機状態では危機介入を行って，安全を確保してから原因治療に入ることを原則としなければならない．

ただし，危機状態であることを発見できなければ危機介入の時機を逸してしまい，惨劇に至る危険がある．つまり，危機状態であることを発見することが第一段階である．特に，虐待や自殺企図は意識して探らなければ見逃してしまう危険がある．常に危機状態の可能性を念頭に置きながら一般臨床を行う必要がある．例えば，不登校で受診した子どもでも，うつの症状の聞き取りにおいて自殺企図について聞かなければ，それを見逃してしまう危険がある．笑顔があるから自殺企図がないわけではない．危機状態に関しては必ず可能性を考えて対応することを基本としなければならない．

危機対応から通常対応への移行や，通常対応から危機対応への移行に関しても，意識をもって行わなければならない．例えば，うつで治療をしていた子どもの自殺念慮が高まったときには，それまでの通常対応に加えて危機対応を行わなければならないし，災害時精神保健から一般の精神保健体制への移行の場合などである．特に，虐待の場合には，その両方を並行して行ったり，行ったり来たりしなければならないことも多い．いつでも危機対応が行える体制が必要である．

1. 災害時精神保健

自然災害，人災，事故など，通常では起こり得ないことが起きた場合，子どもは心身に影響を受けやすい．心理的防衛が未熟であることも影響している．特に，養育者が十分に守りきれない状況となったときにはその影響は非常に大きなものとなる．生存を脅かされる状況となったとき，つまりトラウマを受けたとき，再体験，回避，過覚醒などの一般のトラウマ反応に加えて，分離不安や退行が強くなる．それに養育者が戸惑うことで，

子どものニーズが満たされないこともある．

　精神障害としての外傷後ストレス障害（PTSD）の診断は1か月以上の症状の持続が基準となるが，トラウマを負うような状況に対しては，早期からの介入に予防的効果があると考えられている．集団での予防的効果も，認められており，幼稚園や学校などでの対応も効果がある．同時に，養育者自身や子どもの反応を知り，不安を軽減するような対応に関しての養育者や子どもへの心理教育も必要となる．個別の事故や犯罪の場合でも，事故直後の子どもや養育者への早期介入が望ましい．子どもは自分の恐怖体験への反応に対して違和感や罪悪感を感じていることも少なくない．そのために，症状を訴えないこともある．したがって，恐怖体験の後に起こりやすい症状を伝え，子どもがそれが当たり前のことであることを知ることで不安が軽減されることもある．また，呼吸の方法やリラックスの方法を知ることで，不安で思うように動きがとれないことを克服し，能動性を回復することが有効である．PTSDの症状が強すぎて，日常生活に問題が生じる場合には，選択的セロトニン再取り込み阻害薬（SSRI）の使用が効果をもたらすこともある．早期に対応することで，二次的，三次的な問題が生じることを防ぐことが大切である．

　大きな災害の場合には，元来の精神保健システムが機能しなくなる可能性がある．つまり，支援提供側も危機体制となるのである．外からの支援も借りながら，危機介入体制をつくることも必要となる．近年では，自然災害に関しては自治体間の連携で少しずつ精神保健体制の立ち上げ方の知見や技術が積み重ねられつつある．危機時の精神保健体制がどのようなときにも立ち上げられ，どのような形で通常の精神保健体制に移行すべきかを検討することが求められている．子どものトラウマは，その影響が長期にわたる場合もあり，危機後の通常体制そのものも変化が必要である．

　トラウマへの対応に関する知見は増加してきている．リラクセーションや心理教育を中心とした予防的介入，病的な反応への薬物療法を含めた

対応など，技術的な進歩を学ぶとともに，子どもや家族の自我の状態を的確に把握して対応する基礎的な能力が危機の場でも重要である．それまでのなんらかの精神的問題をもった子どもや家族ほど，トラウマ反応が不適応を引き起こすことが多い．例えば，広汎性発達障害の子どもはトラウマに弱い傾向がある．一般の子ども以上に十分な危機介入が行われることが求められている．

2. 虐　待

　子ども虐待は，身体的危険のみならず，その後の精神的危険の高い親子関係・家族関係の危機状態である．子どもの傷や成長障害など身体の状態を意識して発見するとともに，愛着やトラウマの症状に敏感になることが必要である．特に，虐待のリスク因子が重なっている家庭の場合には可能性を確かめることを忘れないようにしなければならない．

　虐待が疑われたときには，子どもの身体的状態，精神的状態を詳細に診察し，子どもと養育者とを別々に面接して，虐待の可能性の判断を行う．病院の場合は安全を確保して介入の時間を得るために，なんらかの理由で入院をさせることも意味がある．虐待を疑うことは医療者にとって，養育者に対する罪悪感が生じるために，確かな証拠がなければそうでないほうに考えがちである．しかし，虐待は隠されるものである．疑いを大切にしなければ子どもを救うことはできない．また，虐待対応は養育者を罰することが目的ではなく，子どもを守り，養育者や家族へも虐待をしなくてすむように支援することである．したがって，"疑わしきは罰せず"ではなく，"疑わしきは介入する"でなければ，子どもと家族を守って支援することにつながらない．

　一方，虐待が疑われたときには，自分1人で対応することは避けることが原則である．例えば子どもが養育者を見る表情が気になるなど，ちょっとした疑いでも看護師などのコメディカルと話すことで，養育者の激しい怒りや衝動性が明らかになるなどの状況から疑いが増すこともある．子ど

もに危険があると考えられるときには児童相談所に通告を行い，連携して子どもを守る対応をとる．一方，育児支援が大切であると考えられるときには，市区町村の福祉事務所に通告し，要保護児童対策地域協議会の一員として協働して虐待の悪化を予防する対応を行うことになる．

　虐待を医学的に評価するためには，多くの医学専門分野が協働する必要がある．病院内連携や医療間連携を利用して，的確な医学的評価を行う．精神医学的評価も重要である．愛着やトラウマを意識して子どもの評価および親子関係の評価を行う．親子関係の評価は親子のよい状態だけを観察していては判断が困難である．少し怖いおもちゃを見せる，養育者に部屋を離れてもらうなどの負荷をかけた状態での，子どもの養育者に対する行動を判断する．また，そのときの養育者の対応に関しても観察が必要となる．また，子どもは養育者からの脅威を感じているときには真実を話さないことも多い．特に性的虐待では養育者の影響があるうちは本当のことを言わないことが多い．一時保護などで養育者の影響を少なくしたなかでの面接が必要になることも少なくない．

　虐待が疑われる場合は，医学的評価，心理学的評価，ソーシャルワーク的評価を総合的に判断して，子どもを守るためにとるべき行動を決めなくてはならない．心身の安全を守るために，一時的に，または長期に親子が離れて暮らさなければならないこともある．そのような子どもたちへの精神的支援も重要である．

　一方，在宅で，よい親子関係を構築する支援を行うときには，地域のほかの機関とともに，支援を行う．その際，要保護児童対策地域協議会などの地域ネットワークが必要となる．ネットワークのなかで，全体の支援計画とそれにおける医療者の役割を明確に意識しながら対応する必要がある．例えば，定期的に受診させて心身の観察と養育者への育児支援を行うことが役割であるとするなら，その状況を記録して共有しなければならない．そして，定期的にその支援の効果を判断して，計画を調整していく必要がある．そのような中期的な支援を行っていても，常に危機に陥る危

険があるのが虐待ケースの特徴である．したがって，些細なことと思われても，変化に敏感でなければならない．例えば，受診すべき時期に受診がなかったり，母子家庭と考えられている親子に男性が付き添ってきたりなどという変化があったときにはすぐに情報が共有される必要がある．また，身体の傷や精神的な変化から虐待の再発生が疑われるときには，危機介入に切り替えなければならない．その切り替えができずに取り返しのつかない状況になることは少なくないのである．

3. 自殺企図

　思春期の死因で最も多いのは自殺である．したがって，子どもの心の診療においては，自殺企図や自殺未遂に対応して自殺を防止することは非常に重要な危機対応である．子どもに自殺企図に関して聞き取りをすることは，慣れていないとためらわれることが多いものである．しかし，そのためらいは面接する側のものである．率直に自殺企図の有無を聞くことで子どもは自分の思いを表現することができる．なぜなら，子どもも自殺企図については自分から話してはいけないことと考えていることが多いからである．聞いてあげることで，話してもよいことがわかり，自分の気持ちを素直に話せることが少なくない．自己評価が低いと考えられる子どもがいたら，「生まれてこなければよかったと思ったことがある？」「実際に死にたいと思ったことがある？」「死ぬための方法を考えたことがある？」「実際にその方法を用意している？」「それを行動に移したことはある？」などを順に聞いていくと，子どものほうも表現がしやすくなる．

　そして，自殺企図の強さと衝動性の評価を行い，自殺のリスク判定を行う．そして，自殺の危険があると判断したときには，その子どもを自殺から守る方策をとる．例えば，子どもの危険度がそれほど高い状態ではなく，家庭が機能している場合は，ナイフや薬などの危険なものを子どもの周囲から遠ざけ，目を離さずにいることで自殺を防ぐこともできる．しかし，自殺の危険度が非常に高い場合や家族が機能していない場合は入院など

の手立てを考えなければならないこともある．子どもはそれらの対応に抵抗することも少なくない．しかし，子どもに生きてほしいことを伝え，養育者に自殺企図を伝えることや自殺を防ぐ手立てをとることを説得することも必要になる．

自殺の背景は，いじめなどの被害，うつ，薬物依存，妄想などさまざまであり，なかには原因が特定できないこともある．しかし，それらの原因追及は子どもの安全を守ることを最優先にしながら，行われることになるのである．

4. せん妄

せん妄は精神的な救急診療の対象として重要なものである．せん妄とは，意識障害の1つであり，注意の集中や維持能力が低下したり，注意が転動するものである．認識の変化（記憶の問題，オリエンテーションの問題，言語の問題など）を伴うもので，急速に起こる．臨床的には，精神的混乱として捉えられる．落ち着きのなさ，不安，睡眠障害，いらだちなどの前駆症状を伴うことが多く，子どもや高齢者では成人より頻度が高いとの報告が多い．しかし，子どもの場合，退行の一部と捉えられて的確な診断がなされていないことが多いのではないかといわれている．的確な診断がなされないと，ベンゾジアゼピン系の抗不安薬の使用などが行われ，かえって増悪を招く結果となることもある．的確な診断と治療が必要である．

せん妄の原因は表1のようにさまざまである．これは"I WATCH DEATH"として有名なものである．年齢に加えて，多数の医学的問題および多剤併用が最も共通した危険因子である[1]．それに加えて，睡眠不足，感覚刺激の剥奪や過剰などが影響することもある．つまり，ICUなどの特殊な環境は子どもがせん妄状態になる危険因子であると考えるべきである．

せん妄に対しては原因治療を行う必要はあるが，その改善がすぐに望めない場合もある．これまでに行われている治療はハロペリドールによる治

表1　せん妄の原因（"I WATCH DEATH"）

Infection（感染）	脳炎，髄膜炎，梅毒，AIDSなど
Withdrawal（物質使用の中断）	アルコール，バルビツール系薬剤，精神安定剤（睡眠薬）
Acute metabolic（急性代謝疾患）	アシドーシス，アルカローシス，電解質異常，肝不全，腎不全
Trauma（外傷）	心臓発作，術後，重症熱傷
CNS pathology（中枢神経障害）	膿瘍，出血，正常圧水頭症，けいれん，腫瘍，血管炎
Hypoxia（低酸素）	貧血，一酸化炭素中毒，低血圧，心肺不全
Deficiencies（欠乏症）	ビタミンB$_{12}$，ニコチン酸，ビタミンB$_1$欠乏症
Endocrinopathies（内分泌異常）	副腎皮質ホルモン分泌過剰症・低下症，低血糖・高血糖
Acute vascular（急性血管障害）	高血圧性脳症，ショック，片頭痛
Toxins/drugs（中毒／薬物使用）	投薬，消毒薬，溶液
Heavy metals（重金属）	鉛，マンガン，水銀

（Wise, M. G., et al.: Delirium, The American Psychiatric Press Textbook of Neuropsychiatry 2nd ed. American Psychiatric Press, pp.291-310, 1992 より）

療である．抗コリン作用が少なく，血圧低下作用が少ない点がメリットである．少量から30〜60分ごとに増量して効果があるところで維持する．子どもでは0.25〜10 mg/日あるいは0.05〜0.15 mg/kg/日の範囲とされる．リスペリドンなどの新しい非定型向精神薬の効果は定まっていない．ベンゾジアゼピン系抗不安薬は症状の悪化をもたらすことが少なくないので注意が必要である．

a. 事例紹介

　K子は11歳女児．先天性心疾患の手術を終え，ICUでの治療を受けていたが，夕方になると不穏な状態が出現し，夜眠ることができず，夜中まで続

く状態となった．ICUの医師は手術などのストレスで不安が大きくなり，不眠となると同時に，心理的に退行していると考えた．そのため，ベンゾジアゼピン系の抗不安薬が投与されていたが，改善しないため増量が続いていた．相談を受けたC/L医師はK子の面接で，意識状態が低下しており，オリエンテーションが悪化していることを発見して，せん妄状態と判断し，抗不安薬を減量し，ハロペリドールの投与を行った．その結果，睡眠がとれるようになり，不穏状態になることも減少した．同時に医療チームと話をし，現状の治療を進めてできるだけ早くICUを出て一般病棟に移ることを推薦した．せん妄が改善してた状態ではK子は不穏状態での言動を覚えていなかった．一般病棟に移ってからは不穏状態になることはなかった．

【文　献】
1) Daniel, T., et al.：Neoropsychiatric signs, symptoms, and syndromes, Child and Adolescent Psychiatry A Comprehensive Textbook 3rd ed. pp.399-404, Lippincott Williams & Wilkins, 2002.

〔奥山眞紀子〕

K 小児科と精神科
―その間に架ける橋―

　現在，子どもの心の問題の訴えはさまざまに増える一方であり，その診療にあたっている医師はけっして少なくないと思われる．しかし，実際に「児童精神科」を標榜して診療にあたっている医師はかなり少数であり，日本児童青年精神医学会の認定医数は最近でも150名程度である．残りの大半は小児科医か精神科医が，一般診療を行う傍ら多少とも専門性をもちながらその診療を手がけていることになる．しかし，小児科と精神科

ではその卒後研修は全く異なっており，当然問題に対する視点や治療アプローチのあり方なども大きく異なる.

専門医が少ない現状においては，筆者（氏家）は子どもの心の診療を担う医師について，小児科医と精神科医とどちらがよいというようなことをいうつもりは全くない．Chapter 1-2-c（p.19）で述べたように，小児科医にも精神科医にもそれぞれ違った長所や利点がある．筆者はそれぞれの長所や利点をうまく生かせる領域において，その力を発揮して診療にあたればよいと考えている．要するに，小児科と精神科はこの分野において共存できるものと思われる．そしてその共存のあり方として以下のようなパターンがある．

①それぞれが異なる問題を分担して住み分けをはかる
②治療中に必要に応じてその診療を引き継ぐ
③双方が連携して診療にあたる
④双方がチームを組んで協働して診療にあたる

以下にそれぞれの共存のあり方について具体的な事例をあげて詳述し，最終的に小児科と精神科の間に架けるべき橋についてイメージを膨らませたい．

1. それぞれが異なる問題を分担して住み分けをはかる

小児科医の利点は，器質的な身体疾患を扱いやすいことや予防的な観点から関与しやすいことである．このような利点を最大限に生かせるのは発達障害の早期診断，不適切養育や児童虐待への対応（入院も含めて），心身症の治療などであろう．

わが国においては，発達障害に関しては脳性麻痺などのような神経筋疾患同様，保健センターを中心とする乳幼児健診システムのなかでスクリーニングされるシステムができあがっている．地域によってはこの健診システムのなかに児童精神科医が参加しているところもあるが，それはきわめ

てまれである．実際には乳幼児健診システムの中心は小児科医（発達障害や小児の神経筋疾患を専門にしている小児科医も多いと思われる）と保健師である．発達障害は早期発見と早期療育への導入が重要と考えられているため，乳幼児健診にて小児科医がその診断を確実に行えるようになることはきわめて重要である．

　また，一般小児科臨床や乳幼児健診のなかで，不適切養育や児童虐待が疑われることがある．直接養育者からそのような訴えがなくても，診察のなかでそのような疑いがもたれた場合にはそれをないがしろにせず，予防的な観点からも慎重に介入を始めていくべきである．発達障害についても同様であるが，養育者からの訴えがないことに対してこちら側から介入することには大きなためらいがあるものである．しかし，それを放置してしまうことは問題を大きくする危険性が高いため，積極的な介入が望まれる．どうしても介入がためらわれる場合には，保健センターへの連絡（周産期養育者支援保健・医療連携システムの活用）が有用である．また，身体的虐待やネグレクトなどにより子どもの身体状態になんらかの問題が認められる場合，小児科では入院治療を行うことで虐待者から子どもを守ることが可能である．養育者が虐待を認めない場合や児童相談所の迅速な対応が望めないような場合は，このような方法によって一時的にせよ子どもを守ることができる．

　子どもが頭痛や腹痛を訴えた場合は，養育者はなんらかの身体疾患を心配して子どもを小児科に連れていくが多い．しかし，理学的に異常所見が認められずに検査でも異常が見つからず，このようなケースに対して診断に苦慮する小児科医は多いものと思われる．実際にはこのようなケースのなかに高率に心身症や身体化障害と診断されるものが多い．詳細なインテークを行えば，身体症状の背景に明らかな心因や家庭や学校でのさまざまな問題が見つかることがある．このような場合は表面に認められる身体症状にターゲットを当てた治療を行うのではなく，背景にある問題についても扱う必要がある．このようなとき，小児科医1人では対応が困難なこ

とが多く，このような問題を小児科で扱っていくためには心理士との協働が欠かせない．心理士は心理テストや面接方法などを用いて，子どもに器質的障害とは別に心理的な混乱があるのかないのかを明らかにし，心理的な問題がある場合には小児科医と連携して心理療法や親面接などを行うことができる．

　一方，精神科医の利点は精神医学的治療体系が整っている精神科疾患を扱うことである．学童期後期や思春期には統合失調症やうつ病，双極性障害などが子どもにも認められることがある．このような疾患の精神症状は子どもでも成人でもそれほど大きな違いがないと考えられ，その診断は精神科医にとって困難なことではないと考えられる．また，薬物療法の格段の進歩によってこれらの疾患も外来を基本にして治療が行われることが多くなっているが，症状の質や程度によっては，精神保健指定医の資格があれば医療保護入院という治療手段を行えるのも精神科特有の利点である．

2. 治療中に必要に応じてその診療を引き継ぐ

　これは，神経性無食欲症や心身症の治療中によく起こる現象である．例えば，著しいやせのため小児科で治療を開始した子どもの精神状態が治療当初考えられたものより重篤であったり，治療の途中で精神症状が悪化して小児科の治療構造では扱いきれなくなったときに，その診療継続を精神科に引き継いでもらうことがある．また，この逆パターンも少なからずあり，例えば精神科で神経性無食欲症の子どもの治療を行っていて，体重減少が著しくなったり臓器不全のため全身管理が必要になり，その治療の主体を小児科医に引き継いでもらうことがある．

　神経性無食欲症はその発症の契機と食行動異常の特徴により，予後がきわめて異なるので注意を要する．一般に，ダイエットを契機に発症しその後も摂食量の制限が続く，制限群は比較的予後が良好であるといわれている．しかし，経過中に過食と嘔吐を繰り返したり利尿薬や下剤を乱用

するようになるいわゆる大食・排出型は，その発症契機や発症年齢にかかわらず予後が不良で長期経過をたどりやすいといわれている．食行動異常以外にも万引きや性的逸脱行動を繰り返し，小児科の治療構造では診きれなくなることがある．また，以前は前思春期発症の神経性無食欲症は予後がよいと報告されることが多かったが，最近は背景に広汎性発達障害を有する症例や治療困難な症例の報告も増えている．

　このようなことを踏まえて，できるだけ早い段階で小児科あるいは精神科で診ることができる範囲の状態かどうかを慎重に検討し，その治療に着手する必要がある．また，一度治療を開始しても常に自分の診療科内で治療継続が可能かどうかを検討しながら治療を進めるのが望ましいと思われる．また，そのときの引き継ぎについては，普段から小児科と精神科で「子どもの領域」に関心をもっている医師同士が知り合いのほうがうまくいくことが多いだろう．また，神経性無食欲症や心身症の有病率は子どもでもけっして少なく，その一方で精神的に重篤になることはそれほど多いことではない．そういうことから，このような疾患は最初の窓口は小児科としておき，潜在している個人や家族の精神病理が表面化してきたら精神科に引き継ぐというパターンができてもよいだろう．

3. 双方が連携して診療にあたる

　これにはコンサルテーション・リエゾン精神医学が含まれるが，それに関してはChapter 6-Iに譲る．ただし，ここで取り上げた小児科と精神科双方の連携はこれにとどまるものではない．実際，子どもの心の診療に関しては，双方の連携が欠かせないことが多い．つまり，小児科医が精神科医の相談にのったり，実際に精神科の患者を診察することもある．このようなことが生じるのは，発達障害の診断や精神疾患に身体疾患が合併したときの対応などについて精神科医が戸惑う場合である．今でも発達障害の診断に困難を感じる精神科医は少なくないと思われ，発達障害の診断を得意とする小児科医との連携は有用である．また，身体症状を前景にする多

くの心身症や身体化障害などではどこまで身体疾患の可能性を否定できるかが重要であり，その診断を気軽に小児科医に依頼できるシステムがあるとよいだろう．

　また，内科では，診療所で診ている患者に一時的に地域の病院に入院してもらい治療を担当する，いわゆる病診連携が盛んに行われている．このシステムをうまく利用し，小児科や精神科で診ている子どもを精神科病院あるいは小児科病院に入院させて連携しながら治療を継続していくことが可能だろう．

　このような双方の連携はやはり総合病院のほうが互いを認識しやすく，その連携もうまくいくことが多いだろう．しかし筆者は，その地域で子どもの心の診療に興味を抱く小児科医と精神科医が定期的に会合を開いたり合同で研究会などの活動を行い，普段から双方が顔見知りになっておくことを勧める．そうすることで小児科や精神科を単科で診療している医師にとって，いざ問題が生じたときに相談窓口を探す手間が省けるだろう．

4. 双方がチームを組み協働して診療にあたる

　近年，全国の医学部附属病院を中心に，総合病院で「子どもの心診療部」あるいは「親と子どもの心療部」などの開設が進んでいる．例えば大学附属病院では2002（平成14）年から信州大学医学部附属病院において「子どものこころ診療部」が，名古屋大学医学部附属病院においては「親と子どもの心療部」，また2003（平成15）年には千葉大学医学部附属病院で「こどものこころ診療部」，神戸大学医学部附属病院においては「親と子の心療部」，さらに，2004（平成16）年10月には香川大学医学部附属病院において「子どもと家族・こころの診療部」が，2007（平成19）年4月には札幌医科大学附属病院において，小児科と精神神経科合同で「児童思春期こころと発達外来」が開設されている．そして，これらの大半は小児科医と精神科医がチームを組み，小児科と精神科から独立した1つの診療科を形成しているのが特徴である．

Chapter 1-2-c（p.19）で筆者は「子どもの心の診療専門医」は小児科と精神科双方の卒後研修を受けることが望ましいと書いたが，この考えは全国的にも浸透しているようである．チームを組むことで双方のよいところをよりいっそう生かし，より幅広い領域カバーし，より包括的な診療を実践できるものと思われる．また，受けた卒後研修や臨床経験が全く違う小児科医と精神科医が1つのチームで1人の子どもの心の診療を行うことは，互いを知り合い尊重しあうよい機会になるだろう．

【文　献】

- 小林美智子ら：分担研究　被虐待児に対応するための病院内および地域医療システムに関する研究．被虐待児の医学的総合治療システムのあり方に関する研究　平成15年度厚生労働科学研究（子ども家庭総合研究事業）報告書．pp.203-231, 2004.
- 奥山眞紀子：小児科の相談と面接―心理的理解と支援のために．病児や家族への支援．奥山眞紀子ら編, pp.113-133, 医歯薬出版, 1998.
- 山下　淳ら：小児病院におけるコンサルテーション・リエゾンの試み．小児の精神と神経 39：270-275, 1999.
- 手代木理子ら：より良い生と死を求めて―現代におけるターミナルケアのあり方．形浦昭克ら編, 小児精神医学の周辺. pp.373-380, 南山堂, 1999.
- 氏家　武：小児科外来診療のコツと落とし穴2　メンタルヘルスケア，小児科でできる発達障害の診断と治療．柳澤正義監, 星加明徳編, pp.26-27, 中山書店, 2004.
- 奥山眞紀子編：病気を抱えた子どもと家族の心のケア．日本小児医事出版社, 2007.

〔氏家　武〕

日本語 索引

あ

愛着　　　24, 192, 262
　　──形成
　　　126, 198, 199, 200, 201
　　──対象　　　198
　　──のパターン　　　194
愛着問題-トラウマ複合
　　　198, 199
赤ちゃん人形　　　131
悪循環
　　　85, 124, 197, 198
アスペルガー　　　37
遊びの展開　　　55
遊ぶこと　　　69
アトモキセチン　　　159
アナ　　　40
アブリアクション　　　133
アメリカ児童青年精神医学会　　　13
安心感　　　193, 199
安全型（B）　　　194
安全基地
　　　24, 50, 193, 194, 198
　　──の確認行動
　　　51, 186, 188

い

育児支援　　　263
育児ノイローゼ　　　51
移行現象　　　69
移行対象　　　69, 135
意識障害　　　265
意思決定支援　　　257
いじめ　　　265
異食症　　　229
依存　　　68
痛み治療　　　257
Ⅰ型トラウマ　　　197
一次反抗期　　　190
易トラウマ性　　　197, 198

異味症　　　229
医療間連携　　　263
医療ソーシャルワーカー
　　　13
医療チーム　　　256
医療ネグレクト　　　26
医療保険体制　　　16
印象評定　　　108
インタプリテーション　　　133
院内学級　　　250
インフォームドコンセント
　　　158

う

ウィニコット　　　35, 67
ウエクスラー式知能検査
　　　116
うつ　　　265
　　──状態　　　83
　　──病性障害　　　241
運動発達　　　77

え

エインスワース　　　167, 194
エコラリア　　　205
エリクソン E.N.　　　40, 72
エリックソン M.　　　143
遠城寺式乳幼児分析的発達検査法　　　109, 115
エントレイメント　　　49

お

おもちゃ　　　131
親子関係　　　24
親と子どもの心療部　　　272
親と子の心療部　　　272
折れ線型　　　206

か

外傷後ストレス障害
　　　197, 261

回避　　　84, 260
　　──型（A）　　　194
　　──反応　　　200
外来小児科学　　　4
外来治療環境　　　152
解離　　　82, 85, 198, 200
　　──症状　　　196
過覚醒　　　198, 199, 260
家具　　　131
学習障害　　　124
過食症　　　229
家族関係　　　23
家族機能　　　53
　　──不全　　　42
家族心理学年報　　　42
家族人形　　　76, 131
家族療法
　　　21, 25, 141, 239
学校　　　88
　　──恐怖症　　　218
　　──健診　　　21
葛藤回避型　　　164
家庭　　　23
　　──内暴力　　　47, 202
　　──訪問治療　　　156
カナー　　　204
過保護・過干渉な養育
　　　240
感覚刺激　　　265
感覚統合障害　　　202
感覚統合療法　　　202
関係性　　　126, 129
　　──障害　　　177
　　──の発達　　　85
　　──へのアプローチ　　　123
かんしゃく　　　19
間主観性　　　201, 215, 216
感受性遺伝子　　　206
肝障害　　　87
感情認識　　　203

感情の動き	83	
感情の幅	83	
感情の表出方法	83	
感情の深み	83	
感情爆発	203	
緩和ケア	257	

き

危機介入	251, 259	
——支援電話サービス	156	
気質	55	
器質的疾患	250	
希死念慮	85	
きずなの形成	49, 186, 188	
きずなの発達	48	
気分変調性障害	219, 241	
虐待	1, 20, 26, 124, 197, 259	
——者	196	
——通告	89	
——の精神医学的評価	263	
——の医学的評価	263	
逆転移	128	
急性ストレス障害	197	
共感	127	
——性	201, 215, 216	
——的理解	127	
共同注視	57, 189	
強迫症状	85	
強迫性障害	243	
恐怖体験	261	
拒食症	229, 232	
気力障害	253	
緊張感	78	
近隣期	189	

く

空想遊び	56	
クライン	35, 40	

クラウス	48	
クラリフィケーション	133	
グリーン	4	

け

ケアワーカー	201	
幻覚	82, 196	
言語機能	55	
言語自己感	70	
言語発達	187	
現実	82	
——検討識	82, 85	
——度	83	
ケンネル	48	

こ

行為障害	243	
交互作用	215, 216	
向社会的行動	60	
甲状腺機能障害	87	
厚生労働省	1	
構造面接	79	
高調音声	49	
抗てんかん薬	253	
行動観察	77	
行動記述	108	
行動障害	159, 253	
行動測定	108	
行動評定	108	
行動変化	253	
行動変容	199, 256	
行動様式	55, 175	
行動療法	256	
広汎性発達障害	82, 85, 91, 262	
声かけ	185	
呼吸の方法	261	
心の理論	206	
個人精神療法	16	
個体差	55, 175	
こだわり	77	
ごっこ遊び	55	

固定家族	46	
子ども虐待	262	
こども心療内科	7	
子どもと家族・こころの診療部	272	
子どものこころ診療部	272	
こどものこころ診療部	272	
子どもの心の診療医	1, 153	
——の養成に関する検討会	153	
子どもの精神医学	11	
コーピング	84	
コミュニケーション能力	55, 81	
コルシュ	4	
コンサルテーション・リエゾン	13, 15	
——精神医学	246, 271	
こんにちは赤ちゃん訪問事業	27, 48	
コンプライアンス	158	

さ

災害時精神保健	259	
再接近期	66	
再体験	260	
サイバネティクス	142	
錯覚	69	
里親	202	
産褥精神病	51	
算数障害	117	

し

自我	124	
——同一性	73	
——の発達	85	
時間感覚	203	
時間的連続性	201, 202	
自己	69	
——愛障害	195	
——開示	129	
——感	69, 199	

――調節　　　200, 201
――の境界　　　202
――の連続感　　　201
――の連続性　　　203
――評価　　　85, 124, 195, 200, 264
――理解　　　128
思考力の発達　　　55
自殺企図　　　259, 264
自殺のリスク判定　　　264
自殺未遂　　　264
思春期　　　34, 72, 124
――やせ症　　　229, 232
自傷行為　　　196
システムズ理論　　　142
次世代育成支援対策推進法　　　39
施設　　　202
視線を合わせる　　　185
自尊心　　　59
質問紙法　　　89, 118
児童（子ども）の権利に関する条約　　　38
児童虐待防止法　　　39
児童思春期こころと発達外来　　　272
児童自立支援施設　　　154
児童心理学　　　35, 42
児童精神医学　　　15
児童精神科医　　　17
児童精神科専門医　　　247
児童青年精神医学会　　　4
児童相談所　　　89, 203, 263
児童デイサービス　　　155
児童福祉法　　　36
児童養護施設　　　154
自閉症　　　118, 204
――スペクトラム障害　　　204
社会化　　　41
――を促す　　　184
社会恐怖　　　219
社会集団　　　52
社会的遊び　　　56
社会適応　　　124
社会認知能力の発達　　　59
シャルコー　　　40
周産期養育者支援保健・医療連携システム　　　269
重症うつ病　　　12
集中在宅治療　　　156
主観的自己感　　　70
受診理由　　　78
障害　　　183
――児医療の原点　　　10
少子化社会対策基本法　　　39
象徴化機能　　　55
情緒障害児短期治療施設　　　154
情緒的コミュニケーションの発達障害　　　215
常同行動　　　205
衝動性　　　264
情動調律　　　69, 72
小児科　　　19
小児心身医学研究会　　　3
小児精神医学　　　12
小児精神神経学研究会　　　3
小児の過剰不安障害　　　219
情報収集　　　86
情報処理機能　　　201
食事のリズム　　　200
所見　　　85
書字障害　　　117
ジョーンズ　　　40
自律系の調節　　　200
人格検査　　　118
人格障害　　　220
神経学的検査　　　86
神経性食欲不振症　　　77, 229, 232
神経性大食症　　　229
神経性無食欲症　　　229, 232
――（制限型）　　　232
――（大食・排出型）　　　232
神経発達　　　85
神経変性疾患　　　87
心身症　　　18, 163
新生自己感　　　70
身体化障害　　　219
身体感　　　201
身体疾患　　　78
身体像　　　202
身体的虐待　　　269
身体表現型　　　164
診断　　　86
――面接　　　109
新版K式発達検査　　　116
新保育所保育指針　　　58
信頼性　　　90
心理教育　　　261
心理検査　　　86, 88
心理士　　　13, 270
心理的虐待　　　54
心理的防衛反応　　　198
心理発達　　　114
心理療法　　　21

す

睡眠覚醒リズム　　　200
睡眠の問題　　　51
睡眠不足　　　265
スターン　　　69
ステロイド剤　　　253
ストレス　　　81
スーパーバイザー　　　76
スーパービジョン　　　16
スピッツ　　　40, 167

せ

生気情動　　　72
精神医学　　　11
精神科　　　19
――デイケア　　　155, 225
精神科薬物療法　　　21
精神障害　　　12
精神状態　　　76, 80

索　引

|　　──診察　　79, 80, 85
精神病理学　　22
精神分析　　13, 14
　　──理論　　63
精神力動学的定式化　　63
精神療法　　21, 239
性的虐待　　26, 77, 202
青年期　　72
世代サイクル　　44
積極奇異　　207
摂食障害　　229, 243
前学童期　　55
全国児童青年精神科医療
　施設協議会　　150
全身性エリテマトーデス
　　252
前操作期　　81
戦争被害　　197
全体感　　201
選択性緘黙　　219
選択的セロトニン再取り
　込み阻害薬　　261
先端医療　　257
せん妄　　259
戦略的問題解決志向　　149

そ

躁うつ病　　220
早期人格発達論　　67
早期療育　　207
相互関係　　49
喪失　　192, 195, 198
　　──体験
　　79, 135, 195, 196
創造家族　　46
躁的な状態　　83
阻害　　183
粗大運動　　80
卒後研修　　2
ソロモン　　194

た

第一次反抗期　　51
大うつ病性障害　　241
退行　　198, 260
代謝・内分泌疾患　　87
対象関係理論　　40
対象恒常性　　67
対人過敏性　　207
対人指向性　　214
代理 Münchhausen 症候
　群　　20, 26
多剤併用　　265
多職種チーム医療　　153
抱っこ　　185
脱錯覚　　69
タッチ　　49, 185
脱抑制型愛着障害　　196
多動　　75, 76, 121
妥当性　　90
田中ビネー検査　　91
多発性硬化症　　252
単回性トラウマ　　197
短期療法　　149
探索行動　　24, 56, 194
単純性肥満症　　229
ターンテイキング　　50

ち

チェックリスト　　87
知的発達　　81
知的レベル　　81
知能検査　　88
チーム　　272
　　──アプローチ　　247
注意欠陥多動性障害
　　17, 117, 199, 243
中核自己感　　70
直接観察法　　89
治療構造　　129, 134
治療者-相談者（患者）
　関係　　124
治療者の感情　　128

治療の終結　　135
治療の進行と停滞　　135
治療の展開　　134
治療の導入　　133
治療の場所　　130
治療のプロセス　　133
治療法　　134
治療面接　　109
治療目標　　134

つ

通告　　263
通常対応　　260
津守・稲毛式乳幼児精神
　発達輪郭表　　109
津守・稲毛式乳幼児精神
　発達輪郭法　　116

て

抵抗型（C）　　194
ディプローマコース　　15
ディレクション　　133
適応障害　　219
テーマ　　84
てんかん　　87
転換性障害　　87, 219
てんかん発作　　206

と

投影　　127
　　──法検査　　88, 119
同感　　127
登校拒否　　218
統合失調症　　12, 220
統合度　　84
同調　　126, 193, 201
動的家族描画法　　120
道徳性の発達　　60
同盟関係　　126
動揺　　183
特別支援教育体制推進事
　業　　39

277

索　引

友達関係　60
トラウマ　132, 192, 197, 262
　──記憶　201
　──耐性　197
　──反応　197, 198
ドールハウス　76, 131
トレーニング　14, 16

な

内因的生得的行動パターン　192
内在化症状　131
内的作業モデル　193
仲間関係の発達　59

に

Ⅱ型トラウマ　197
日本児童学会　36
日本児童青年精神医学会　36, 267
日本自閉症協会広汎性発達障害評定尺度　107
日本小児心身医学会　36
日本小児精神神経学会　36
入院治療の適応　151
入院治療のマイナス面　152
乳幼児健診　21
乳幼児精神医学　167
乳幼児の精神保健　167
認識　265
妊娠妄想　12
認知機能検査　88
認知能力　81
認知の発達　85
認知療法　256

ね，の

ネグレクト　51, 240, 269
脳器質障害　87
脳腫瘍　87
脳波　87

は

排泄行動の問題　51
バウムテスト　120
破壊的行動障害　243
ハガティ　4
発達　18
　──改善　211
　──検査　115
　──行動小児科学　3
　──障害　77, 124, 126, 159
　──障害児　1
　──障害者支援法　39
　──段階　72
話し方　55
パペット　76, 124, 131
ハロペリドール　265
反響言語　205
半構造化面接　89
反抗挑戦性障害　219, 243
反芻性障害　229
反動形成　84
反応性愛着障害　197

ひ

悲哀　195
ピアジェ　81
被害体験　79
被観察乳幼児理論　63
非言語的アプローチ　76, 124
非言語的コミュニケーション　193
非現実的　84
非構造面接　79, 80
微細運動　80
非定型向精神薬　266
人見知り　50, 186
否認　84, 198, 200
ビネー式知能検査　116
肥満恐怖　238
ピモジド　159

ふ

病院内連携　263
病弱特別支援学校　250
表出力　55
標準化　90
病棟の役割　150

不安　83
　──性障害　243
ファンタジー　82
フィードバック　89
風景構成法　120
福祉機関　89
福祉施設　154
福祉事務所　263
不適切養育　20, 240
不登校　12, 19, 121, 218
フラッシュバック　196
ブリーフセラピー　149
フルボキサミン　159
プレイセラピー　136
プレイルーム　137
フロイト　40, 62, 64
　──派　13
ブロイラー　40
文章完成テスト　120
分離　81
　──個体化期　66, 73
　──個体化理論　65
　──不安　66, 198, 260
　──不安障害　219

へ

別離　135
ペリネイタル・ビジット事業　48

ほ

保育士　52
保育所　88
哺育障害　229
防衛　124, 200

――機制		84
――反応		198
ボウルビー	35,	192
保健機関		89
母子間の愛着行動		48
母子相互関係		48
母子分離		186
ボストン小児病院		16
ホスピタリズム		167
ホッとする場所		53
ボディイメージの障害		238
ほぼよい母親		68

ま

マーラー		65
慢性疾患		258

み

未組織/未方向型 (Disorganized/ Disoriented ; D)		194
見立て	85,	89
ミーティング		249
未分化		18
ミルク瓶		131

む

無意識		198
無断キャンセル		125
無茶食い		232
無様式知覚		71

無力感		200

め

明確化		16
メイン	167,	194
メシック		90
メチルフェニデート		160
メンタルヘルスサービス		250

も

妄想	82,	265
喪の過程		195
喪の作業		195
模倣能力		55
もやもや病		87

や

薬物依存		265
薬物療法	16, 157,	261
役割逆転		128
矢田部ギルフォード性格検査		119

ゆ

優位気分		83
遊戯療法	128,	136
――室		137
遊具		131
有用性		90
ユール		90

歪んだ愛着形成		196

よ

養護施設		201
要保護児童対策地域協議会		263
抑うつ気分を伴う適応障害	241,	242

ら

ライフイベント		79
ラター		5

り

理解力		55
理学的診察	79,	80
リスク因子		262
リズム		126
リミット		132
リラクセーション		261
リラックスの方法		261
臨戦態勢		199

る,れ

ルール		132
レジデント		13

ろ

連続性		203
ロールシャッハテスト		119

外国語 索引

A

AACAP	13
ADHD 17, 117, 199,	243
affect attunement	72
Ainsworth, M. D. S. 167,	194
amodal perception	71
AN-EGOGRAM	118
Anna Freud	40
Asperger, H.	37
Asperger 症候群	118
atomoxetine	160
attachment	192
attunement 126,	193
Autism Diagnositic Interview Revised (ADI-R)	111
autonomy	191

B

binge eating	232

Bowlby, J. 35, 192
Breuer, J. 40

C

caring 60
Charcot, J. M. 40
Checklist for Autism in Toddlers (CHAT) 107
Child Behavior Checklist (CBCL) 87
Child Depression Inventory (CDI) 87
Childhood Autism Rating Scales (CARS) 107
consultation-liaison psychiatry (C/L) 247
C/L 医師 203
C/L 担当者 254
C/L 担当チーム 258
CT 87

D

Diagnostic and Statistical Manual of Mental Disorders (DSM) 112
Diploma of child & adolescent psychiatry 9

E

Erickson, M. 143
Erikson, E. N. 40, 72
eye to eye contact 49

F

fluvoxamine 159
Freud, S. 40, 62, 64

G

good enough mother 68
Green, M. 4
Group for the Advancement of Psychiatry (GAP) 25

H

Haggerty, R. J. 4
HTPP テスト 120

I, J

international classification of mental and behavioural disorders (ICD) 111
Jones, E. 40

K

Kanner, L. 204
Klaus, M. H. 48
Klein, M. 35, 40
Korsch, B. M. 4

M, N

Mahler, M. S. 65
Main, M. 167, 194
make-believe play 56
medical home 248
Messick, S. 90
metylphenidate 160
MRI 87
multidisciplinary 248
new object 228

P

Piaget, J. 81
Picture-Frustration (PF) スタディ 120
pimozide 159
post-traumatic stress disorder (PTSD) 197
pre-parenting 47
problem solving play 56
prosocial behavior 60
psychodynamic formulation 63

PTSD 261
――症状 197

R

rebuild up 87
Rutter, M. 5
Rutter's Rating Scale 92

S

School Function Evaluation Clinic 16
school phobia 218
school refusal 218
Scottish Intercollegiate Guidelines Network (SIGN) 107
SCT 120
sharing 60
SLE 252
SM 社会生活能力検査 91
Solomon, J. 194
Spitz, R. 40, 167
SSRI 261
Stern, D. N. 69
strange situation procedure (SSP) 194

T

The Bayley Scales 109
The Modified Checklist for Autism in Toddlers (M-CHAT) 107
time giver 49

V, W, Y, Z

vitality affect 72
Winnicott, D. W. 35, 67
Yule, W. 90
ZERO to THREE 167

あとがき

　2007年12月24日，奥山先生からの呼びかけで，博多駅に近接したホテルの小さな会議室でこの本の執筆のための一回目の会合が開かれた．井上の都合で，東京で開催すべき話し合いを博多で開くことになった．氏家先生は北海道から駆けつけてくれた．

　お互い以前から温めていた思いがあったので，時を忘れ話し合った．その時の思いを基本に，奥山先生が南山堂さんと交渉し，南山堂さんは我々の思いを受け入れてくれて，この本は完成した．途中何度かくじけそうになったが，氏家先生が牽引してくれた．

　様々な検討，確認を行う中で，用語統一で議論となった．要保護児童とのかかわりが多い井上が，「親」という言葉の使用に難色を示し，「養育者；caregiver」という言葉の使用を強く主張したためだった．一方，要保護児童へのかかわりが比較的少ない氏家先生は，発達障害児の親とのかかわりに重点を置き，「養育者」というやや距離のある言葉より，「親」の方が良いと主張した．最終的に，奥山先生が，「今回は養育者でいこう」と判断してくれて落ち着いた．井上の臨床現場のような田舎でも，要保護児童のケアにおいて，父親でも母親でも，親でもない人が子どものケアを担当してくれている現実がある．悲しいけれど事実である．読者の理解をお願いしたい．

　最後に，個性派三人に最後まで付き合って下さり，丁寧なコメントと，勇気の出る応援をして下さった南山堂の熊倉倫穂さん，そして熊倉さんを支えて下さった秋山孝子さん，佃和雅子さんに感謝します．彼女達の応援がなければ，この本はまとまらなかったと思います．また，日頃からわがままな私達を応援して下さり，素敵な巻頭言を書いて下さった宮本信也先生に深謝いたします．本当にありがとうございました．

　2009年4月　新緑の輝きと共に

　　　　　　　　　　　　　　　　　　　なりお，たけし，まきこ

著者紹介

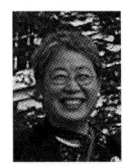

奥山 眞紀子（おくやま まきこ）

1979年に東京慈恵会医科大学卒業．埼玉県立小児医療センター神経科医員を経て，1985年にボストン タフツ大学附属ニューイングランド・メディカルセンター児童精神科留学．1989年に帰国後，埼玉県立小児医療センター保健発達部・精神科医長などを経て，2002年より国立成育医療研究センターこころの診療部部長，現在に至る．専門は被虐待児の治療，小児のPTSD，小児コンサルテーション・リエゾンなど．主な著書は，子どもの虐待対応の手引き（厚生省児童家庭局企画課監修），小児科の相談と面接（医歯薬出版），臨床精神医学講座S6巻 外傷後ストレス障害（中山書店），子ども虐待の臨床 医学的診断と対応（南山堂）など．

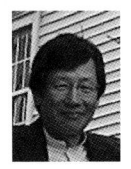

氏家 武（うじいえ たけし）

1980年に札幌医科大学医学部卒業．札幌医科大学附属病院小児科で2年間研修後，東海大学医学部附属病院で3年間の精神科研修を経て，1987年より2年間，ロンドン大学附属精神医学研究所にて児童精神医学の専門研修を受けた．帰国後，重症心身障害児施設，肢体不自由児総合療育センターなどで障害児医療に専門的に携わり，1999年に北海道こども心療内科氏家医院を開設，現在に至る．専門は小児科と児童精神科．主な著書・論文は，発達障害―特に自閉症に伴う行動障害（発達障害研究，2002），児童期のひきこもり（北海道児童青年精神保健学会誌，2002），こどものうつハンドブック（診断と治療社）など．

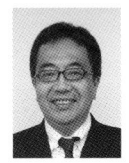

井上 登生（いのうえ なりお）

1983年に福岡大学医学部卒業．福岡大学附属病院小児科，九州厚生年金病院小児科で研修後，1987年ロンドン大学附属精神医学研究所留学．Diploma of Child and Adolescent Psychiatry取得．1988年福岡大学筑紫病院小児科，翌年から3年間重症心身障害児・者施設久山療育園勤務．1992年福岡大学医学部小児科助手．1993年より大分県中津市で三代目の小児科医として開業．1998年医院の移転と同時に中津発達行動相談室森の家を開設，現在に至る．専門は発達行動小児科学．主な著書は，子ども虐待の臨床 医学的診断と対応（南山堂），開業医の外来小児科学 改訂5版；子どもの心の問題と発達障害 総論・広汎性発達障害・ADHD・LD・不登校（南山堂）など．

子どもの心の診療医になるために　©2009

定価（本体3,500円＋税）

2009年6月5日　1版1刷
2010年7月1日　　 2刷

著者	奥山 眞紀子 氏家 武 井上 登生
発行者	株式会社 南山堂 代表者　鈴木　肇

〒113-0034　東京都文京区湯島4丁目1-11
TEL 編集(03)5689-7850・営業(03)5689-7855
振替口座　　00110-5-6338

ISBN 978-4-525-28221-9　　　　Printed in Japan

本書を無断で複写複製することは，著作者および出版社の権利の侵害となります．

JCOPY　＜(社)出版者著作権管理機構 委託出版物＞
本書の無断複写は著作権法上での例外を除き禁じられています．複写される場合は，そのつど事前に，(社)出版者著作権管理機構（電話 03-3513-6969，FAX 03-3513-6979，e-mail: info@jcopy.or.jp）の許諾を得てください．